Engel
Alzheimer und Demenzen –
Unterstützung für Angehörige

Die Autorin

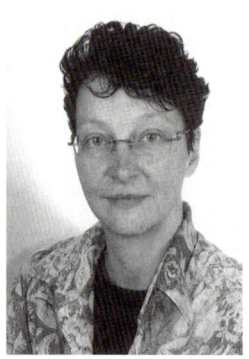

Privatdozentin Dr. Sabine Engel arbeitet als Psychologin im Gedächtnis-Zentrum des Instituts für Psychogerontologie der Universität Erlangen-Nürnberg. Hier berät sie Menschen mit Demenz und ihre Angehörigen bei allen anstehenden Fragen, führt die Demenz-Diagnostik durch und beschäftigt sich mit dem therapeutischen Gedächtnistraining. Ihr Schulungsprogramm für Angehörige von Demenz-Kranken ist bislang einzigartig in Deutschland: »In meiner langjährigen Arbeit mit Demenzkranken und ihren Angehörigen habe ich immer wieder die Erfahrung gemacht, wie schwierig die Situation für die Angehörigen ist, obwohl sie sich so sehr bemühen, ihr Bestes bei der Betreuung des Kranken zu geben. Oft sind Probleme in der Kommunikation mit dem Kranken die Ursache dieser Belastungen. Hier kann die Lektüre dieses Buches helfen.« Sabine Engel lehrt darüber hinaus an der Universität Erlangen im Bereich Psychogerontologie. Sie hat bereits mehrere Bücher und Artikel zu ihren Themen veröffentlicht.

PD Dr. Sabine Engel

Alzheimer und Demenzen –

Unterstützung für Angehörige

▮ Die Beziehung erhalten mit dem neuen
Konzept der einfühlsamen Kommunikation

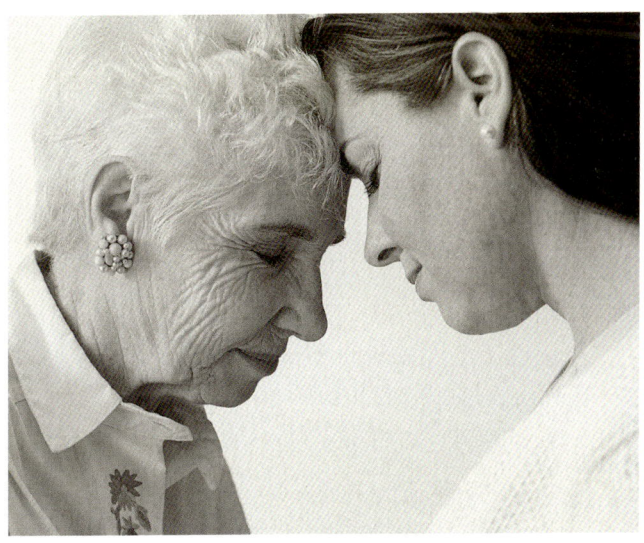

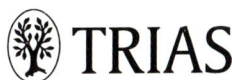

Den Kranken verstehen – dem Kranken helfen

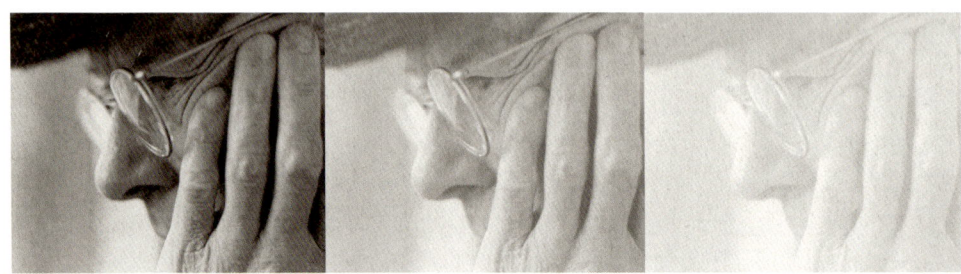

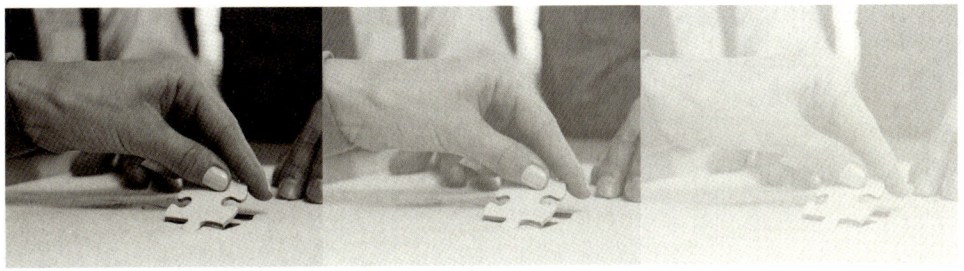

Den Kranken verstehen – dem Kranken helfen

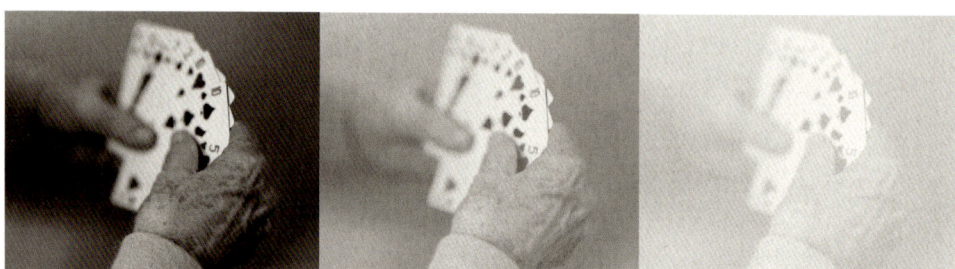

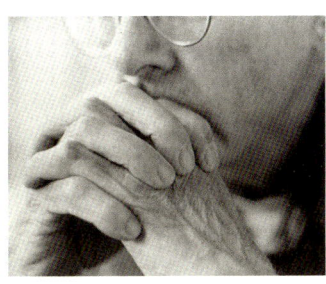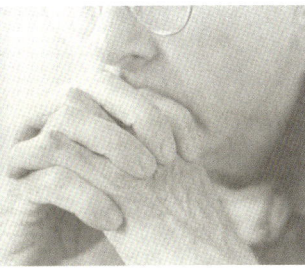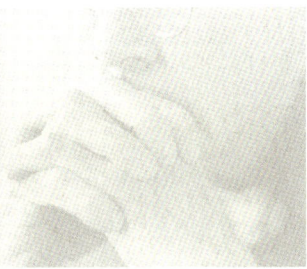

Den Kranken verstehen – dem Kranken helfen

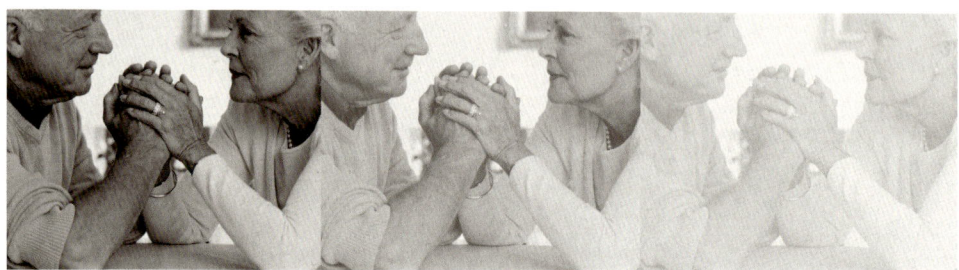

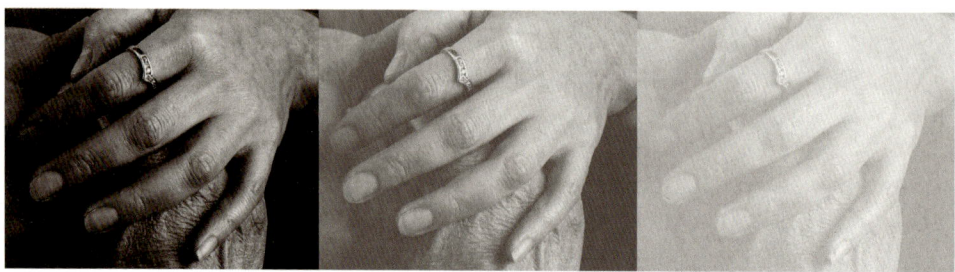

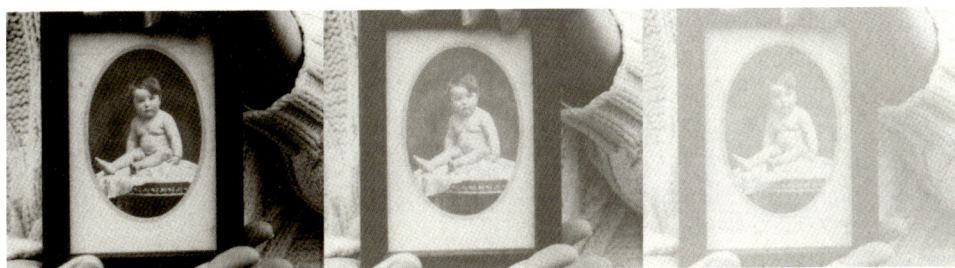

Den Kranken verstehen – dem Kranken helfen

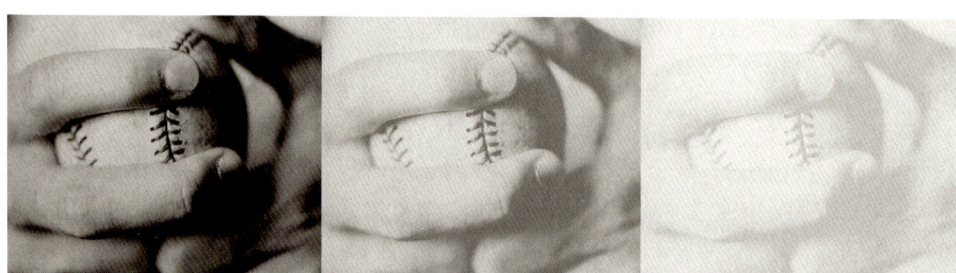

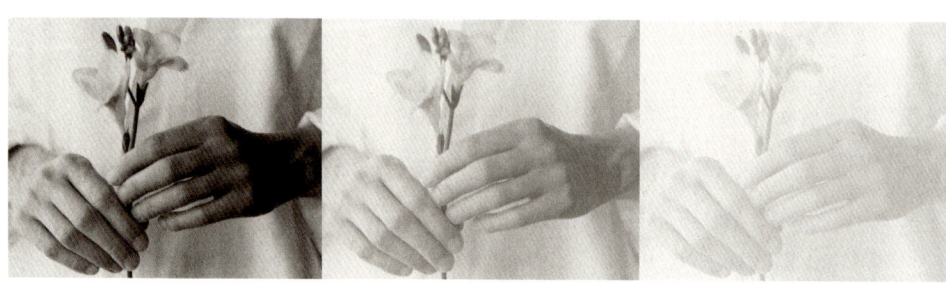

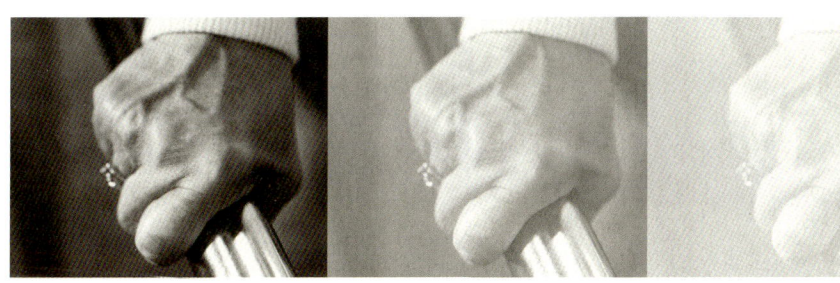

Liebe Leserin, lieber Leser,

wenn Sie ein demenzkrankes Familienmitglied pflegen oder bei der Betreuung zeitweise mithelfen, sind Sie vermutlich oft irritiert, ratlos oder auch verzweifelt, weil der Betroffene sich so stark verändert, so seltsam und unverständlich reagiert oder Ihnen manchmal auch schlichtweg mit seinem Verhalten auf die Nerven geht. Das ist verständlich und geht zunächst wahrscheinlich jedem so, der sich dieser schwierigen Aufgabe annimmt.

Die Demenzerkrankung erfasst im Krankheitsverlauf alle Lebensbereiche: Der Betroffene wird nicht nur vergesslicher, sondern verliert Zug um Zug seine Fähigkeiten, selbstständig Tätigkeiten auszuüben, für sich zu sorgen und Beziehungen zu pflegen. Das heißt, er wird schrittweise immer hilfloser. Das ist nicht nur für ihn ein sehr schweres Los, sondern auch für die anderen Familienmitglieder und natürlich besonders für denjenigen, der die Hauptlast der Pflege auf sich nimmt.

Um diese Aufgabe bewältigen zu können, brauchen Sie ausführliche Informationen darüber, was Demenz eigentlich ist, wie sie erkannt wird, welche Behandlungsmöglichkeiten es gibt und welche Krankheitszeichen typisch sind. Aufbauend auf der Kenntnis und dem Verständnis für die Krankheitszeichen wird das Konzept der einfühlsamen Kommunikation beschrieben, das es Ihnen ermöglicht, den Betroffenen in allen Krankheitsstadien verständnisvoll zu betreuen und optimal zu unterstützen.

Dieses Buch vermittelt die Informationen anschaulich und pragmatisch aus der Sicht der Angehörigen/des Angehörigen. Dies wurde möglich, weil es sich an den tatsächlichen Sorgen und Problemen orientiert, die pflegende Angehörige Demenzkranker schildern. Anhand ihrer Erfahrungen wurde im Gedächtnis-Zentrum Erlangen ein Schulungskonzept entwickelt, das in 10 Sitzungen alle relevanten Fragen beantwortet. Das begleitende Kursbuch bildete die Grundlage für das vorliegende Werk, das ebenfalls in 10 Kapitel gegliedert ist.

Da es sich bei Angehörigen, die ein demenzkrankes Familienmitglied pflegen, meistens um Frauen handelt, wurde im Buch die weibliche Form gewählt, das heißt es geht immer um »die Angehörige«. Dadurch sollen aber natürlich männliche pflegende Angehörige keinesfalls ausgeschlossen werden. Vielleicht ist es ja ein kleiner Ausgleich, dass dafür alle anderen Personen in der männlichen Form belassen wurden, die sowohl Frauen und Männer einschließt. Wenn also vom Arzt oder Betreuer die Rede ist, sind natürlich auch die Ärztin bzw. die Betreuerin mit gemeint.

Am Ende bleibt nur noch, den Wunsch auszudrücken, dass das Buch Sie bei Ihrer großen Leistung der häuslichen Betreuung und Pflege eines demenzkranken Familienangehörigen unterstützt, fördert und stärkt!

Buckenhof, im Mai 2006
Sabine Engel

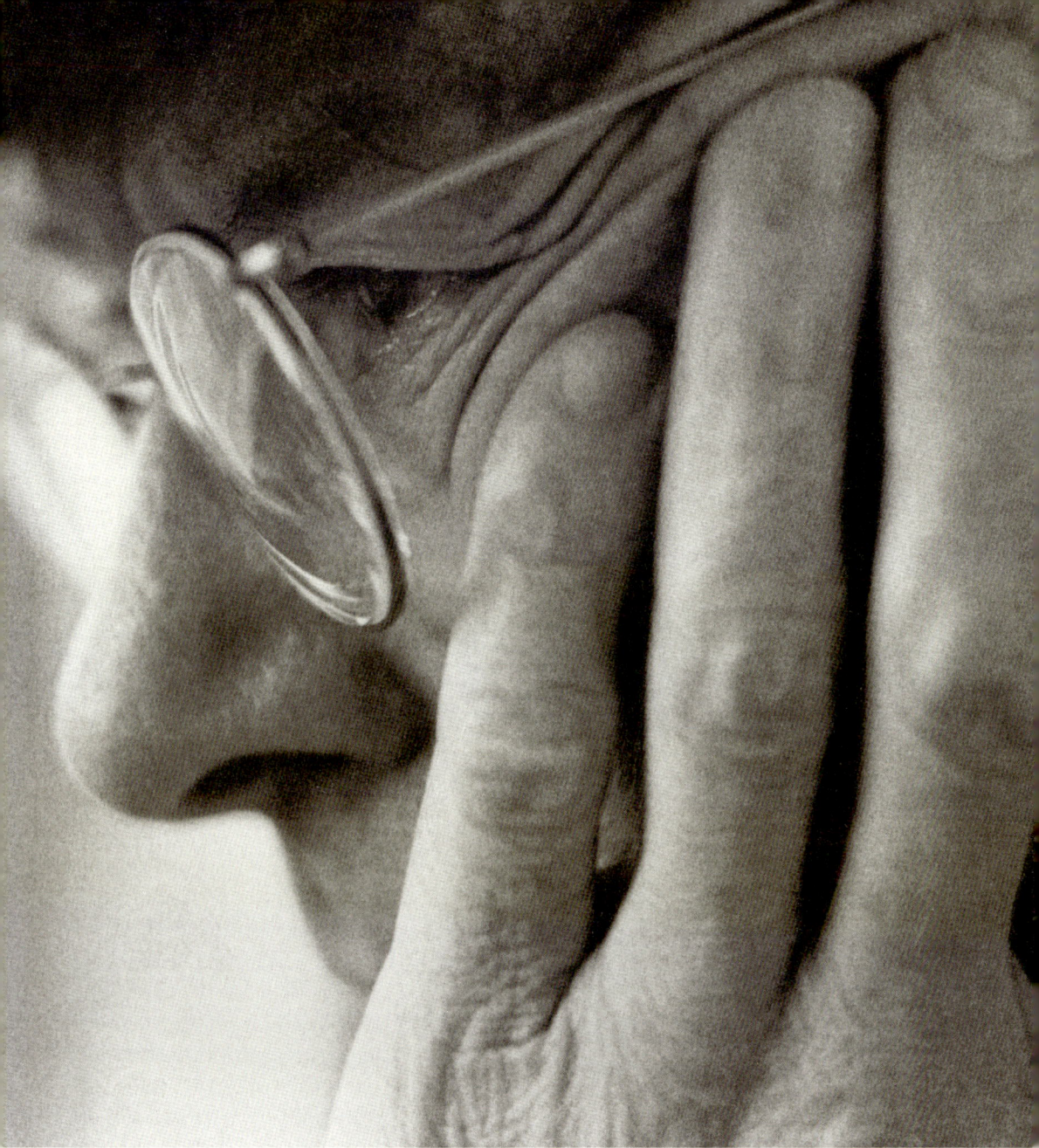

Einführung

Dieses erste Kapitel versorgt Sie mit dem nötigen medizinischen Wissen über die Demenzerkrankung: Welche Formen gibt es? Welche Ursachen sind bekannt? Welche Veränderungen treten im Gehirn auf? Wie wird die Diagnose gestellt? Welche Behandlungsmöglichkeiten gibt es? Und mit welchem Krankheitsverlauf muss ich rechnen?

Was ist Demenz und wie entsteht sie?

Der Begriff »Demenz« setzt sich aus den beiden lateinischen Wörtern »de« (weg) und »mens« (Geist) zusammen. Ein Mensch mit einer Demenz leidet also unter einer Krankheit, in deren Verlauf seine geistigen Fähigkeiten allmählich verschwinden.

Definition. Die Weltgesundheitsorganisation (WHO) definiert »Demenz« so: Ein Mensch leidet unter einer Demenzerkrankung, wenn folgende Aussagen auf ihn zutreffen:

- Er hat Gedächtnisstörungen, d. h. es zeigen sich einerseits Beeinträchtigungen seiner Fähigkeit, sich Neues zu merken, und andererseits vergisst er Dinge, die er schon wusste.
- Einbußen können sich auch im Bereich seiner Sprachfähigkeit bemerkbar machen, d. h. er kann Schwierigkeiten haben, Objekte und Dinge zu benennen, und Probleme beim Verstehen von gesprochener oder geschriebener Sprache haben.
- Auch beim Ausführen von Handlungen (z. B. beim Zähneputzen oder beim Anziehen) können sich Beeinträchtigungen zeigen, weil die Fähigkeit, einfache Einzelhandlungen zu komplizierteren Handlungsmustern zusammenzusetzen, gestört ist.
- Probleme können auch beim Wiedererkennen und Identifizieren von Objekten auftreten, d. h. der Betroffene kann ihm eigentlich bekannte Gegenstände nicht erkennen (z. B. das Essbesteck, das vor ihm auf dem Tisch liegt).
- Er hat möglicherweise auch Orientierungsprobleme (er findet beispielsweise nicht mehr den Weg nach Hause) und Beeinträchtigungen hinsichtlich seiner Urteilsfähigkeit.
- Alle auftretenden Störungen verschlechtern sich schon seit einem längeren Zeitraum von mindestens 6 Monaten und sind bereits so stark, dass sie die Alltagsaktivitäten des Betroffenen bereits beeinträchtigen.

Während Sprachstörungen, Probleme beim Ausführen von Handlungen und Beeinträchtigungen des Objekt-Erkennens meist erst im späteren Krankheitsverlauf auftreten, machen sich bei den meisten Demenzkranken Gedächtnisstörungen schon in sehr frühen Krankheitsphasen deutlich bemerkbar. Das heißt, sie können sich beispielsweise nicht mehr an Gespräche erinnern, die sie vor kurzer Zeit geführt haben, vergessen Verabredungen, wissen schon nach kurzer Zeit nicht mehr, wo sie im Urlaub waren und verlegen häufig Dinge, die sie ohne Hilfe von Dritten kaum mehr wiederfinden.

Man unterscheidet zwischen primärer und sekundärer Demenz

Grundsätzlich unterscheidet man zwischen primären und sekundären Formen der Demenz. Der Begriff sekundär meint hier, dass das Gehirn selbst ursprünglich gar nicht erkrankt ist, sondern nur deshalb in seiner Funktionstüchtigkeit eingeschränkt ist, weil ein anderes Organ krank bzw. eine andere Körperfunktion beeinträchtigt ist. Das Gehirn reagiert somit »nur« auf ein anderes körperliches Problem, seine Funktionsstörungen sind nur Folge von anderen körperlichen Störungen. Eine sekundäre Demenz kann beispielsweise durch chronische Vergiftungszustände, Stoffwechselerkrankungen, hormonelle Störungen, Organversagen oder Mangelzustände verursacht werden.

Häufig ist die der sekundären Demenz zugrunde liegende Erkrankung behandelbar – in diesen Fällen können auch die demenziellen Auswirkungen oft verbessert, manchmal sogar geheilt, zumindest aber stabilisiert werden. Man spricht daher davon, dass sich sekundäre Demenzen zumindest potenziell, d. h. im günstigsten Fall, wieder weitgehend zurückbilden können.

Bei der primären Demenz ist das Gehirn direkt betroffen

Bei primären Demenzformen ist dagegen das Gehirn direkt – deshalb auch primär – erkrankt, und diese hirnorganischen Erkrankungen sind nicht heilbar. Man bezeichnet die primären Demenzformen daher auch als progredient, was soviel heißt wie fortschreitend. Diese primären Demenzformen untergliedern sich nun weiter in zwei große Hauptgruppen:

Die neurodegenerativen Demenzerkrankungen, zu welchen auch die Alzheimer-Demenz zählt, und die vaskulären Demenzerkrankungen. Daneben gibt es noch eine Reihe von selteneren Unterformen, die hier nicht detailliert beschrieben werden.

Was bedeutet neurodegenerative Demenz?

Der Begriff neurodegenerativ setzt sich aus dem Begriff Neuron (Nervenzelle) und dem Begriff Degeneration (Rückbildung) zusammen. Das menschliche Gehirn besteht aus etwa 100 Milliarden Gehirnzellen, und bei dieser Form der Erkrankung beginnt im mittleren bis späteren Lebensalter ein Prozess des Gehirnzellenabsterbens.

Die Ursache des Zellsterbens liegt bei neurodegenerativen Demenzerkrankungen in der Bildung schwer löslicher Eiweißablagerungen zwischen den Gehirnzellen und unterschiedlich zusammengesetzter Einschlüsse innerhalb der Gehirnzellen. Diese Ablagerungen und Einschlüsse führen dazu, dass die Kontaktstellen zwischen den Gehirnzellen, die so genannten Synapsen, funktionsuntauglich und schließlich zerstört werden. In Folge sterben schließlich die Gehirnzellen selbst ab. Wenn 10 % aller Nervenzellenkontaktstellen im Gehirn zerstört sind, treten die ersten wahrnehmbaren Krankheitszeichen, meistens zuerst Vergesslichkeit, auf. Wenn man also die Erkrankung erkennt, sind bereits schon viele Nervenzellen in den vorausgehenden Jahren abgestorben.

Am häufigsten ist die Alzheimer-Demenz

Eine Unterform der neurodegenerativen Demenzen, die von dem Neurologen Alois Alzheimer Anfang des 20. Jahrhunderts erstmals beschrieben und deshalb nach ihm benannt wurde, ist die häufigste Demenzform überhaupt: 60–70 % aller Demenzkranken leiden unter einer Alzheimer-Demenz. Die Eiweißablagerungen, die sich bei dieser Krankheit zwischen den Gehirnzellen in bestimmten Gehirnregionen bilden, heißen Amyloid-Plaques. Außer-

dem entstehen auch fadenförmige Eiweißablagerungen innerhalb der Gehirnzellen. Diese krankhaften Entwicklungen führen schließlich zum fortschreitenden Absterben der Gehirnzellen.

Hippocampus. Betroffen sind zunächst nur bestimmte Gebiete des Gehirns, nämlich eine Region, die relativ tief im Inneren des Gehirns liegt und Hippocampus heißt. Hippocampus heißt auf Deutsch Seepferdchen, und die kleine Region in der Mitte des Gehirns trägt diese Bezeichnung, weil sie so gewunden ist und ihre Form an die eines kleinen Seepferdchens erinnert. Der Hippocampus spielt eine wichtige Rolle bei Gedächtnisprozessen; ist er gestört, fällt es dem Betroffenen immer schwerer, sich Dinge zu merken.

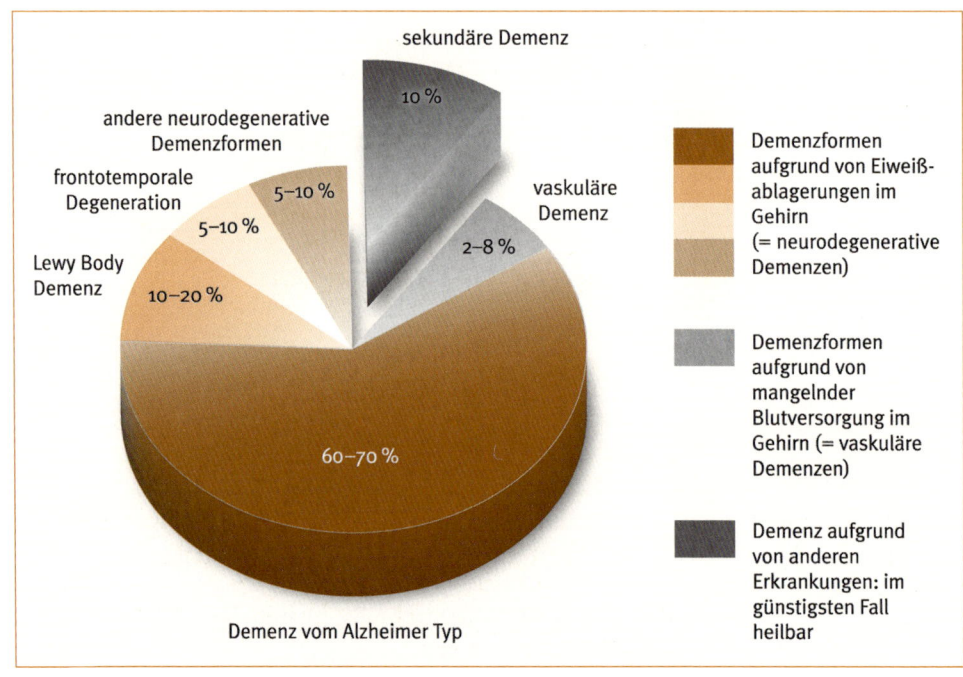

Die verschiedenen Demenzformen und ihre statistischen Häufigkeiten.

INFO

Grundlagen der Gehirnfunktion:
Wozu dienen Botenstoffe (Neurotransmitter)?

Im Folgenden soll beschrieben werden, wie die vielen Milliarden Gehirnzellen miteinander kommunizieren. Die Nervenzellen des Gehirns bilden ein Netzwerk, dessen Verschaltung mit der Geburt des Menschen beginnt: Sie verbinden sich untereinander, indem ihnen Fortsätze wachsen, mit denen sie sich an andere Nervenzellen »heften«. Ein immer dichter werdendes Netz entsteht. Doch an den Stellen, an denen sich Nervenzellen verknüpfen, berühren sie sich nicht direkt, sondern lassen einen kleinen Spalt frei, den synaptischen Spalt.

Wird ein Reiz im Gehirn weitergeleitet, durchläuft er zunächst eine Nervenzelle bis zum Ende einer ihrer Fortsätze. Doch kann er nun nicht einfach über den Spalt »springen«. Eine Brücke muss eingesetzt werden, damit der Reiz seinen Weg über die nächste Gehirnzelle fortsetzen kann. Diese Brücke bilden Botenstoffe, die in kleinen Bläschen am Ende eines Nervenzellfortsatzes gespeichert werden. Läuft ein Reiz über den Zellfortsatz bis zu dessen Ende, platzen die Bläschen auf, der Botenstoff wird in den Spalt freigesetzt und »dockt« an so genannte Rezeptoren an der nächsten Nervenzelle an, woraufhin diese den Reiz weiterleitet (siehe Abbildung).

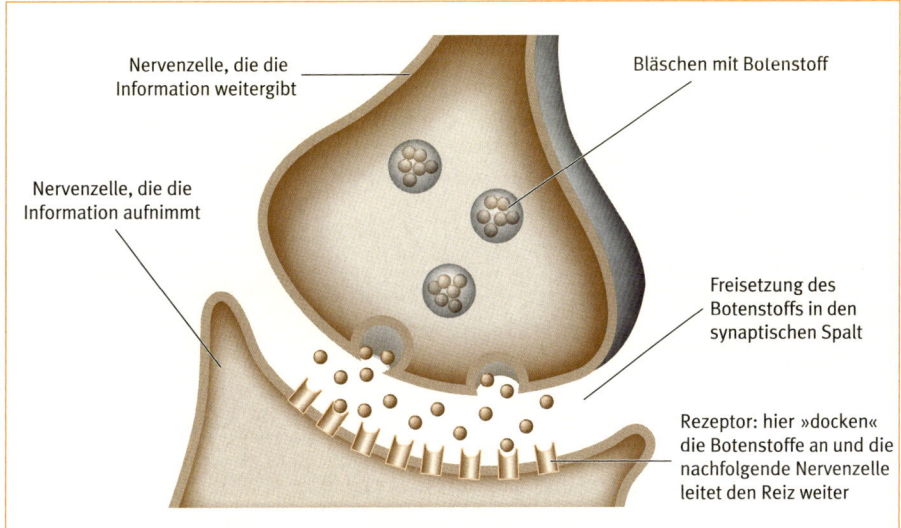

Nervenzelle, die die Information weitergibt

Bläschen mit Botenstoff

Nervenzelle, die die Information aufnimmt

Freisetzung des Botenstoffs in den synaptischen Spalt

Rezeptor: hier »docken« die Botenstoffe an und die nachfolgende Nervenzelle leitet den Reiz weiter

Der Botenstoff (lateinisch Neurotransmitter) wird »nach getaner Arbeit« zerlegt, wieder »aufbereitet« und in die Bläschen zurücktransportiert, wo er bis zur nächsten Ausschüttung bereitgehalten wird. Die Botenstoffe bzw. Neurotransmitter werden also ständig ausgeschüttet, nach der Reizübertragung wieder abgebaut, erneut zusammengesetzt und in den Bläschen gelagert, wiederum ausgeschüttet und so weiter.

Acetylcholin. Ein sehr wichtiger Botenstoff im Gehirn ist Acetylcholin. Die Substanz, die Acetylcholin aufspaltet, heißt Acetylcholinesterase. Die Nervenzellen, die Acetylcholin als Botenstoff verwenden, heißen acetylcholinerge Nervenzellen.

Bei der Alzheimer-Demenz werden nun sehr früh insbesondere die acetylcholinergen Nervenzellen funktionsuntauglich. Das führt dazu, dass das Acetylcholin-System des Gehirns ins Ungleichgewicht gerät: Zwar wird ausgeschüttetes Acetylcholin noch immer in Einzelteile zerlegt und somit abgebaut, doch können die beeinträchtigten Zellen eine ausreichende Nachproduktion von Acetylcholin nicht mehr sicherstellen. Auf die Dauer kommt es daher zu einem Mangel an diesem Botenstoff, dessen Folgen sich sehr negativ auf die Leistungsfähigkeit der Gehirnzellen auswirken: Wenn es nicht mehr genügend Acetylcholin gibt, können Reize die synaptischen Spalten nicht mehr überwinden. Der Austausch zwischen den Gehirnzellen gelingt immer weniger gut, d. h. die Funktionstüchtigkeit des Gehirns nimmt ab.

Großhirnrinde. Daneben sind bei einer Alzheimer-Demenz auch Gebiete der Großhirnrinde sehr früh betroffen. Diese nur wenige Millimeter dicke äußerste Schicht des Gehirns ist ganz wesentlich bei der Verarbeitung höherer geistiger Funktionen beteiligt, also Sprache, Denken, Orientierung, Urteilen, Gedächtnis, Rechnen und Schreiben etc. Deshalb kommt es bei Menschen, die an einer Alzheimer-Demenz leiden, schon in sehr frühen Stadien zu Orientierungsproblemen, Sprachstörungen und Vergesslichkeit.

Demenz mit Lewy-Körperchen

Neben der Alzheimer-Demenz gibt es noch eine Reihe von anderen neurodegenerativen Demenzerkrankungen. Bei ihnen spielen andere Eiweißablagerungen eine Rolle.

Wegen der unterschiedlich betroffenen Gehirnregionen zeigen sich bei diesen Formen auch verschiedene Störungsbilder. So kommt es bei der so genannten Demenz mit Lewy-Körperchen, der wahrscheinlich zweithäufigsten neurodegenerativen Demenzerkrankung, abgesehen von Gedächt-

nisstörungen auch zu starken Aufmerksamkeitsbeeinträchtigungen, geistiger und körperlicher Verlangsamung, optischen Halluzinationen und »Parkinsonsymptomen« (d. h. Gang- und Gleichgewichtsstörungen, verstärkte Sturzneigung, Steif-

INFO

Zusammenfassung: Was passiert bei neurodegenerativer Demenz?

Eiweißhaltige Ablagerungen bilden sich innerhalb der Gehirnzellen und zwischen den Gehirnzellen.

Dadurch sterben Gehirnzellen ab. Dieser Prozess verläuft wie eine Kaskade, ist also progredient, d. h. fortschreitend.

Weil auch acetylcholinerge Gehirnzellen absterben, also diejenigen Gehirnzellen, die den wichtigen Botenstoff Acetylcholin produzieren, funktioniert die Reizübermittlung zwischen den einzelnen Gehirnzellen immer weniger. Die Synapsen können immer seltener passiert werden, das Gehirn funktioniert immer schlechter.

heit bei körperlichen Bewegungen, Zittern etc.).

Demenz mit Stirnhirn-Symptomatik

Eine weitere Gruppe neurodegenerativer Demenzerkrankungen ist durch eine so genannte Stirnhirn-Symptomatik gekennzeichnet. Hier sind diejenigen Eigenschaften und Fähigkeiten des Menschen sehr stark betroffen, die vom Stirnhirn gesteuert werden, jener vorderen Gehirnregion, die auch als Frontallappen bezeichnet wird und im Stirnbereich liegt. Bei diesen frontal betonten neurodegenerativen Demenzerkrankungen kommt es meist zu sehr starken Persönlichkeits- und Wesensveränderungen, begleitet von starken Beeinträchtigungen der Sprachfähigkeit.

Was bedeutet vaskuläre Demenz?

Vaskulär leitet sich von dem lateinischen Begriff »vas« ab, der Gefäß bedeutet. Mit Gefäß sind in diesem Fall die Blutgefäße (Adern) gemeint, die das Gehirn durchziehen. Das Blut fließt also durch die Adern und transportiert Nährstoffe und Sauerstoff zu den Gehirnzellen und versorgt sie so mit den für sie lebensnotwendigen Substanzen.

Gehirnzellen sind sehr empfindlich und reagieren sehr schnell, wenn sie nicht ausreichend versorgt werden: Dann sterben sie ab. Von einer vaskulären Demenz spricht man nun, wenn die versorgenden Blutgefäße nicht mehr durchgängig genug sind, um die Gehirnzellen ausreichend mit Nährstoffen und Sauerstoff zu »beliefern«.

Es gibt unterschiedliche Gründe, warum Blut nicht mehr in ausreichenden Mengen durch die Adern und Äderchen im Gehirn fließen kann. So kann es sein, dass Adern im Gehirn durch Blutgerinnsel verschlossen werden, die entweder an einer anderen Stelle im Körper entstehen und durch das Adernsystem ins Gehirn gepumpt werden oder durch Gerinnsel, die sich direkt in den Blutgefäßen im Gehirn bilden. Für den Verschluss eines Blutgefäßes im Gehirn können aber auch Ablagerungen verantwortlich sein, die sich an der Innenseite der Gefäßwand bilden und schließlich so eine Dicke erreicht haben, dass sie den Blutfluss erheblich behindern oder gar völlig verhindern. Blutgefäße, deren Wände durch Ablagerungen stark verdickt sind, werden außerdem spröde und können leicht reißen. Dadurch hervorgerufene Gehirnblutungen können ebenfalls eine vaskuläre Demenz verursachen.

Häufig sind es andere Grunderkrankungen, die die Blutgefäße im ganzen Körper schädigen und folglich auch die Blutgefäße im Gehirn. Solche Grunderkrankungen sind beispielsweise eine nicht behandelte Zuckerkrankheit oder nicht behandelter Bluthochdruck. Auch bestimmte Nierenerkrankungen und andere Stoffwechselstörungen können die Blutgefäße schädigen und stellen deshalb ein erhöhtes Risiko für eine vaskuläre Demenz dar. Grundsätzlich erhöhen freilich alle Verhaltens- und Lebensweisen bzw. Faktoren, die eine schädigende Wirkung auf die Blutgefäße haben, wie Bewegungsmangel, Rauchen, übermäßiger Alkoholgenuss, zu hohe Cholesterinwerte, zu geringe Flüssigkeitszufuhr etc. die Gefahr, an einer vaskulären Demenz zu erkranken.

Mischformen

Als sehr wichtige Gruppe der Demenzformen soll hier außerdem die Mischform aus neurodegenerativer Demenz und vaskulärer Demenz genannt werden. Die Gruppe der Mischform ist insofern von Bedeutung, als in den seltensten Fällen eine Demenzerkrankung in »Reinform« auftritt: So haben viele Menschen, die an einer neurodegenerativen Demenzform leiden, auch Schädigungen der Blutgefäße im Gehirn, und auf der anderen Seite bilden sich bei den meisten Menschen mit einer vaskulären Demenz im Laufe der Zeit auch die für eine neurodegenerative Demenz typischen Eiweißablagerungen im Gehirn. Neuere Forschungsergebnisse zeigen beispielsweise, dass vaskuläre Demenzerkrankungen in »reiner Form«, d. h. ohne zusätzliche neurodegenerative Krankheitsprozesse, nur in 2–8 % aller Demenzerkrankungen vorkommen.

Diagnose:
Wie erkennt der Arzt eine Demenz?

Die Demenzdiagnostik beruht bis zum heutigen Stand der Forschung auf einem Ausschlussverfahren: Wenn bei einer Person demenzielle Symptome (wie Vergesslichkeit, Sprachprobleme, Persönlichkeitsveränderungen etc.) durch spezielle Untersuchungen, die »psychometrische Testung« genannt werden, feststellbar sind und keine anderen Ursachen gefunden werden können, dann lautet die Diagnose: »Verdacht auf Demenz«.

Im Folgenden soll dieser Prozess der Ausschlussdiagnostik im Detail beschrieben werden.

Die geistige Leistungsfähigkeit testen

Wenden sich Personen mit Gedächtnisstörungen an eine spezielle Institution, bei der Demenzdiagnostik durchgeführt wird, wie beispielsweise an ein Gedächtnis-Zentrum, besteht die erste Untersuchungsphase immer aus der psychometrischen Testung.

Mithilfe standardisierter Gedächtnis- und Konzentrationstests kann festgestellt werden, welche geistigen Leistungsbereiche beeinträchtigt sind und wie stark die Beeinträchtigungen objektiv sind. Geprüft werden im Rahmen dieser Testdiagnostik Orientierungsfähigkeit, Wahrnehmung, Erkennens- und Benennensleistungen, Informationsverarbeitungsgeschwindigkeit, Konzentration, Kurzzeitgedächtnisleistungen, Konsolidierung (= Festigung) von Ge-dächtnisinhalten, sprachliche Fähigkeiten und kommunikative Kompetenzen, aber auch die Fähigkeit, Informationen aus dem Langzeitgedächtnis abzurufen.

Im Sinne einer Ausschlussdiagnostik muss nun in einem nächsten Schritt sichergestellt werden, dass es sich bei den geistigen Beeinträchtigungen nicht um eine »sekundäre Demenz« handelt. Es gilt also auszuschließen, dass die betroffene Person unter einer anderen Erkrankung oder Störung leidet, die als Folge auch die Leistungsfähigkeit des Gehirns beeinträchtigt und auf diese Weise die geistigen Probleme verursacht.

Daher ist nun eine Reihe von allgemeinmedizinischen Untersuchungen notwendig.

Allgemeinmedizinische Untersuchungen

Für die Erkennung möglicher Ursachen, wie beispielsweise Stoffwechselstörungen, Nieren- und Lebererkrankungen, Diabetes, Schilddrüsenunterfunktion, Mangel an Vitamin B12 oder Folsäure etc. sind Blutuntersuchungen erforderlich. Zeigen sich tatsächlich Hinweise auf derartige Störungen, müssen möglicherweise weitere internistische Untersuchungen durchgeführt werden. Durch Erkennen und Behandeln solcher internistischer Krankheiten oder Störungen werden außerdem die Risikofaktoren für (weitere) vaskuläre Schädigungen im Gehirn herabgesetzt.

Das Herz-Kreislauf-System untersuchen

Wichtig ist in diesem Zusammenhang immer auch eine kardiologische Diagnostik, durch welche die Funktionstüchtigkeit des Herz-Kreislauf-Systems untersucht wird. Dies ist insofern von großer Bedeutung, da Herz-Kreislauf-Erkrankungen ein erhöhtes Risiko für die Entstehung einer vaskulären Demenz darstellen: Hoher Blutdruck schädigt die Blutgefäße – insbesondere die hauchdünnen, feinsten Äderchen –, begünstigt die verstärkte Bildung von Ablagerungen an der Innenseite der Aderwand und steigert somit das Risiko für Gehirninfarkte und -blutungen.

Bestimmte Herzrhythmusstörungen fördern außerdem die Bildung kleinster Blutgerinnsel, die möglicherweise ins Gehirn gepumpt werden und dort ein Äderchen oder vielleicht sogar ein größeres Gefäß verschließen. Als Folge dieser Blutgefäßschädigung kommt es immer zum Absterben von betroffenen Gehirnzellen, weil sie nicht mehr ausreichend mit Nährstoffen und Sauerstoff versorgt werden können. Dadurch nimmt die Gefahr einer vaskulären Demenz stetig zu. Deshalb ist es auch sehr wichtig, dass bei älteren Menschen – im Rahmen von regelmäßigen Kontrolluntersuchungen – der Blutdruck und die Funktionstüchtigkeit des Herz-Kreislauf-Systems überprüft werden.

»Pseudodemenz« kann als Folge einer Depression auftreten

Von großer Bedeutung ist bei vielen älteren Menschen mit Gedächtnisstörungen darüber hinaus der Ausschluss einer depressiven Pseudodemenz. Depressionen können nämlich ebenfalls Gedächtnisleistungen, Konzentration und die geistige Informationsverarbeitungs-Geschwindigkeit derart stark beeinträchtigen, dass sich das Verhalten des Betroffenen kaum von dem eines Demenzkranken unterscheidet.

In manchen Fällen kann erst durch versuchsweise verabreichte Antidepressiva entschieden werden, ob die geistigen Störungen durch eine Depression verursacht wurden oder ob andere Gründe vorliegen. Die Frage, ob es sich um eine depressive Pseudodemenz oder eine beginnende Demenzerkrankung oder ein gemeinsames Auftreten von Demenzerkrankung und Depression handelt, ist in manchen Fällen nicht leicht zu klären und bedarf dann häufig einer längerfristigen Beobachtung.

Zum Ausschluss anderer Gehirnerkrankungen (wie z. B. Gehirntumore, Entzündungen und andere Neubildungen), die auch für die geistigen Beeinträchtigungen verantwortlich sein könnten, sind bildgebende Verfahren notwendig, d. h. Untersuchungen, bei denen Gehirnstrukturen bildhaft dargestellt werden. Diese Verfahren, die einen wichtigen Stellenwert im Rahmen der Demenzdiagnostik einnehmen, werden im folgenden Unterkapitel vorgestellt.

Der Blick ins Gehirn: bildgebende Verfahren

Durch bildgebende Verfahren versucht man einerseits andere Gehirnerkrankungen auszuschließen, andererseits größere Sicherheit bei der Diagnosestellung zu erzielen.

Denn wenn bei einer Person, deren psychometrische Testergebnisse deutliche Beeinträchtigungen zeigen, bildgebende Verfahren klar feststellbare Regionen abbilden, in denen ein beträchtliches Maß an Gehirnmasse bereits abgestorben ist, erhärtet sich der Verdacht, dass eine Demenzerkrankung vorliegt.

In der Praxis weisen die Befunde bildgebender Verfahren und die Ergebnisse psychometrischer Testverfahren jedoch nicht immer in die gleiche Richtung. So ist es durchaus möglich, dass eine Person zwar bereits erhebliche Gedächtnisstörungen hat, durch die sogar ihre Alltagsfähigkeiten schon auffallend eingeschränkt werden, bildgebende Verfahren aber noch keine Auffälligkeiten der Gehirnstrukturen zeigen.

Andererseits passiert es auch, dass bei einer Person aus irgendwelchen anderen medizinischen Gründen Bilder des Gehirns erstellt werden, die deutlich zurückgebildete Gehirnregionen zeigen, ohne dass bei dieser Person irgendwelche Störungen in geistigen Leistungsbereichen aufgetreten sind. Die Stärke unseres Geistes scheint sich also nicht eindeutig – im Sinne einer Eins-zu-eins-Entsprechung – in der Unversehrtheit der Gehirnmasse widerzuspiegeln.

Im Allgemeinen werden aber bei Menschen mit feststellbaren geistigen Anzeichen einer Demenzerkrankung bei bildgebenden Verfahren auch geschädigte Gehirnregionen sichtbar. Die Bildgebung ist daher fester Bestandteil der Demenzdiagnostik. Folgende Verfahren können hier eingesetzt werden.

Elektroenzephalographie (EEG)

Bei der EEG wird die elektrische Aktivität der Nervenzellen im Gehirn aufgezeichnet. Dazu werden kleine Elektroden auf der Kopfoberfläche angebracht. Bei Demenzerkrankungen zeigt sich – jedoch meist erst in späteren Stadien – eine verlangsamte Gehirnaktivität. Dies kann jedoch nicht nur bei einer Demenz, sondern auch bei anderen Störungen vorkommen. Die EEG hat daher weder bei der Früherkennung noch

bei der Verlaufskontrolle von Demenzerkrankungen eine besondere Bedeutung. Man setzt die EEG dann ein, wenn der Verdacht besteht, dass eine andere neurologische Erkrankung vorliegen könnte, wie beispielsweise Epilepsie.

Computertomographie (CT)

Durch die Computertomographie ist es möglich, Röntgenbilder der Gehirnmasse zu erstellen. In Schichten wird das Gehirn von unten nach oben geröntgt. Helle Stellen deuten auf besonders dichtes Gewebe hin, dunklere Stellen auf wenig dichte Substanz. Die Lücken, die abgestorbene Gehirnsubstanz zurücklassen, füllen sich mit Nervenwasser (= Liquor), und zeigen sich im CT-Bild als dunkle Stellen. Man kann durch eine CT also »vergrößerte Liquorräume« diagnostizieren, was bedeutet, dass sich dort, wo sich jetzt das Gehirnwasser ausgebreitet hat, früher Gehirnzellen befunden haben, die abgestorben und mittlerweile verschwunden sind.

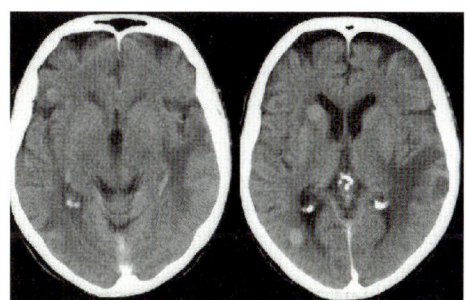

Durch die Schichtaufnahmen der Computertomografie können Gebiete größerer Gewebedichte (helle Flächen) von denen geringer Dichte (dunkle Flächen) unterschieden werden. Kommt es zum Schwund der Gehirnmasse, füllen sich die Räume mit Gehirnwasser; dies zeigt sich im CT durch eine Vermehrung an dunklen Flächen.

Magnetresonanztomographie (MRT)

Wie die CT ist die MRT ein bildgebendes Verfahren, durch das die Substanz der Gehirnmasse in Schichten bildlich dargestellt wird. Im Gegensatz zur Computertomographie werden hier jedoch keine Röntgenstrahlen eingesetzt, sondern Magnetfelder. Diese Bilder haben meist eine größere Auflösung als die CT-Bilder und lassen daher auch kleinste Details erkennen. Durch beide Verfahren können also Schrumpfungen der Gehirnmasse und Erweiterungen der äußeren Hirnfurchen und der inneren Hirnkammern bestimmt werden.

Einschränkend soll hier jedoch betont werden, dass Demenzerkrankungen in sehr frühen Stadien durch eine CT oder MRT häufig nicht eindeutig erkannt werden können: Da Gehirnzellen auch beim normalen Alternsprozess absterben, müssen erweiterte Liquorräume nicht unbedingt für das Vorliegen einer Demenzerkrankung sprechen. Bei vielen älteren Menschen ist die Gehirnmasse an bestimmten Stellen bereits so reduziert, dass dies durch eine CT oder MRT sichtbar wird, ohne dass sie an einer Demenzerkrankung leiden.

Wichtigstes Kriterium für das Vorliegen einer Demenz bilden nach wie vor die im Alltagsleben bemerkbaren und in der psychometrischen Untersuchung objektiv feststellbaren Beeinträchtigungen und Veränderungen. Die Bildgebung schließt also in erster Linie eine andere Gehirnerkrankung aus und kann – möglicherweise – in zweiter Linie den Verdacht auf das Vorliegen einer Demenzerkrankung erhärten. Doch auch ohne Bestätigung durch die bildgebenden Verfahren kann es sich durchaus um eine Demenzerkrankung in beginnendem Stadium handeln.

Funktionelle bildgebende Verfahren

Das Wissen um den Zusammenhang von Gehirnzellaktivität und -stoffwechsel (siehe Kasten) macht man sich bei der funktionellen Bildgebung zunutze. Diese Verfahren basieren darauf, entweder Sauerstoff- oder Glukosemoleküle oder andere Bestandteile des Blutes sichtbar zu machen. Es ist erkennbar, in welchen Regionen die Gehirnzellen viele dieser Moleküle aufgenommen haben und in welchen Gebieten der Stoffwechsel der Zellen vermindert ist. »Funktionell« heißt diese Form von Bildgebung also deshalb, weil sie das Funktionieren der Gehirnzellen darzustellen vermag, und nicht nur einfach das Vorhandensein von Gehirnmasse abbildet.

Das Sichtbarmachen der Moleküle im Blut erfolgt in den unterschiedlichen funktionellen bildgebenden Verfahren also auf verschiedene Weise. Sie werden im Folgenden kurz beschrieben.

Positronen-Emissions-Tomografie (PET) und Single-Emissions-Tomografie (SPECT)

Bei diesen Verfahren wird in vitro, d. h. außerhalb des Körpers der zu untersuchenden Person, eine Lösung vorbereitet, in welcher bestimmte Moleküle (bei der SPECT sind es immer Glukosemoleküle, bei der PET entweder Glukose- oder Sauer-

Wie man Gehirnzellen »bei der Arbeit zuschauen kann«

Gehirnzellen nehmen die lebensnotwendigen Bestandteile aus dem Blut auf. Von besonderer Bedeutung sind hierbei Sauerstoff- und Glukosemoleküle. Die Menge an Sauerstoff- und Glukosemolekülen, die die Gehirnzellen dem so genannten zerebralen Blutfluss (d. h. dem Blutfluss im Gehirn) entziehen, entspricht dabei offensichtlich dem Grad ihrer Aktivität: Je aktiver Gehirnzellen sind, desto mehr verstoffwechseln sie, je inaktiver sie sind, desto weniger Sauerstoff- und Glukosemoleküle nehmen sie auf.

Hohe Zellaktivität ist also ein Zeichen für die Leistungsfähigkeit, geminderte Aktivität weist dagegen auf eingeschränkte – möglicherweise sogar dauerhaft geminderte – Leistung der entsprechenden Zellen hin.

stoffmoleküle) an eine radioaktive Trägersubstanz gebunden werden. Die Lösung mit den radioaktiv markierten Molekülen wird der Person nun in die Blutbahn gespritzt, was zwar zu einer geringen radioaktiven Belastung des Organismus führt, was jedoch nicht gefährlich ist. Die radioaktiv markierten Moleküle verteilen sich mit dem Blutfluss zunächst im Blutsystem des ganzen Körpers und passieren schließlich die Blut-Hirn-Schranke, d. h. sie gelangen ins Gehirn. Nun lässt sich anhand der Stärke der radioaktiven Strahlung das Ausmaß der Zellaktivität in den verschiedenen Gehirnregionen bestimmen.

Funktionelle Magnetresonanztomografie (fMRT)

Zu den funktionellen bildgebenden Verfahren gehört auch die funktionelle Magnetresonanztomografie, bei welcher die Stärke des Blutflusses im Gehirn bildhaft dargestellt wird. Wiederum entspricht die Stärke des Blutflusses in einer bestimmten Gehirnregion der Stärke der Zellaktivität in diesem Bereich: Je größer die Menge an Blut, die in einer bestimmten Zeit in einer Gehirnregion fließt, desto größer die Aktivität der Zellen in dieser Region. Bei diesem Verfahren werden Sauerstoffmoleküle, die an den roten Farbstoff im Blut gebunden sind, in den Gehirngefäßen durch Magnetismus sichtbar gemacht. Der Vorteil dieses Verfahrens liegt einerseits darin begründet, dass vor dieser Untersuchung keine Lösung in den Körper injiziert werden muss und andererseits darin, dass der Körper keiner radioaktiven Strahlung ausgesetzt wird.

Da sowohl PET als fMRT sehr teure Untersuchungsmethoden sind, kommen sie in der klinischen Praxis eher selten zum Einsatz, sondern finden hauptsächlich im Bereich der Forschung Anwendung.

Obwohl funktionelle Bildgebung eine viel größere Aussagekraft über den Gesundheitszustand und die Leistungsfähigkeit des Gehirns bzw. einzelner Gehirnregionen hat als ein CT oder MRT, gewähren auch ihre Ergebnisse keine 100 %ige Sicherheit hinsichtlich der Frage, ob die untersuchte Person an einer Demenzerkrankung leidet oder nicht. Dies gilt natürlich insbesondere im Falle einer möglichen beginnenden Demenzerkrankung. Hier zeigen sich häufig bereits geistige Beeinträchtigungen, noch bevor die verschiedenen bildgebenden Verfahren Auffälligkeiten nachweisen können.

Daher ist die Demenz-Früherkennung oftmals sehr schwierig!

Durch moderne Forschungen bemüht man sich ständig, die Methoden der Früherkennung zu verbessern, zumal man davon ausgehen muss, dass die Behandlungserfolge umso größer sind, je früher mit der Behandlung begonnen wird.

Welche Behandlungsmöglichkeiten gibt es?

Am Anfang des Kapitels über Behandlungsmöglichkeiten sollen zunächst die Überlegungen stehen, welche Ziele im Rahmen einer Demenztherapie überhaupt erreichbar sind, d.h. welche Behandlungserfolge im Bereich des Möglichen und Machbaren liegen. Diese Vorüberlegungen sind deshalb so wichtig, weil es oft sehr entmutigend und enttäuschend ist, wenn man sich unrealistische Therapieziele steckt, die man niemals erreichen kann. Nur auf der Basis von fundiertem Wissen über die Erkrankung kann man der Situation des demenzkranken Menschen gerecht werden, ihn unterstützend begleiten und positiv in das Krankheitsgeschehen eingreifen.

Wichtig

Die Grundlage allen therapeutischen Handelns ist die Anerkennung und Akzeptanz der Tatsache, dass es keine Behandlungsform gibt, durch die eine primäre Demenz geheilt oder ihr fortschreitender Verlauf vollständig zum Stillstand gebracht werden kann.

Man sollte sich aber nicht von einem »Alles-oder-nichts-Prinzip« leiten lassen, das leider immer noch viele Menschen (auch Ärzte und Ärztinnen!) vertreten, wenn sie meinen, dass man bei einer Demenzerkrankung, die nicht heilbar ist, eben gar nichts mehr tun könne. Denn diese Position ist grundfalsch: Tatsächlich gibt es eine ganze Reihe von Möglichkeiten, positiv in das Krankheitsgeschehen einzugreifen, den Krankheitsprozess zu verlangsamen bzw. hinauszuzögern, und belastende Begleit- und Folgeerscheinungen zu lindern oder gar zu vermeiden.

Eine Demenztherapie orientiert sich also nicht an dem Ziel der Heilung, sondern richtet sich auf drei andere Ziele:
- Einerseits sollen das Wohlbefinden des Demenzkranken und seine subjektiv empfundene Lebensqualität beibehalten oder verbessert werden.
- Damit eng verbunden ist das zweite große Ziel, seine Alltagskompetenzen so lange wie möglich aufrechtzuerhalten.

▪ Und zum Dritten zielt eine Behandlung des Erkrankten natürlich auch auf die Entlastung der Angehörigen, auf ihr Wohlbefinden, ihre psychische Stabilisierung und ihre Gesunderhaltung.

Antidementiva können den Krankheitsverlauf verlangsamen

Zunächst sollen diejenigen Medikamente vorgestellt werden, die insbesondere auf die geistigen Fähigkeiten des Kranken Einfluss nehmen. Diese Substanzen werden als Antidementiva bezeichnet, von welchen es unterschiedliche Wirkgruppen gibt.

Acetylcholinesterase-Hemmer

Die jüngste Generation der Antidementiva, d.h. der Medikamente, die den Verlauf einer Demenzerkrankung verlangsamen, basiert auf dem Prinzip der Acetylcholin-Esterase-Hemmung. Diese Medikamente hemmen den Abbau des Botenstoffs Acetylcholin (siehe S. 18) und sorgen damit zumindest vorübergehend dafür, dass die ohnehin knappen Vorräte des Botenstoffs nicht weiter »geplündert« werden. Somit bleibt eine gewisse Menge des wichtigen Botenstoffs erhalten.

Es gibt derzeit drei verschiedene Acetylcholin-Esterase-Hemmer:
▪ Aricept (die Substanz heißt Donepezil),
▪ Exelon (Substanz: Rivastigmin) und
▪ Reminyl (Substanz: Galantamin).

Für alle drei gilt, dass ihre Wirksamkeit nach einer bestimmten Dauer der Einnahme erschöpft ist. Die Dauer der Wirksamkeit schwankt von Person zu Person sehr stark. Sie hängt ab von Form und Schwere der Demenzerkrankung, vom Alter und dem körperlichen Gesundheitszustand und möglicherweise auch von der psychischen und sozialen Situation des demenzkranken Menschen und erstreckt sich von mehreren Monaten bis hin zu mehreren Jahren.

Weil ein Antidementivum in vielen Fällen gar keine wahrnehmbare Verbesserung der Krankheitssymptome bewirkt, sondern »nur« eine Stabilisierung bzw. Verlangsamung der Verschlechterung, ist die Wirksamkeit dieser Medikamente für die Betroffenen und ihre Angehörigen im Alltagsleben häufig nicht offensichtlich erfahrbar. Und wenn ich als Angehörige eines demenzkranken Menschen nicht ausreichend über die Wirkungsweise der Antidementiva informiert bin und erlebe, dass sich keine Verbesserung einstellt, obwohl er doch ein Medikament nimmt, schlussfolgere ich vielleicht vorschnell, dass das Arzneimittel gar nicht »hilft«.

Wirklich feststellen könnte ich die Wirksamkeit ja nur, wenn ich wüsste, wie schnell die Krankheit bei meinem Angehörigen ohne Medikament voranschreiten würde, und dies mit dem Verlauf unter medikamentöser Behandlung vergleichen könnte. Doch ein solcher Vergleich ist in der Realität nicht möglich.

27

Wichtig
Deshalb ist es sehr wichtig, dass ich als Angehörige eines demenzkranken Menschen um die stabilisierende, verlangsamende Wirkung von Antidementiva weiß.

Memantine wirkt neuroprotektiv

Ein weiterer Botenstoff im Gehirn ist Glutamat. Während es in normalen Mengen für das Funktionieren der Prozesse im Gehirn unersetzlich ist, wirkt es in größeren Mengen als Zellgift: Wird zuviel Glutamat in den Spalt zwischen den Gehirnzellen freigesetzt, öffnet dies bestimmte Kanäle der Zelle. Durch diese Kanäle können Kalium, Natrium und damit auch Wasser in die Zelle einströmen. Als Folge schwillt die Zelle an, was zur Schädigung und schließlich zum Tod der Zelle führt.

Bei demenzkranken Menschen kommt es durch gestörte Prozesse im Gehirn zu einer verstärkten Freisetzung von Glutamat und dadurch zu einem Zellsterben.

Memantine ist eine Substanz, die diesen schädigenden Prozess verhindert. Trotz erhöhter Glutamatkonzentration kommt es unter Memantin-Behandlung nicht zur Überflutung der Zellen und der daraus resultierenden Funktionsstörung. Demzufolge spricht man von einer zellschützenden (neuroprotektiven) Wirkungsweise von Memantine.

Derzeit gibt es zwei Memantine-Präparate zur antidementiven Behandlung auf dem Markt. Ihre Handelsnamen sind Ebixa und Axura.

Nootropika

Der Begriff Nootropika setzt sich aus den beiden griechischen Wörtern noos, (zu Deutsch: Verstand) und tropein (zu deutsch: ernähren) zusammen. Bei Nootropika handelt es sich also um Medikamente, die die geistigen Funktionen ernähren und verbessern sollen.

Nootropika bilden aber keine einheitliche Substanzgruppe. Vielmehr werden Präparate unterschiedlichster Wirkmechanismen unter dem Begriff Nootropika zusammengefasst:

Ginkgo biloba. Zu den Radikalfängern zählt u. a. der Ginkgo-Extrakt aus den Blättern des Ginkgo-Baumes. Klinische Studien zeigen deutlich positive Wirkungen auch bei demenzkranken Menschen, doch kann noch nichts Genaues über die Langzeitwirkung von Ginkgo ausgesagt werden. Experten bezeichnen diesen Stoff aber durchaus

---

INFO

Wie Gehirnzellen aufgrund von freien Radikalen in Stress geraten

Bei Demenzkranken kommt es – in deutlich stärkerem Ausmaß als bei älteren Menschen überhaupt – zur Bildung so genannter freier Radikale. Hierbei handelt es sich um kleinste Sauerstoffteilchen bzw. -bruchstücke, die sehr bindungsfreudig sind, auf diese Weise die Zellwände schädigen und zum Zelltod führen. Man nennt die Schädigung durch freie Radikale auch oxidativen Stress. Stoffe, die entweder freie Radikale unschädlich machen, indem sie sich mit ihnen verbinden und somit als Radikalfänger dienen, oder gar die Bildung freier Radikale verhindern, schützen somit wiederum die Zellen, sind also neuroprotektiv.

als viel versprechenden Kandidat zur Behandlung von oxidativem Stress bei Demenzerkrankungen.

Vitamin E. Auch Vitamin E scheint den oxidativen Stress vermindern zu können und gilt daher als aussichtsreiche Substanz bei der Therapie von Demenzerkrankungen, doch ist die Wirkung noch nicht ausreichend durch klinische Studien geklärt.

Darüber hinaus gibt es noch eine Reihe von weiterer Stoffen, die als »klassische Nootropika« bezeichnet werden. Sie sind zwar zur Behandlung von Hirnleistungsstörungen zugelassen, doch genügen die meisten Studien, in welchen die Wirksamkeit dieser Präparate untersucht wurde, den Ansprüchen moderner klinischer Forschung nicht mehr.

INFO

Zusammenfassung: Welche Medikamente verlangsamen den Krankheitsverlauf?

Neben vielen hoffnungsvollen Ansätzen in der medikamentösen Behandlung gehören derzeit Acetylcholinesterase-Hemmer und Memantine zu den Antidementiva, deren Wirksamkeit bei der Behandlung primärer Demenzerkrankungen klar erwiesen ist. Es gibt bereits schon erste Studienergebnisse, die darauf hinweisen, dass eine Kombinationstherapie aus Acetylcholinesterase-Hemmern und Memantine einer »Monotherapie« mit nur einem der beiden Wirkstoffe wahrscheinlich überlegen ist. Doch diesbezüglich sind noch weitere klinische Untersuchungen erforderlich.

Welche Medikamente lindern depressive Symptome?

Viele demenzkranke Menschen leiden unter depressiven Symptomen, wie beispielsweise Antriebslosigkeit, negativ getönter Stimmung, Ängstlichkeit, Traurigkeit, Verzweiflung. Die Ursachen können sehr verschieden sein:

Zum einen gibt es demenzkranke Menschen, die schon ein ganzes Leben lang immer wieder einmal unter depressiven Episoden gelitten haben. Bei diesen Menschen ist auch im Alter die Wahrscheinlichkeit einer erneuten depressiven Störung höher, als bei Menschen, die nie in ihrem Leben Depressionen hatten. In diesem Fall haben die depressiven Störungen also wahr-

scheinlich gar nichts mit der Demenzerkrankung zu tun.

Zum zweiten können depressive Stimmungen bei demenzkranken Menschen natürlich auch als Reaktion auf die empfundenen Einschränkungen und die Beeinträchtigungen, die durch die Demenzerkrankung entstehen, ausgelöst werden.

Und drittens können depressive Symptome bei demenzkranken Menschen auch durch die organischen Veränderungen des Gehirns bzw. die Veränderungen der komplizierten Botenstoffsysteme – insbesondere durch einen Serotoninmangel – im Gehirn hervorgerufen werden können.

Wie ein Mangel an Serotonin die Stimmung drückt

Letztlich kennt man bis heute noch nicht die genauen chemischen Prozesse im Gehirn, die bei der Entstehung einer Depression mitverantwortlich sind. Doch mehren sich die Hinweise, dass bei depressiven Menschen die Regulierung verschiedener Botenstoffe im Gehirn durcheinander bzw. ins Ungleichgewicht geraten ist.

Der Botenstoff Serotonin scheint hierbei eine zentrale Rolle zu spielen: Depressive Symptome stehen offensichtlich in engem Zusammenhang mit einem Serotoninmangel im Gehirn. Diese Vermutung wird insbesondere gestützt durch die Behandlungserfolge durch »Serotonin-Wiederaufnahme-Hemmer«. Hierbei handelt es sich um Medikamente, welche die Konzentration an Serotonin im synaptischen Spalt zwischen den Nervenzellen im Gehirn erhöhen. Und zwar indem sie verhindern, dass der Botenstoff schnell wieder in die Speicherbläschen aufgenommen wird. Dadurch wird der bestehende Serotoninmangel ausgeglichen. Mit einer zeitlichen Verzögerung von wenigen Wochen nach Beginn der Therapie stellt sich hier eine Verbesserung der depressiven Anzeichen ein.

Serotonin-Wiederaufnahme-Hemmer (SSRI)

Der Vorteil dieser antidepressiv wirkenden Medikamentengruppe ist, dass sie »selektiv« wirkt, d. h. ganz speziell nur auf das Serotonin und keinen anderen Botenstoff. So greifen SSRIs beispielsweise auch nicht in das Acetylcholin-System ein, führen also nicht zu einer Abnahme von Acetylcholin.

Diese spezialisierte Wirkweise ist von großem Vorteil bei der Behandlung von demenzkranken Menschen, die unter depressiven Symptomen leiden. Da es ein wichtiges Ziel der Demenztherapie ist, dem Abbau von Acetylcholin im Gehirn entgegenzuwirken, sollten Demenzkranke möglichst keine weiteren Medikamente nehmen, die – als unerwünschte Nebenwirkung – den Abbau von Acetylcholin fördern, weil das die Demenzerkrankung beschleunigen würde. Serotonin-Wiederaufnahme-Hemmer, die übrigens auch als Antidepressiva der zweiten Generation bezeichnet werden, haben solche unerwünschten Nebenwirkungen nicht – im Gegensatz zu den »alten« Antidepressiva der ersten Generation, die aufgrund ihrer chemischen Struktur auch trizyklisch genannt werden und zu einem Acetylcholin-Abbau beitragen.

Welche Medikamente helfen bei Verhaltensauffälligkeiten?

In der Folge einer Demenzerkrankung kann es auch zu psychischen Veränderungen und Verhaltensauffälligkeiten kommen. Bei einigen erkrankten Menschen treten Unruhezustände auf, Wahnsymptome oder aggressives Verhalten. In diesen Fällen können Neuroleptika helfen, diese Krankheitszeichen zu unterdrücken.

Auch Neuroleptika greifen in das komplizierte Botenstoff-System unseres Gehirns ein und bremsen auf diese Weise psychotische Symptome. Wieder ist bei Demenzerkrankungen jedoch darauf zu achten, dass die verabreichten Neuroleptika nicht in das Acetylcholin-System eingreifen, d. h. nicht zu einer weiteren Verminderung des Acetylcholins führen. Das aber genau be-wirken die klassischen Neuroleptika: Auch sie haben – wie die »alten« Antidepressiva – diese unerwünschte Nebenwirkung.

Wichtig

Bei Demenzerkrankungen ist es daher wichtig, auf Neuroleptika der neueren Generation zurückzugreifen, die nicht den Abbau von Acetylcholin fördern.

Nicht medikamentöse Behandlungsmöglichkeiten

Es gibt eine ganze Reihe von nicht medikamentösen therapeutischen Maßnahmen, die das Wohlbefinden des Erkrankten steigern, seine Selbstständigkeit erhalten und somit zu einer Entlastung der Angehörigen führen können. Diese verschiedenen therapeutischen Ansätze werden in den Kapiteln 4–8 ausführlich vorgestellt und sind hier nur kurz aufgelistet:

- empathisches Gespräch (siehe Kap. 5)
- Anregung und Training von Gedächtnisleistungen (siehe Kap. 8)
- Realitäts-Orientierungs-Training (ROT, siehe Kap. 5)
- Musik- und Kunsttherapie (siehe Kap. 6)
- Erinnerungstherapie (siehe Kap. 7)
- Validation (siehe Kap. 5)
- Selbst-Erhaltungs-Therapie (SET, siehe Kap. 6)
- verschiedene Entspannungsverfahren (siehe Kap. 8).

Wie eine Demenz verläuft

Der Verlauf einer primären Demenzerkrankung ist progredient, d. h. fortschreitend. Sie beginnt meist langsam und schleichend. Man nimmt an, dass beim Auftreten der ersten geistigen Probleme der Hirnabbauprozess schon viele Jahre vorher begonnen hat. Auch ab dem Zeitpunkt der ersten Symptome ist der weitere Verlauf fortschreitend, doch kann er insbesondere durch Antidementiva für eine gewisse Zeit verlangsamt werden.

Die geistigen Leistungen, speziell die Gedächtnisstörungen, zeigen dabei große Schwankungen: Während es sehr schlechte Tage gibt, scheint an anderen Tagen das Gedächtnis des Kranken fast überhaupt nicht beeinträchtigt zu sein. Diese »hellen«

Tage sind ein echter Lichtblick für die Angehörigen und bieten eine Phase des Luftholens, doch sollten sie nicht darüber hinweg täuschen, dass die Krankheit trotz dieser guten Phasen voranschreitet.

Einteilung der Demenzstadien

Nach einer Einteilung aus dem englischsprachigen Raum, die mit CDR (Clinical Dementia Rating) abgekürzt wird, unterscheidet man insgesamt 5 Stufen der Demenzerkrankung (siehe Abbildung).

CDR 0. Nach dieser Einteilung befinden sich gesunde Personen auf der Ebene 0 (CDR 0).

CDR 0,5. Auf der Stufe CDR 0,5 zeigen sich bei dem Betroffenen erste leichte Gedächtnis- und/oder Orientierungsstörungen. So kommt es beispielsweise häufiger vor, dass er sich nicht mehr daran erinnern kann, was andere Menschen ihm kürzlich erzählt haben oder dass er länger nachdenken muss, um sich an den aktuellen Monat oder die Jahreszahl erinnern zu können. Auch treten leichte Beeinträchtigungen beim Lösen von Alltagsaufgaben in Erscheinung, die sozialen Aktivitäten verändern sich und möglicherweise treten bereits leichte Probleme bei der Selbstversorgung auf.

CDR 1. Menschen mit einer leichten Demenz werden dem CDR-1-Stadium zugeordnet: Diese Ebene ist definiert durch mittelschwere Gedächtnisbeeinträchtigungen und durch starke Probleme im Alltagshandeln, die der Betroffene oftmals nicht mehr ohne Schwierigkeiten lösen kann. So können Menschen mit einer leichten Demenz ihren Haushalt meist nicht mehr allein bewältigen oder ihre finanziellen Angelegenheiten regeln. Menschen mit einer leichten Demenz können außerdem ihren gesellschaftlichen Aktivitäten nicht mehr alleine nachgehen, haben bereits Probleme bei Routinehandlungen und müssen zur Körperpflege aufgefordert werden.

CDR 2. Sind die Gedächtnisprobleme schon so ausgeprägt, dass der Betroffene sich gar nichts Neues mehr merken kann, ein Erlebnis also schon nach wenigen Minuten wieder vergessen hat, ist er zeitlich bereits schon so stark desorientiert, dass er gar nicht mehr genau weiß, welcher Monat oder welches Jahr gerade ist, kann er außerhäusliche Beschäftigungen oder Hobbys bzw. häusliche Arbeiten gar nicht mehr allein ausführen und braucht er außerdem Hilfe bei der Körperhygiene und beim Anziehen, dann entspricht dies dem Stadium CDR 2, d. h. der Stufe einer mittelschweren Demenz.

CDR 3. Von einer schweren Demenz spricht man, wenn der Betroffene nur noch über einzelne Bruchstücke seines Altgedächtnisses verfügt, d. h. noch einige wenige Erinnerungsreste an Einzelheiten seiner früheren Lebensgeschichte hat, diese aber meist nicht mehr in einen richtigen zeitlichen Zusammenhang bringen kann, keine Entscheidungen mehr treffen kann, zu keinerlei Alltagshandlung mehr imstande

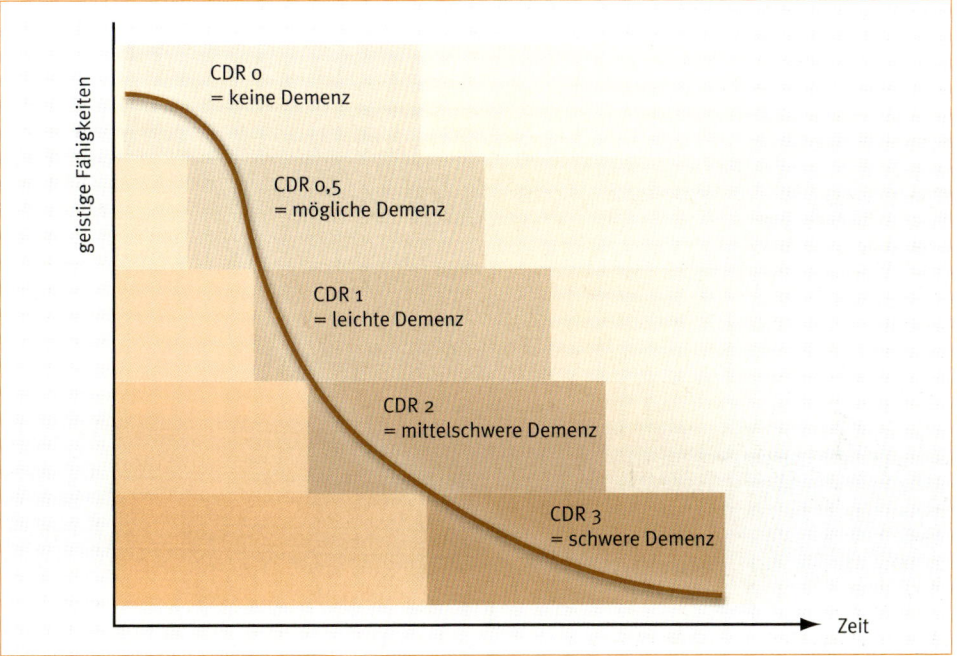

Die Demenzerkrankung verläuft in fünf Stadien.

ist und viel Hilfe bei der Körperpflege braucht. Die meisten Kranken sind in diesem Stadium der schweren Demenz außerdem urin- oder auch stuhlinkontinent, d. h. sie können den Inhalt von Blase und Darm nicht mehr kontrollieren.

Wie hoch ist die Lebenserwartung eines Demenzkranken?

Es ist nur allzu nachvollziehbar, dass ich als Angehörige wissen möchte, wie hoch die Lebenserwartung meines demenzkranken Familienmitglieds ist. Hierzu werden immer wieder statistische Mittelwerte veröffentlicht.

So schreiben manche Autoren, dass Demenzkranke durchschnittlich fünf bis acht Jahre nach Feststellung der Demenzerkrankung sterben. In anderen Studien wurde eine durchschnittliche Überlebensdauer nach der Diagnosestellung von rund 3 Jahren errechnet.

Für den einzelnen Betroffenen haben diese durchschnittlichen Angaben jedoch letztendlich wenig Bedeutung. Wesentlich wichtiger ist dagegen die Information, dass es auch hier erhebliche Schwankungen gibt. Der Schwankungsbereich liegt zwischen 2 und über 20 Jahren. Zunehmendes Wissen über primäre Demenzerkrankungen legen ohnehin die Vermutung nahe, dass es sehr viele unterschiedliche Unterformen gibt, bei welchen in den Anfängen die Beeinträchtigungen in den verschiedenen geistigen Bereichen unterschiedlich stark sind, und deren Verläufe sich auch hinsichtlich der Geschwindigkeit des Fortschreitens deutlich voneinander unterscheiden.

Demenz ist eine lebensbegrenzende Erkrankung

Die Frage, ob man an einer Demenzerkrankung stirbt, d.h. ob die Demenz selbst als Todesursache gelten kann, wird von verschiedenen Experten unterschiedlich beantwortet.

Die Ansicht, die Ursache für den Tod sei die Demenzerkrankung selbst, beruht auf der Annahme, dass bestimmte Regionen im Gehirn, die für die Regulierung der vegetativen Funktionen (wie Blutdruck, Verdauung, Immunabwehr, Atmung, Schlaf, etc.) zuständig

sind, schließlich so stark durch Zellsterben geschädigt sind, dass diese lebenswichtigen Prozesse nicht mehr ausreichend funktionieren und es dadurch zum Tod kommt. In den USA wird »Demenz« immerhin zunehmend in Sterbeurkunden als Grund genannt, der mit zum Tod beigetragen hat.

Die zweite Erklärung geht hingegen davon aus, dass es körperliche Störungen und Schwächungen (wie Schluckstörungen, Immunschwäche, Inkontinenz etc.) sind, die zum Tode führen, und die Demenzerkrankung selbst also nur indirekt mit dem Sterben in Verbindung gebracht werden kann.

Zusammenfassend kann man also hierzu sagen, dass es wohl eine Einstellungsfrage ist, ob die Demenzerkrankung selbst als Todesursache angesehen wird oder nicht. Tatsache ist aber, dass Demenzen lebensbegrenzende Krankheiten darstellen.

HILFREICHE FRAGEN

Fragen, die Sie sich zu Diagnostik, Therapie und Verlauf stellen sollten

Zum Thema »Diagnostik«

▪ Welche Untersuchungen wurden bei Ihrem demenzkranken Familienangehörigen durchgeführt?
▪ Hat man Ihnen die Untersuchungsergebnisse erklärt?
▪ Haben Sie das Gefühl, zufriedenstellend und ausreichend über die Erkrankung Ihres demenzkranken Familienangehörigen aufgeklärt zu sein?

Zum Thema »medikamentöse Therapie«

▪ Welche Medikamente bekommt Ihr demenzkranker Familienangehöriger zur Behandlung der Demenzerkrankung und ihrer Folgen?

▪ Sind Sie zufriedenstellend informiert über die beabsichtigte Wirkweise der Medikamente?
▪ Könnte Ihr demenzkranker Familienangehöriger Ihrer Meinung nach bessere Medikamente bekommen?

Zum Thema »Verlauf der Erkrankung und Schweregrad«

▪ Wie würden Sie den Schweregrad der Erkrankung Ihres demenzkranken Familienangehörigen einschätzen? Wäre es Ihnen wichtig/würde es Ihnen helfen, genau den derzeitigen Schweregrad der Erkrankung zu wissen?
▪ Haben Sie noch weitere Fragen zum Verlauf der Demenzerkrankung?

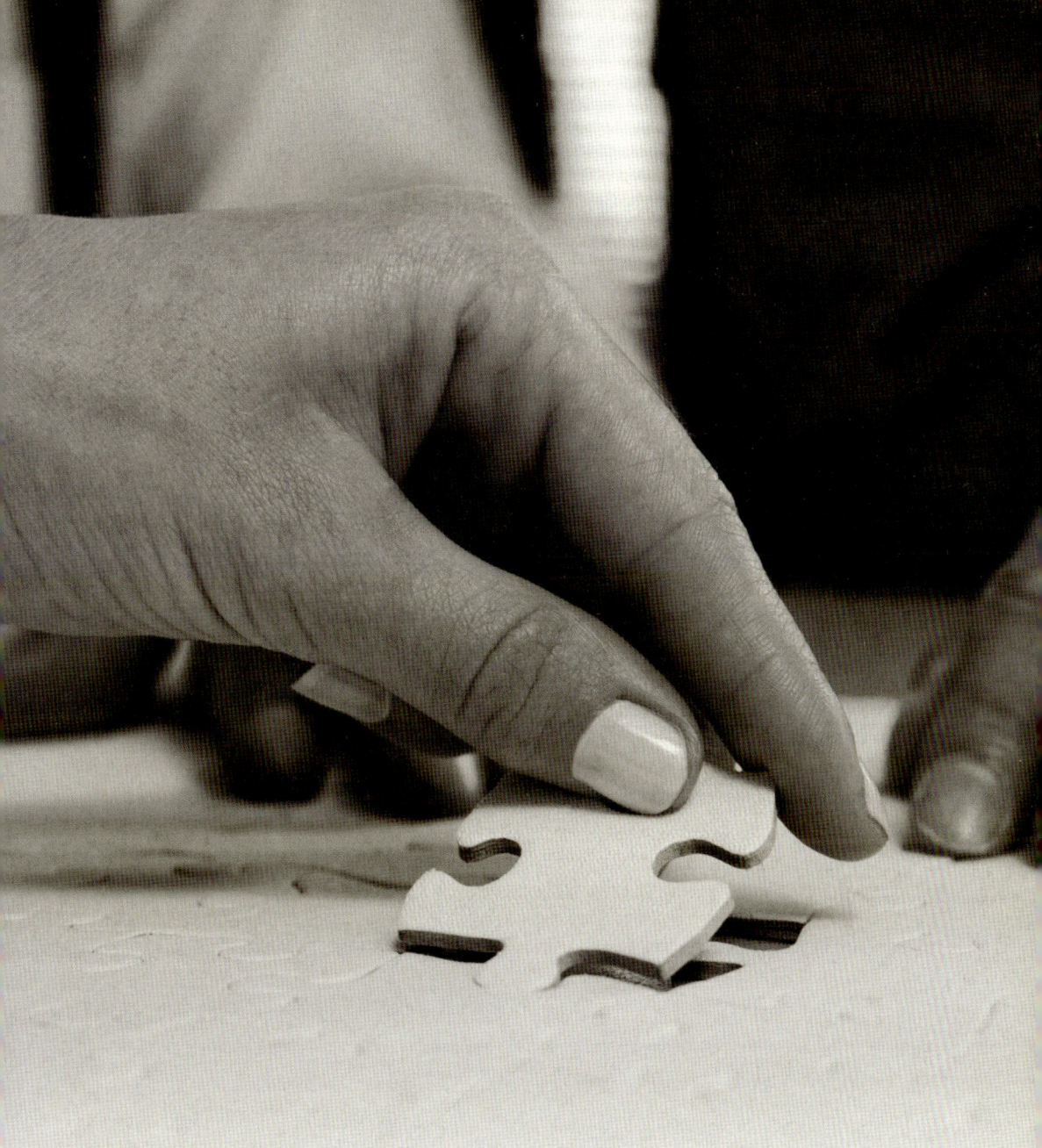

Krankheitszeichen

Im Verlauf einer Demenzerkrankung können vielfältige Krankheitszeichen auftreten. Der Betroffene wird – als bekanntes Demenzsymptom – nicht nur immer vergesslicher, sondern verliert infolge der Krankheit viele Fähigkeiten, die uns selbstverständlich erscheinen, wie Zeitung lesen, Radio hören, Einkaufen gehen, Zähne putzen usw. Besonders schwer zu ertragen ist wahrscheinlich, dass sich auch sein Wesen und seine Gefühle stark verändern können.

Welche geistigen Störungen können auftreten?

Um verstehen zu können, welche Krankheitszeichen (Symptome) im Verlauf einer Demenzerkrankung auftreten können und welche Ursachen sie haben, muss man sich noch einmal vergegenwärtigen, was bei einer solchen Krankheit passiert: Gehirnzellen sterben ab, und dadurch funktionieren die betroffenen Regionen des Gehirns immer weniger gut. Das Gehirn ist aber die Schaltzentrale für alle Fähigkeiten, Fertigkeiten und Körperfunktionen. Probleme können daher in all diesen Bereichen auftreten. In der Literatur werden die vier großen Bereiche

▮ geistige Störungen,
▮ psychische Beeinträchtigungen,
▮ Verhaltensauffälligkeiten und
▮ körperliche Symptome

unterschieden. Sie werden in diesem Kapitel detailliert behandelt. Zunächst wenden wir uns den geistigen/kognitiven Störungen zu.

Der Begriff Kognition steht in der Psychologie eigentlich für alle Fähigkeiten, die mit bewusster geistiger Verarbeitung zusammenhängen. Unter den kognitiven Störun-

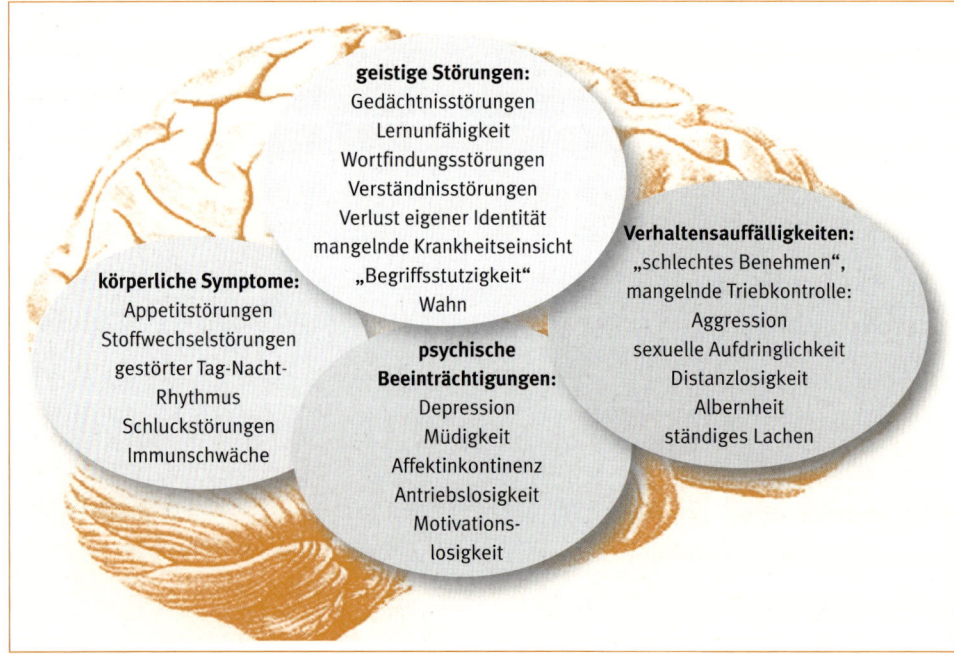

geistige Störungen:
Gedächtnisstörungen
Lernunfähigkeit
Wortfindungsstörungen
Verständnisstörungen
Verlust eigener Identität
mangelnde Krankheitseinsicht
„Begriffsstutzigkeit"
Wahn

körperliche Symptome:
Appetitstörungen
Stoffwechselstörungen
gestörter Tag-Nacht-
Rhythmus
Schluckstörungen
Immunschwäche

**psychische
Beeinträchtigungen:**
Depression
Müdigkeit
Affektinkontinenz
Antriebslosigkeit
Motivations-
losigkeit

Verhaltensauffälligkeiten:
„schlechtes Benehmen",
mangelnde Triebkontrolle:
Aggression
sexuelle Aufdringlichkeit
Distanzlosigkeit
Albernheit
ständiges Lachen

Die vier Bereiche der Demenzsymptome.

gen bei Demenz fasst man alle Beeinträchtigungen zusammen, die durch den geistigen Abbau hervorgerufen werden können. Dies sind im Einzelnen:

Gedächtnisstörungen

Unter Gedächtnis versteht man die Fähigkeit, Informationen aus der Umwelt aufzunehmen, ihre Bedeutung zu erkennen, um entweder spontan darauf zu reagieren oder um diese Bedeutung längerfristig zu speichern und sie zu einem späteren Zeitpunkt abzurufen.

Die Gedächtnisstörungen, die im Rahmen einer Demenzerkrankung in frühem Stadium auftreten, betreffen vorwiegend den sensorischen Speicher und das Kurzzeitgedächtnis bzw. genauer gesagt, den speziellen Teil des Kurzzeitgedächtnisses, der für den Übertrag ins Langzeitgedächtnis verantwortlich ist, nämlich das Arbeitsgedächtnis (siehe Kasten).

Erst in späteren Phasen der Erkrankung kann sich auch das Langzeitgedächtnis verschlechtern, das auch Altgedächtnis genannt wird, weil es »alte Erinnerungen«, d. h. Erinnerungen an schon lange zurück liegende Ereignisse, gespeichert hat. Dies zeigt sich dann daran, dass auch Erinnerungen an länger zurückliegende Ereignisse nicht mehr richtig abgerufen werden können.

Der Demenzkranke fragt oder erzählt immer wieder das Gleiche

Im alltäglichen Leben zeigen sich die Gedächtnisstörungen eines Demenzkranken beispielsweise in folgenden Situationen: Der Kranke stellt häufig dieselbe Frage immer wieder oder erzählt häufig dasselbe mehrmals nacheinander, weil er gleich wieder vergessen hat, dass er die Frage gerade schon (mehrere Male) gestellt bzw. seine Geschichte schon erzählt hat.

Weil er nicht mehr weiß, was vor einigen Minuten geschehen ist, kann er auch einem Fernsehfilm nicht mehr folgen, keine längeren Texte mehr lesen und verstehen, oder den Erzählungen von Menschen nicht mehr folgen, die einen »komplizierten« Sprachstil haben.

Absprachen werden einfach vergessen

Für mich als Angehörige, die ich einen Demenzkranken in meiner Familie betreue, verursachen dessen Gedächtnisstörungen tiefe Einschnitte in mein Alltagsleben: Ich kann mich beispielsweise immer weniger darauf verlassen, dass sich der Kranke an gemeinsam getroffene Verabredungen oder Absprachen oder Erzählungen erinnern kann. Außerdem erlebe ich vielleicht seine oft nervenzermürbenden Wiederholungen von Fragen oder Schilderungen.

Durch die zunehmenden Gedächtnisstörungen des Kranken verliere ich außerdem Schritt für Schritt einen Kommunikationspartner, mit dem ich mich früher über gemeinsame Erlebnisse austauschen konnte und dies nun immer weniger kann, weil er sich an gemeinsame Erlebnisse gar nicht mehr erinnern kann.

INFO

Wie funktioniert das Gedächtnis bei Gesunden und was ändert sich bei Demenz?

Sensorischer Speicher. In der Psychologie unterscheidet man unterschiedliche Bereiche des Gedächtnisses: Da ist zum einen der sensorische Speicher, eine Gedächtnisfunktion, die alle einströmenden Informationen aus der Umwelt aufnimmt und sortiert: Die als unwichtig eingestuften Informationen werden sofort wieder gelöscht, was wichtig zu sein scheint, wird weitergeleitet in den Teil des Gedächtnisses, in dem Informationen zu Bewusstsein gelangen, nämlich in das Kurzzeitgedächtnis.

Natürlich hängt die Frage, was »wichtig« und was »unwichtig« für eine Person ist, von sehr individuellen Faktoren ab, wie beispielsweise ihren persönlichen Interessensgebieten, ihren momentanen Bedürfnissen, ihrer aktuellen Lebenssituation etc. Da sehr viele Informationen gleichzeitig in den sensorischen Speicher einströmen können, ist es für seine Funktionstüchtigkeit wichtig, dass er schnell arbeiten und aussortieren kann.

Kurzzeitgedächtnis. Wenn nun aber die geistige Geschwindigkeit abnimmt, wie das häufig bei Demenzerkrankungen der Fall ist, arbeitet der sensorische Speicher nicht mehr effizient genug: Er sortiert zu viele Informationen aus, weshalb also nur wenige Informationen ins Kurzzeitgedächtnis weitergeleitet werden.

Dem sensorischen Speicher nachgeschaltet ist das Kurzzeitgedächtnis. Informationen, die ins Kurzzeitgedächtnis gelangen, werden – wie der Name schon nahe legt – für kurze Dauer, also einige Sekunden bis wenige Minuten, aufrechterhalten.

Arbeitsgedächtnis. Einen bestimmten Teil des Kurzzeitgedächtnisses nennt man Arbeitsgedächtnis. Das ist jener Bereich, der die eingegangenen Informationen nun aktiv verarbeitet und aufbereitet, und sie so – in aufbereiteter Form – in das nachgeschaltete Langzeitgedächtnis überträgt. Sind die Informationen erfolgreich in das Langzeitgedächtnis übertragen worden, so dass die betreffende Person sich auch noch nach einem längeren Zeitraum an diese Informationen erinnern kann, spricht man von gelungener Konsolidierung: Die Information hat sich im Langzeitgedächtnis festgesetzt.

Langzeitgedächtnis. Von großer Bedeutung für den Übertrag ins Langzeitgedächtnis ist ein »Koordinator«, d. h. eine Instanz, die die Verteilung und Organisation übernimmt. Dieser Koordinator ist eine kleine Region im Inneren unseres Gehirns, der Hippocampus genannt wird. Der Hippocampus übernimmt im gesunden Gehirn die Organisation der Langzeitspeicherung und bestimmt, welche Information in welche Region des Gehirns gespeichert wird. Er dient somit als eine Art Platzanweiser für neu zu lernende und zu speichernde Informationen.

Hippocampus. Die Hippocampus-Region ist bei einer Demenzerkrankung besonders früh von Abbauprozessen betroffen. Das führt dazu, dass neue Informationen kaum mehr ins Langzeitgedächtnis überführt werden können: Sobald die Informationen im Kurzzeitgedächtnis verblassen, verschwinden sie und sind vergessen. Das Arbeitsgedächtnis ist demnach kaum mehr in der Lage, neue Informationen ins Langzeitgedächtnis zu übertragen.

An gemeinsame Erlebnisse kann nur ich mich noch erinnern

Wird im späteren Verlauf auch noch sein Langzeitgedächtnis in Mitleidenschaft gezogen, dann vergisst er auch Erlebnisse aus unserem früheren gemeinsamen Leben. Und wenn dieser »Schatz« an gemeinsamen Erinnerungen schwindet, kann bei mir verstärkt das Gefühl entstehen, dass mir mein eigener Angehöriger fremd wird.

Agnosie: Der Betroffene erkennt Objekte oder Menschen nicht mehr wieder

Eng mit den Gedächtnisstörungen hängen die Probleme beim Erkennen zusammen: Im sensorischen Speicher wird den wahrgenommenen Reizen eine Bedeutung beigemessen und anschließend nach »wichtig« und »unwichtig« unterschieden. Dieses Beimessen einer Bedeutung setzt sich aus sehr vielen einzelnen Arbeitsschritten zusammen, die hier einmal detailliert anhand eines Beispiels aufgezeigt werden.

Was alles im Gehirn passiert, bevor man einen Apfel erkennt

Wenn ich beispielsweise einen Apfel betrachte, strömen unterschiedlichste Informationen in meinen sensorischen Speicher: gelblich-rote Farbreize, die optischen Reize einer glänzenden Oberfläche, süßliche Geruchsreize, optische Reize eines runden »Dinges«, das eine bestimmte Größe hat etc. Schnell müssen diese verschiedenen Einzelinformationen zusammengetragen und dieses zusammengetragene Mosaik – ebenso schnell – zum Speicher meines Weltwissens getragen werden. Dort muss im »Archiv meines Weltwissens« nachgesehen werden, ob ich so ein rötlich-gelbes, glänzendes, rundes, süßlich riechendes Ding dieser Größe schon einmal gesehen habe, und wenn ja, was ich damit gemacht und wie ich es genannt habe. Wenn ich im Archiv die Bedeutung gefunden habe »Das ist eine Frucht, man kann sie essen, sie schmeckt mir gut, man nennt sie Apfel«, dann erst entscheidet mein sensorischer Speicher, ob die Tatsache, dass ich dort einen Apfel auf dem Tisch liegen sehe, wichtig genug ist, um sie mir zu merken (d. h. sie über das Kurzzeitgedächtnis ins Langzeitgedächtnis zu überführen) oder so unwichtig, dass sie gleich wieder gelöscht werden kann.

Da für die geistige Verarbeitung von Wahrnehmungen eine bestimmte Gehirnregion mitverantwortlich ist, die bei Demenzerkrankungen sehr häufig betroffen ist, haben viele Demenzkranke Schwierigkeiten, bekannte Dinge und Objekte oder Gesichter bekannter Personen zu erkennen.

Objekt-Agnosie. Man nennt diese Störung Agnosie. Ein Demenzkranker, der an Agnosie leidet, kann also ein bestimmtes ihm bekanntes Objekt nicht erkennen, und dieses Problem wird nicht durch nachlassende Sehfähigkeit verursacht. Im Falle der Objekt-Agnosie kann der Kranke oftmals Alltagsgegenstände nicht mehr erkennen. Dann sucht er beispielsweise seinen Schlüsselbund, der direkt vor ihm auf dem Tisch liegt. Er sieht ihn zwar, aber er erkennt das gesehene Objekt nicht als seinen Schlüsselbund, weil bei ihm die Bedeutungszuschreibung »dieses Ding, das aus verschiedenen länglichen Metallstäben besteht, die alle an einem Ring befestigt sind, ist mein Schlüsselbund« nicht mehr gelingt.

Prosop-Agnosie. Leidet der Kranke an einer Prosop-Agnosie, kann er Gesichter nicht erkennen, auch Gesichter von ihm bekannten Personen. Dann erkennt er möglicherweise beim Spaziergang Nachbarn oder ehemalige Kollegen nicht mehr. Bei weit fortgeschrittener Erkrankung erkennt er vielleicht auch Verwandte und vertraute Personen nicht mehr oder zumindest nicht gleich auf Anhieb. Da erfolgreiche Erkennensprozesse voraussetzen, dass die geistigen Verarbeitungsschritte schnell genug durchgeführt werden können, und die geistige Geschwindigkeit bei vielen Demenzkranken herabgesetzt ist, wird die Fähigkeit, Bekanntes wieder zu erkennen bei dem Kranken nochmals erschwert.

Wichtig

Daher ist es wichtig, einem Demenzkranken viel Zeit zu lassen, damit er die Suche nach der Bedeutung so lange für sich fortsetzen kann, bis sie möglicherweise doch noch zum Erfolg führt.

Der Demenzkranke sieht oder hört nicht mehr richtig, obwohl Augen und Ohren ok sind

An der verminderten Erkennensleistung liegt es übrigens häufig auch, wenn ein Demenzkranker nicht mehr richtig »hört«, obwohl der Arzt sagt, das Gehör funktioniere noch sehr gut (ob mit oder ohne Hörgerät), wenn er nicht mehr richtig sieht, obwohl er – vielleicht mit Brille – eine gute »Sehleistung« hat. Ursache des Problems sind also nicht die Sinnesorgane, d. h. Auge oder Ohr, sondern gestörte und verlangsamte geistige Prozesse, durch die die ankommenden Reize weiterverarbeitet werden und ihnen eine Bedeutung beigemessen wird.

Als Angehörige können mich die agnostischen Symptome meines demenzkranken Familienmitglieds sehr verunsichern oder gar schockieren, wenn er beispielsweise einen ganz »normalen« Alltagsgegenstand nicht mehr erkennt und daher plötzlich nicht mehr weiß, was er mit dem »Ding« in seiner Hand anfangen soll oder wenn er seine eigene Wohnung nicht mehr erkennt und deshalb sagt, dass er gerne nach Hause möchte, obwohl er doch daheim ist!

Orientierungsstörungen

Unter Orientierung versteht man die Fähigkeit, sich selbst aktuell innerhalb eines zeitlichen, räumlichen, situativen und autobiografischen Rahmens einordnen zu können. Entsprechend dieser Definition gehören zur Orientierung vier Bereiche:

- Die zeitliche Orientierung (welches Datum ist heute, welcher Wochentag, welches Jahr, welche Jahreszeit?),
- die räumliche Orientierung (wo bin ich gerade, in welcher Stadt, welchem Land, welchem Raum oder Gebäude?),

- die Orientierung zur aktuellen Situation (wo bin ich gerade? warum bin ich hier? was mache ich hier?) und
- die Orientierung zur eigenen Person (wie alt bin ich? Was ist meine aktuelle Lebenssituation? Wer sind meine Familienangehörigen? etc.).

Um vollständig orientiert zu sein, müssen alle Gedächtnisleistungen funktionieren: Mein sensorischer Speicher muss die Räumlichkeiten um mich herum erkennen, mein Kurzzeitgedächtnis muss das Wissen um das aktuelle Datum und die Wegstrecke, die ich gerade zurückgelegt habe, an das Langzeitgedächtnis weitergegeben haben, ich muss aus meinem Langzeitgedächtnis das Wissen um mein Alter, meine Lebenssituation und meine Familie abrufen können.

Der Betroffene findet nicht mehr nach Hause

Da Gedächtnisstörungen ein zentrales Krankheitszeichen bei Demenz ist, kann es auch immer wieder zu Orientierungsstörungen kommen: Leichte Orientierungsstörungen machen sich oft schon in frühen Phasen der Demenzerkrankung bemerkbar. Der Kranke weiß dann beispielsweise nicht mehr, wie er an seinen aktuellen Aufenthaltsort kam, und weiß daher auch nicht mehr, wie er wieder zurückfinden soll; er weiß das aktuelle Datum und das aktuelle Jahr nicht; manchmal hat er vielleicht auch die Verwandtschaftsbeziehungen in seiner Familie vergessen.

Ohne Hilfe findet er sich nicht mehr zurecht

Für den Demenzkranken selbst führen Orientierungsstörungen auf Dauer zur zuneh-

menden Einengung seines Lebensraumes und somit zur wachsenden Abhängigkeit von anderen Menschen: Findet er sich anfangs nur in fremden Umgebungen nicht mehr zurecht, kann es schließlich auch zu Orientierungsproblemen in der eigenen Wohnung kommen.

Für mich als Angehörige sind es oftmals gerade die Orientierungsstörungen meines demenzkranken Familienmitglieds, die mein Alltagsleben mit ihm so anstrengend machen: Ich muss mich schließlich um die Einhaltung aller Termine, wiederkehrender Verrichtungen und Erledigungen kümmern, weil er kein Zeitgefühl mehr hat. Ich beginne schließlich auch Sorge zu haben, dass er sich verlaufen und nicht mehr nach Hause finden könnte.

Die Frage, wie man mit den Orientierungsstörungen der erkrankten Person umgehen soll, ist für Angehörige daher häufig ein großes Problem. Da mangelnde Orientierungsfähigkeit lebensgefährliche Folgen haben kann, – wenn sich der Kranke beispielsweise im Winter verläuft, – muss ich als Angehörige immer wieder eingreifen. Andererseits kann es den Kranken sehr frustrieren und kränken, wenn er immer wieder mit einer Realität konfrontiert wird, an die er sich nicht mehr erinnern und an welcher er sich daher auch nicht mehr orientieren kann. So manch ein Demenzkranker reagiert daher ärgerlich, wenn er geprüft wird, ob er das aktuelle Datum aufsagen kann, oder ob er noch weiß, wie sein Cousin heißt.

In den späteren Kapiteln (Kapitel 4–8) wird das Thema des Umgangs mit Orientierungsstörungen eingehend behandelt.

Sprachstörungen

Im Verlauf einer Demenzerkrankung können Störungen der Sprachverarbeitung auftreten. Da diese eine häufige Ursache für Kommunikationsstörungen zwischen dem Kranken und der Angehörigen sind, soll dem Thema der Sprachstörungen später ein eigenes Kapitel (siehe Kap. 3) gewidmet werden. Hier werden nur kurz die einzelnen Beeinträchtigungen genannt, ohne schon auf alle Einzelheiten einzugehen:

Das deutlichste Sprachproblem bei Demenzkranken sind Wortfindungsstörungen. Diese Störungen kennt eigentlich auch jeder gesunde Mensch: In der aktuellen Situation finde ich das Wort, das ich sagen möchte, nicht. Möglicherweise habe ich sogar das Gefühl, »es liege mir auf der Zunge«, d. h. ich habe eine ungefähre Idee davon, wie es klingt, wie viele Silben es hat, mit welchem Buchstaben es anfängt – aber ich kann es einfach nicht abrufen! Und einige Zeit später, wenn ich gar nicht mehr daran denke, fällt es mir wieder ein. Der englische Fachausdruck für dieses Phänomens des »Auf-der-Zunge-Liegens« nennt man »tip-of-the-tongue« – abgekürzt: das TOT-Phänomen.

Wortfindungsprobleme

Wortfindungsprobleme können bei einem Demenzkranken jedoch wesentlich häufiger auftreten, so dass sie ein echtes Kommunikations-Handicap darstellen. Denn wenn dem Kranken während einer Erzählung jedes dritte Wort nicht mehr einfällt und er dafür unentwegt Ersatzwörter suchen muss, die zwar eine ähnliche, aber eben nicht genau die richtige Bedeutung haben, wird seine Darstellung ungenau und weitschweifig. Er redet »um den heißen Brei« herum und kommt doch nicht auf den Punkt. Eine solche unpräzise Erzählweise vieler Demenzkranker wird also durch Wortfindungsstörungen verursacht.

Benennstörungen

Ein anderes sprachliches Problem von Demenzkranken sind Benennstörungen. Diese Beeinträchtigungen führen dazu, dass der Kranke alltäglichste Dinge nicht mehr benennen kann. Zwei unterschiedliche Ursachen kommen hierfür in Frage:

Zum einen treten Benennstörungen als Folge von Wortfindungsstörungen auf. In diesem Fall weiß der Kranke zwar, um welches Objekt es sich handelt, das er da sieht, aber er kann momentan nicht die richtige Bezeichnung dafür abrufen.

Benennstörungen können aber zum anderen eine Folge von Erkennensstörungen sein. In diesem Fall sieht der Kranke ein Objekt, aber er kann, wie bereits beschrieben, den optischen Reizen, die er aufnimmt, keine Bedeutung beimessen, d. h. er weiß nicht, was das für ein Ding sein soll, erkennt es also nicht und kann es daher auch nicht benennen.

Verstehensprobleme

Manche Demenzkranke haben neben Benennstörungen auch Verstehensprobleme, d. h. sie können die Bedeutung des Gesagten nicht entschlüsseln. Die Ursache kann einerseits wiederum eine Störung des Erkennens sein, nämlich des Erkennens von Wörtern: Demenzkranke sind oftmals nicht in der Lage, gehörte Worte schnell zu erkennen, d.h. die Bedeutung der Wörter so schnell zu entschlüsseln, wie diese in einem Redefluss nacheinander gesprochen werden.

Andererseits führen aber auch Gedächtnisprobleme zu derartigen Verstehensproblemen. Denn damit ein Mensch nur einen einzigen Satz verstehen kann, der an ihn gerichtet wird, muss er ein gut funktionierendes Kurzzeitgedächtnis haben: Er muss sich den ganzen Satz merken, bis er zu Ende gesprochen ist. Wenn er den Anfang schon vergessen hat, bis er das Satzende vernommen hat – wie das bei Demenzkranken mit Gedächtnisstörungen nicht selten der Fall ist –, kann er die Bedeutung des gesamten Satzes nicht erfassen.

Wenn Denk- und Urteilsprozesse beeinträchtigt sind

Problemlösendes und logisches Denken, die Fähigkeit Urteile zu fällen und Entscheidungen zu treffen, sind sehr komplexe geistige Prozesse, die es erforderlich machen, schnell neue Informationen aus der Umwelt aufzunehmen, ihre Bedeutung zu erkennen, im Archiv des Altzeitgedächtnisses nachzusehen, welches Wissen über die betreffende Sache bereits im Archiv vorhanden ist, das gesamte Weltwissen zu aktivieren, festzustellen, welche Lösungsmöglichkeiten überhaupt in Frage kommen, diese im Geiste durchzuspielen, und dann zu überlegen, welche Lösung für die aktuelle Situation wohl die beste sei. Viele geistige Prozesse müssen also schnell kombiniert und koordiniert werden.

»Was soll ich anziehen?«

Weil Kombinieren und Koordinieren einem Demenzkranken Schwierigkeiten bereiten, ist er häufig schon bei ganz alltäglichen Aufgaben überfordert. Das Planen einer Reise oder Unternehmung, die Überlegung, welche Zutaten er braucht, um ein bestimmtes Gericht zubereiten zu können, das Urteil, ob er genügend Lebensmittel für das Wochenende zu Hause hat, die Entscheidung, ob er bei diesem Wetter mit dem Bus fährt oder zu Fuß geht, die Überlegung, ob er die warmen oder besser die leichten Schuhe anzieht – all diese alltäglichen Entscheidungen, die ein gesunder Mensch ganz neben-

Es ist schwierig, das richtige Maß an Hilfe zu finden

Aufgrund dieser Schwierigkeiten ist es wichtig, dem Kranken Zeit zu lassen, weil Denken, Entscheiden und Planen unter Zeitdruck noch viel schwieriger sind. Außerdem muss ich als Angehörige wohl lernen, das richtige Maß an Unterstützung zu finden, das so viel Hilfe wie nötig bietet, dabei aber dem Kranken so viel Selbstständigkeit wie möglich lässt. Und schließlich ist es ratsam, wenn ich als Angehörige versuche, neue Situationen von meinem kranken Familienmitglied fern zu halten – soweit dies die gemeinsame Alltagsbewältigung überhaupt zulässt.

bei zu erledigen scheint, erfordern aber tatsächlich ein beträchtliches Maß an höheren geistigen Leistungen und können daher Demenzkranken Probleme bereiten.

Ein spontaner Besuch wirft den Kranken völlig aus der Bahn

Besonders schwierig wird Planen, Urteilen und Handeln für den Kranken dann, wenn die Situation es erfordert, dass er von seinen Routinetätigkeiten abweichen muss: ein plötzlicher Arzttermin, ein spontaner Besuch von einem Bekannten oder ein neues elektrisches Haushaltsgerät können einen demenzkranken Menschen völlig aus der Fassung bringen, weil diese Situationen von ihm Flexibilität und Anpassungsleistungen verlangen, die er meist nicht mehr aufbringen kann und deshalb überfordert ist.

Die Konzentration lässt nach

Konzentration ist die Fähigkeit, die gesamte bewusste geistige Energie auf die zu lösende Aufgabe zu richten und mögliche Störreize dabei auszublenden. Besonders wichtig ist in diesem Zusammenhang die Aufmerksamkeitslenkung, d. h. das Vermögen, die Aufmerksamkeit ganz gezielt auf einen bestimmten Ausschnitt der Umwelt zu richten, der für die aktuelle Situation gerade von Bedeutung ist, die Aufmerksamkeit von diesem Ausschnitt jedoch auch wieder lösen und auf eine andere Begebenheit richten zu können, die nun wichtig ist.

Aufmerksamkeitslenkung kann man mit einem Suchscheinwerfer vergleichen, den man auf einen bestimmten Aspekt ausrichtet, auf diesen gerichtet hält und von diesem wieder weg auf einen anderen Aspekt schwenkt. Im Zentrum des Lichtkegels befinden sich die Einzelheiten, die von Bedeutung sind. Unwichtige Störreize werden nicht beleuchtet.

Störreize behindern die Aufmerksamkeit

Aufmerksamkeitslenkung, d. h. das Ausblenden von Störreizen, erfordert ein großes Maß an geistiger Energie. Manche Störreize sind freilich nur schwach und stören die Aufmerksamkeit kaum. So lenken leise Straßenverkehrsgeräusche im Hintergrund vielleicht nicht stark ab, wenn jemand versucht seine geistigen Energien auf das Zeitunglesen zu richten. Die leisen Geräusche im Hintergrund sind also schwache Störreize.

Dagegen ist es sicherlich schon wesentlich schwerer, alle geistigen Energien auf das Lesen zu konzentrieren, wenn man neben einem eingeschalteten Fernsehgerät sitzt, dessen Ton sehr laut eingestellt ist. Ein Teil der geistigen Energien richtet sich unverzüglich auf die Geräusche, die durch das Gerät produziert werden, die Aufmerksamkeit teilt sich, und das Verstehen des Zeitungstextes fällt deutlich schwerer.

Demenzkranke werden auch durch Kleinigkeiten abgelenkt

Diese Situation der sich teilenden Aufmerksamkeit stellt sich bei vielen Demenzkranken bereits bei kleinsten Störreizen ein: Da ihre Fähigkeit zur Aufmerksamkeitslenkung nachlässt, werden sie durch kleinste Reize abgelenkt. Manchmal sind diese Störreize für mich als Angehörige so schwach und unbedeutend, dass ich sie gar nicht wahrnehme: Vielleicht ist es nur eine Büroklammer, die auf dem Boden liegt, die die Aufmerksamkeit des Kranken auf sich zieht – und schon reißt ihm der Gesprächsfaden.

Nimmt die Aufmerksamkeitslenkung bei dem Kranken weiter ab, ist er schließlich nicht mehr in der Lage, seine Konzentration so lange auf eine Aufgabe zu richten, bis er diese abgeschlossen hat. Dann muss ich ihn als Angehörige immer häufiger an die Fortführung der begonnenen Tätigkeit erinnern, seine Aufmerksamkeit wieder zurück lenken auf seine Verrichtung, damit er sie vollständig zu Ende bringen kann. So

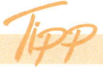

Schalten Sie möglichst viele Störreize aus

Wichtig ist es daher, möglichst viele Störreize von vornherein auszuschalten, wenn der Kranke sich konzentrieren muss. Als Angehörige sorge ich deshalb dafür, dass kein angeschaltetes Fernseh- oder Radiogerät im Hintergrund läuft, und ich führe nicht nebenbei noch eine Unterhaltung mit einer anderen Person, wenn ich dem Kranken etwas verständlich machen möchte. Auch gilt es zu bedenken, dass ein Demenzkranker seine Konzentration häufig nicht so lange aufrechterhalten kann. Nach einigen Minuten ist oft eine kleine Entspannungspause erforderlich.

muss ich ihn vielleicht bei der Körperhygiene mehrmals erinnern, fortzufahren, die Zähne noch zu putzen, die Haare anschließend zu kämmen etc., weil er ohne meine Aufmerksamkeitslenkung die Morgenwäsche abbrechen und nicht vollenden würde.

Das Gehirn arbeitet langsamer

Die Informationsverarbeitungsgeschwindigkeit ist eine grundlegende Fähigkeit unseres Geistes, die in der Psychologie zur so genannten flüssigen Intelligenz gezählt wird. Die flüssige Intelligenz nimmt bereits ab dem 30. Lebensjahr ab, d.h. das Älterwerden bringt schon von sich aus eine gewisse geistige Verlangsamung mit sich. Bei vielen Demenzkranken wird dies jedoch zusätzlich durch eine krankheitsbedingte geistige Verlangsamung verstärkt.

Um verstehen zu können, welche Folgen eine starke Abnahme der Informationsverarbeitungsgeschwindigkeit hat, muss man sich zunächst verdeutlichen, wie stark der Einfluss dieser Grundfähigkeit auf unser geistiges und körperliches Funktionieren ist.

Das schnelle Einschätzen einer Situation gelingt nicht mehr

Dass die Erkennensleistung auch von der geistigen Verarbeitungsgeschwindigkeit abhängt, wurde oben bereits erläutert. Aber auch andere, sehr alltägliche Fähigkeiten gründen auf der Geschwindigkeit, mit der das Gehirn Reize verarbeiten kann. So basiert das richtige Einschätzen der Fahrgeschwindigkeit eines herannahenden Autos und somit das richtige Abschätzen, ob man noch vor diesem Auto die Straße überqueren kann, beispielsweise auf der Informationsverarbeitungsgeschwindigkeit.

Es treten Gangunsicherheiten auf

Sie ist auch Grundlage der Fähigkeit des Gehirns, aus allen Informationen, die vom Körper unentwegt an das Gehirn gemeldet werden und Auskunft über die sich ständig ändernde Körperposition und -bewegung geben, das Gleichgewicht »auszurechnen« und diese Rechenergebnisse schnell an den Körper zurückzumelden. Wenn dieser Informationsaustausch und Rechenvorgang nicht schnell genug funktioniert, gerät das Gleichgewicht eines Menschen bei jeder kleinen Änderung seiner Körperhaltung ins Wanken: Er bekommt einen langsamen, unsicheren Gang, obwohl möglicherweise seine Muskeln, Knochen und Gelenke noch ganz gesund sind.

Die Reaktionsgeschwindigkeit nimmt ab

Auch nimmt die allgemeine Reaktionsgeschwindigkeit eines Menschen ab, dessen Gehirn Informationen nicht mehr schnell genug verarbeiten kann. Wenn er ein wenig rutscht, fällt er hin, weil das Gehirn nicht schnell genug die ausgleichende Gegenbewegung in Gang setzen kann. Wenn ihm etwas aus den Fingern gleitet, fällt es auf den Boden, weil das Gehirn nicht schnell genug die Fangbewegung steuern kann.

Der Demenzkranke begreift Radio- oder Fernsehbeiträge nicht mehr

Natürlich hängt auch die Kompetenz, Dinge richtig zu begreifen, von der Informationsverarbeitungsgeschwindigkeit ab, denn manche Dinge muss man eben schnell begreifen. So muss man beispielsweise die

Verlorene geistige Fähigkeiten lassen sich nicht mehr zurückholen

Beim Trainieren mit demenzkranken Menschen sollte immer eine wichtige Erkenntnis, die bereits im vorangegangenen Kapitel dargelegt wurde, im Zentrum der Bemühungen stehen: Eine Verbesserung der geistigen Fähigkeiten ist bei demenzkranken Menschen meist nicht zu erreichen und stellt somit kein realistisches Ziel dar.

Der Sinn von trainierenden Aktivitäten ist daher in erster Linie, das Wohlbefinden des Kranken zu steigern bzw. zu stabilisieren. Insofern sollte jede Form von Training an die Verfassung und die verbliebenen Fähigkeiten des Demenzkranken angepasst und so durchgeführt werden, dass der Kranke Spaß bei den Übungen hat. Dabei hängt es durchaus von der Persönlichkeit des Kranken ab, inwieweit ihm eine solche Aktivierung Freude bereitet. Kranke, die keinen Gefallen daran finden, sollten niemals gedrängt oder gar gezwungen werden!

Äußerungen eines Radiosprechers in dem Moment erfassen, in dem man sie hört. Wenn man zu lange für das Verstehen braucht, hat er schon weiter gesprochen, und man hat seine weiteren Worte nicht auffassen können. Und dann versteht man natürlich den Sinn des gesamten Beitrags nicht.

Wichtig

Viele Beeinträchtigungen, die Demenzkranke im Laufe ihrer Erkrankung entwickeln, werden also von einer geistigen Verlangsamung verursacht oder zumindest mitverursacht, wie z.B. Gangunsicherheit, zunehmende feinmotorische Störungen und Ungeschicklichkeit, Verstehensprobleme oder gefährliche Fehlurteile im Straßenverkehr.

Der Prozess des geistigen Langsamerwerdens lässt sich beim gesunden älteren Menschen durch geistige Aktivität, die das schnelle geistige Verarbeiten trainiert, bremsen. Dies gilt für Demenzkranke jedoch nur in sehr begrenztem Ausmaß.

Lese-, Schreib- und Rechenstörungen

Im Verlauf ihrer Erkrankung haben Demenzkranke zunehmend Probleme, einen Text zu lesen (und zu verstehen!) und eigene Gedanken zu Papier zu bringen. Auch der Umgang mit Zahlen fällt ihnen immer schwerer. Diese Probleme haben eine ganze Reihe von Ursachen, denn Lesen, Schreiben und Rechnen basieren jeweils auf sehr komplizierten Kombinationen einzelner Fähigkeiten und Fertigkeiten, die in unterschiedlichen Teilen des Gehirns verarbeitet werden.

So spielt einerseits eine Gehirnregion bei der Verarbeitung von Schriftsprache und Zahlenmaterial eine besondere Rolle, die auch als Lese-Schreib-Zentrum bezeichnet wird und in der linken Gehirnhälfte im Scheitellappen liegt. Sterben in dieser Region Gehirnzellen ab – wie dies bei fortschreitenden Demenzerkrankungen geschieht – treten Störungen der Lese-, Schreib- und Rechenfähigkeit auf.

Andererseits bedarf es sowohl beim Lesen als auch beim Schreiben der Fähigkeit, flink ganze Wörter aus einzelnen Schriftzeichen (= Grapheme) zusammenzusetzen. Beim Lesen muss man sich zudem den bereits zusammengesetzten Teil des Wortes solange merken, bis das Ende des Wortes erreicht ist. Anschließend muss die inhaltliche Bedeutung, die dem entzifferten Wort entspricht, aus dem geistigen Lexikon abgerufen werden.

Warum lesen, schreiben und rechnen zunehmend schwerer fällt

Gedächtnisleistungen und Verarbeitungsgeschwindigkeit sind also unabdingbare Voraussetzung, wenn man einen Satz lesen und seine Bedeutung verstehen will. Auch für die Fähigkeit, etwas aufzuschreiben, oder im Kopf ein paar Zahlen zusammenzuzählen, braucht man Gedächtnisfähigkeit, und der Geist muss hinlänglich schnell arbeiten. Die Lese-, Schreib- und Rechenfähigkeit wird bei Demenzkranken daher zusätzlich gestört durch ihre Gedächtnisbeeinträchtigungen und die Verlangsamung ihrer geistigen Prozesse.

Und schließlich darf sich ein Mensch, der etwas lesen, schreiben oder ausrechnen möchte, während seiner Aufgabe nicht von irgendwelchen Störreizen ablenken lassen, muss also eine stabile Konzentrationsfähigkeit haben. Und auch diese geistige Grundvoraussetzung ist im Verlauf einer Demenzerkrankung mehr oder minder stark beeinträchtigt.

Wichtig
Es fällt Demenzkranken daher zunehmend schwerer, ein Buch oder die Zeitung zu lesen, einen Brief oder einen Einkaufszettel zu schreiben, oder mit den Zahlen auf dem Kontoauszug oder einer Rechnung klar zu kommen.

Für den betroffenen Menschen schränken die Störungen der Schreib-, Lese- und/oder Rechenfähigkeit einerseits den Radius seiner möglichen Beschäftigungen insofern ein, als er nun nicht mehr in der Lage ist, ein Buch zu lesen, einen Brief zu schreiben oder sein Tagebuch fortzuführen. Andererseits erschweren sie aber auch seine selbstständige Lebensführung. Der erschwerte Umgang mit Zahlen führt schließlich dazu, dass er seine finanziellen Angelegenheiten nicht mehr ohne fremde Hilfe erledigen kann; seine schlechter werdenden Gedächtnisleistungen kann er schließlich auch nicht mehr mit Hilfe von Merkzetteln überbrücken, weil er diese weder schreiben noch lesen kann.

Auswirkungen auf den Betreuungsbedarf

Auch für Angehörige stellen diese Beeinträchtigungen des Kranken eine Erschwernis des Alltagslebens dar. Denn solange der Kranke noch lesen kann, kann er meist auch noch für kürzere Zeit allein zu Hause bleiben. Eine Nachricht auf dem Küchentisch kann ihn immer wieder daran erinnern, wo ich mich im Augenblick befinde und wann ich wieder nach Hause komme. Dieses erinnerungstechnische Hilfsmittel ist oft eine große Beruhigung für ihn. Doch fällt dies weg, weil er das Gelesene nicht mehr versteht, kann ich ihn möglicherweise gar nicht mehr alleine lassen. Denn viele Demenzkranke werden unsicher, ängstlich oder gar panisch, wenn sie nicht wissen, wo ihre Bezugsperson ist, beginnen zu suchen, verlassen die Wohnung und verlaufen sich vielleicht dabei.

Der Verlust der Schreib- und/oder Lesefähigkeit zwingt mich als Angehörige schließlich, alle Aufgaben der Haushaltsführung und der Organisation des Alltagslebens, die schriftlich erledigt werden müssen bzw. Rechenfähigkeit verlangen, zu übernehmen.

Welche psychischen Veränderungen sind möglich?

Auch im psychischen Bereich gibt es ganz unterschiedliche Beeinträchtigungen, die bei einer Demenzerkrankung auftreten können, sich aber nicht bei jedem Erkrankten zeigen. Sie sollen in den folgenden Unterkapiteln beschrieben werden.

Depressive Störungen und Angststörungen

Unter den psychischen Beeinträchtigungen, die bei Demenzerkrankungen in Erscheinung treten können, müssen an erster Stelle die depressiven Störungen genannt werden. Dass es verschiedene Gründe bzw. Ursachen für die depressiven Symptome bei Demenzkranken gibt, wurde bereits ausführlich erläutert.

Wenn depressive Störungen als Reaktion auf das Wissen um die eigene Demenzerkrankung ausgelöst werden, dann treten sie vornehmlich in frühen Krankheitsphasen auf und lassen häufig im weiteren Verlauf nach, da der Kranke in späteren Krankheitsstadien meist die Einsicht verliert, an einer Demenzerkrankung zu leiden. Diese mangelnde Krankheitseinsicht wird als Anosognosie bezeichnet und in einem späteren Abschnitt näher beschrieben.

Depressionen können aber auch als eigenständige Erkrankung zusätzlich zu einer Demenzerkrankung in Erscheinung treten oder aber eine Folge der hirnorganischen Abbauprozesse sein.

Wichtig

Unabhängig von der Verursachung sollten depressive Störungen immer behandelt werden, weil sie nicht nur die Lebensqualität des Betroffenen bedeutend beeinträchtigen, sondern sogar lebensgefährdende Auswirkungen für ihn haben können.

Immerhin steigt die Suizidrate im höheren Erwachsenenalter stetig an, und als Ursache für die Selbsttötungen älterer Menschen wird in sehr vielen Fällen eine – oftmals unerkannte – Depression angenommen. Auch wenn man von dem Extrem einer Selbsttötung absieht, können Depressionen insofern lebensgefährdende Folgen haben, als die Betroffenen oft ein verändertes Gesundheitsverhalten zeigen, sich nicht mehr ausreichend und ausgewogen ernähren, ihre Medikamente nicht mehr einnehmen, zu wenig Flüssigkeit zu sich nehmen, ihr körperliches Abwehrsystem geschwächt wird und sie anfälliger für Krankheiten werden.

Zunehmende Ängstlichkeit

In jüngerer Fachliteratur werden Angst-symptome und gesteigerte Ängstlichkeit zum depressiven Krankheitsbild Demenz-kranker gezählt. Dies scheint insofern ge-rechtfertigt, als es tatsächlich oft nicht un-terscheidbar ist, ob ein Demenzkranker deshalb nicht mehr unter Leute gehen möchte und sich immer stärker von allen sozialen Kontakten zurückzieht, weil er de-pressiv ist, oder weil er aufgrund seiner Gedächtnis- und Orientierungsprobleme zunehmend unsicherer und ängstlicher wird. Auch aus hirnorganischer Sicht sind Angst und depressive Symptomatik sehr eng verwandt. Wie bei der Depression kommt es auch bei der Angstsymptomatik zu einem Serotonin-Mangel im Gehirn, und es lassen sich bei beiden psychischen Störungsbildern Veränderungen der glei-chen Gehirnregionen aufzeigen.

Sorgen Sie für eigene Freiräume

Antriebsarmut und sozialer Rückzug des De-menzkranken sind die beiden im Zusam-menhang mit Depression und Angst auftre-tenden Krankheitszeichen, die massiv in mein Leben als Angehörige eingreifen, weil sie auf Dauer mein eigenes soziales Leben deutlich einschränken. Der Kranke, der sich nicht mehr mit andern Menschen treffen möchte, bindet mich mit seiner wachsenden Hilflosigkeit, Abhängigkeit und Ängstlich-keit eng an sich. Er schließt mich mit ein in seine immer kleiner werdende Welt. Das hat zur Folge, dass ich mich gar nicht mehr frei fühle!

Um so wichtiger ist es, dass ich als Ange-hörige – möglichst frühzeitig – lerne, für mich Hilfs- und Entlastungsmöglichkeiten zu organisieren, mich beraten zu lassen und mich mit anderen Angehörigen auszutau-schen, die mich verstehen, mich stärken und mir zudem oft hilfreiche Ratschläge und Tipps geben können.

Nervosität und Agitiertheit

Unter Agitiertheit versteht man eine ge-steigerte Unruhe bzw. Erregbarkeit, die sich oft in unangemessener körperlicher oder verbaler Aktivität äußert und sich nicht durch ein erkennbares Bedürfnis er-klären lässt. Man unterscheidet hierbei zwischen aggressiver und nicht-aggressi-ver Agitiertheit. Grundsätzlich treten im Verlauf vieler Demenzerkrankungen – meist vorübergehende – Phasen von agi-tiertem Verhalten auf. Je nach Form von Demenzerkrankung, Persönlichkeit und psychosozialer Situation des Kranken kann dies in ganz unterschiedlicher Weise in Er-scheinung treten: Manche Kranke sind ein-fach unruhig, laufen ziellos umher oder su-chen unentwegt etwas, oder laufen dem Angehörigen hinterher, wirken rast- und

INFO

Wodurch werden Nervosität und Unruhe ausgelöst?

Agitiertheit und starke Nervosität treten auch bei anderen psychiatrischen Erkrankungen auf. Aus den Erforschungen dieser Krankheiten vermutet man, dass hierfür ebenso Störungen der Botenstoff-Systeme verantwortlich sein könnten.

Andererseits gibt es aber über die Ursachen bzw. Auslöser des agitierten Verhaltens keine genauen Erkenntnisse. Zum einen tritt Agitation offenbar häufig auf, wenn Demenzkranke unter Wahnideen oder Halluzinationen leiden (siehe nächstes Unterkapitel) oder wenn sie die Situation, in der sie sich befinden, nicht verstehen und sich deshalb überfordert oder bedroht fühlen. Agitiertes Verhalten kann jedoch auch Folge von Depression und Angst sein.

ratlos, wiederholen bestimmte Sätze oder Fragen stereotyp, oder jammern, weinen, bitten unentwegt um Hilfestellung oder aber lehnen notwendige Hilfestellungen vehement ab, manche fluchen, schimpfen, werden sexuell zudringlich oder schlagen, beißen, stoßen und kratzen.

Wie sich Angehörige schützen können

Agitation gehört sicherlich zu denjenigen Krankheitszeichen, die für mich als Angehörige nur sehr schwer auszuhalten sind, insbesondere wenn sie sich in verbal oder tätlich aggressivem Verhalten gegen mich äußern. In so einer Situation ist es für mich dringend erforderlich, dass ich kompetente Beratung und Unterstützung bekomme: Gemeinsam mit der Fachkraft einer Beratungsstelle kann ich versuchen herauszufinden, ob es Auslöser bzw. Ursachen für das agitierte Verhalten meines demenzkranken Familienmitglieds gibt und überlegen, ob und inwieweit es in meiner Macht steht, diese zu verändern. Wenn ich auf diesem Weg keine Veränderung bewirken kann, muss ich Kontakt zu einem Arzt bzw. einer Ärztin aufnehmen, um das Problem mithilfe von geeigneten Medikamenten behandeln zu lassen.

Illusionäre Verkennung, Halluzinationen und Wahn

Illusionäre Verkennung, Halluzinationen und Wahn werden häufig in einem Atemzug genannt. Doch es gibt bedeutsame Unterschiede zwischen diesen psychotischen Krankheitszeichen:

Illusionäre Verkennung. Unter illusionärer Verkennung versteht man eine Sinnestäuschung, bei der Wahrnehmungen von realen Gegenständen oder Personen falsch gedeutet werden. Bei rund einem Drittel aller Demenzkranken tritt dieses Krankheitszeichen auf. Häufig verkennen Menschen, deren Demenzerkrankung schon fortgeschritten ist, das eigene Zuhause als fremde Wohnung, oder meinen, dass die Personen, die sie im Fernsehgerät sehen, real anwesende Menschen seien, oder erkennen im eigenen Spiegelbild eine andere Person oder aber verkennen eine vertraute Bezugsperson als fremde Person. Manche Kranke meinen auch aufgrund von Geräuschen oder bestimmten Gegenständen, dass sich fremde Personen im selben Haus befänden.

Trugwahrnehmungen. Halluzinationen dagegen sind Trugwahrnehmungen, die sich bei ungefähr einem Fünftel aller Demenzkranken zeigen. Im Fall von optischen Halluzinationen sieht der Kranke Objekte, Gegenstände oder Personen, die gar nicht vorhanden sind, bei akustischen Halluzinationen hört er Stimmen bzw. Geräusche, die real nicht wahrnehmbar sind.

Wichtig Während illusionäre Verkennungen und Halluzinationen Sinnestäuschungen bezeichnen, hat Wahn etwas mit falschen Denkinhalten und Überzeugungen zu tun, an denen der Betroffene auch dann festhält, wenn andere Personen ihm mit schlüssigen Argumenten bzw. eindeutigen Belegen die Unrichtigkeit seiner Überzeugung nachweisen können.

Wie man die Krankheitszeichen unterscheiden kann

Um die Begriffe illusionäre Verkennung, Halluzinationen und Wahnvorstellungen voneinander unterscheiden zu können, mag folgendes Beispiel hilfreich sein: Wenn ein demenzkranker Mann seine Ehefrau sieht und sie für seine Schwester hält, handelt es sich um eine illusionäre Verkennung.

Sieht er dagegen seine Mutter neben sich auf dem Sofa sitzen, obwohl er ganz allein im Wohnzimmer ist, hat er eine optische Halluzination. Halluzinationen zeichnen sich dadurch aus, dass sie korrigierbar

sind: Wenn sich der Demenzkranke davon überzeugen lassen würde, dass da niemand neben ihm sitzt, würde er – im Falle einer Halluzination – seine falsche Sinneswahrnehmung korrigieren und sich denken: »Da muss ich mich wohl getäuscht haben.«

Wenn er aber davon überzeugt ist, dass er nachts, während er schläft, bestohlen wird von fremden Menschen, die in seine Wohnung eindringen, dann hat er Wahnvorstellungen (vorausgesetzt, es stimmt nicht, dass er bestohlen wird). Wahnvorstellungen können manchmal auf unklaren Sinneswahrnehmungen basieren – vielleicht sieht der Demenzkranke nicht mehr gut und findet die Gegenstände, die er sucht, nicht mehr, weshalb er glaubt, sie seien ihm gestohlen worden. Wahnvorstellungen können auch durch Halluzinationen verursacht werden – vielleicht sieht der Demenzkranke »fremde Fußspuren« auf seinem Teppich, die gar nicht da sind.

Wichtig Charakteristisch für Wahnvorstellungen ist die Tatsache, dass andere Menschen sie nicht durch »Gegenbeweise« korrigieren können.

Hinter Wahnvorstellungen stecken meist tiefe Ängste

Wahnvorstellungen haben immer einen tieferen Grund als Halluzinationen: Im Hintergrund stehen fast immer Ängste, wie Existenzängste, Verlassensängste, Ängste vor dem Alleinsein, vor dem Abgeschobensein, vor dem Sterben. Vielleicht sind diese Ängste erst durch die Demenzerkrankung entstanden, möglicherweise handelt es sich aber auch um »alte Ängste«, die dem Betreffenden selbst im Laufe seines Lebens eventuell gar nicht bewusst geworden sind.

Und wer weiß schon wirklich von seinen tiefsten unbewussten Ängsten? Sigmund Freud, der berühmte Begründer der Psychoanalyse, sprach davon, dass wir oftmals gar nicht »Herr im eigenen Haus« sind, d. h. nicht so genau wissen, was in den »Kellerräumen« unserer Seele verborgen lagert, das dann wieder zum Vorschein kommen kann, wenn unsere geistigen Kräfte, die diese alten Ängste lange Zeit verdrängt haben, nachlassen.

Bei Wahnvorstellungen helfen auch keine »Gegenbeweise«

Weil Wahnvorstellungen also einen tieferen Grund haben, sind sie durch einfache Konfrontation mit der Realität nicht korri-

---

INFO

Welche Veränderungen zeigen sich im Gehirn?

Neben möglichen psychischen Ursachen zeigen sich bei Demenzkranken mit den beschriebenen psychotischen Krankheitszeichen auch Veränderungen im Gehirn: So konnte man durch SPECT-Untersuchungen (siehe S. 24–25) feststellen, dass bei Demenzkranken, die an Verkennung, Halluzinationen oder Wahnideen leiden, in bestimmten Gehirnregionen der Blutfluss deutlich herabgesetzt ist. Auch scheinen diese Krankheitszeichen mit dem Mangel an dem Botenstoff Acetylcholin in Zusammenhang zu stehen.

---

gierbar: Wenn ein Mensch den Wahn hat, bestohlen zu werden, weil ihn vielleicht tiefe, unbewusste Existenzängste quälen, können seine Angehörigen ihm jeden Tag aufs Neue »beweisen«, dass alle seine Dinge nach wie vor da sind und nicht gestohlen –, sein Problem ist dadurch nicht gelöst. Dennoch wird er weiterhin auf seiner Wahnidee beharren oder seine Existenzängste werden sich neue Wege suchen. Dann wird er zukünftig vielleicht davon überzeugt sein, dass sein Essen vergiftet wird oder dass der eigene Sohn ihn verschleppen will.

Wenn Familienmitglieder nicht mehr erkannt werden

Für Angehörige stellen alle drei dieser Krankheitszeichen in mehrfacher Hinsicht eine große Bürde dar: Es liegt auf der Hand, dass sie sehr irritiert und verunsichert reagieren, wenn bei ihrem demenzkranken Familienmitglied erstmals Verkennungen auftreten. Besonders stark sind freilich die psychischen Belastungen, wenn er sie nicht erkennt und für eine Fremde hält.

Äußerst belastend ist es für mich als Angehörige aber auch, mit möglichen Wahnvorstellungen des Demenzkranken umzugehen, weil ich immer das Bedürfnis haben werde, ihn von der Unrichtigkeit seiner Vorstellungen zu überzeugen, selbst wenn ich merke, dass meine Bemühungen gar keinen Sinn haben bzw. die Situation vielleicht nur noch insofern verschlechtern, als meine Argumente den Kranken auch noch aggressiv oder misstrauisch werden lassen.

Versuchen Sie, die zugrunde liegenden Ängste zu reduzieren

Ein möglicher Weg im Umgang mit Wahnvorstellungen ist der Versuch – eventuell auch mithilfe einer Beratungsperson – herauszufinden, welche Ängste oder Verunsicherungen hinter den Wahnäußerungen des Kranken stehen könnten und wie sich diese Ängste reduzieren ließen. Vielleicht würde es dem Kranken helfen, wenn ich ihm versichern würde, dass ich ihn nicht alleine ließe, wenn er selbst nicht mehr zurecht käme. Diese Form der einfühlenden Kommunikation wird in einem späteren Kapitel ausführlich beschrieben.

Wichtig

Manchmal gelingt es Angehörigen, Ärztinnen und Ärzten oder Psychologinnen und Psychologen, Wahnvorstellungen durch ein bestimmtes Verhalten aufzulösen oder zumindest abzuschwächen. Oftmals ist aber auch die Unterstützung durch spezielle Medikamente erforderlich.

Mit welchen Persönlichkeitsveränderungen Sie rechnen müssen

Unter Persönlichkeit versteht man die Gesamtheit von typischen Gedanken, Gefühlen und Verhaltensweisen, die einen Menschen ausmachen, durch welche er sich von anderen unterscheidet. Zwar entwickelt sich ein Mensch im Laufe seines Lebens weiter, und manchmal verändern sich Menschen – meist ausgelöst durch ein einschneidendes Erlebnis – auch in beträchtlichem Umfang, doch für gewöhnlich sind die Persönlichkeitseigenschaften eines Menschen relativ stabil. Verändert sich die Persönlichkeit eines Menschen schnell und unvorhergesehen – wie dies bei manchen Demenzkranken im Verlauf ihrer Krankheit oft geschieht –, führt dies in der Regel zu großen Verunsicherungen bei Verwandten, Freunden und Bekannten.

Es ist schwer zu akzeptieren, dass der Betroffene, der vielleicht immer sanft und still war, nun aufbrausend und aggressiv ist, dass der einst selbstsichere, souveräne und aktive Mensch nun ängstlich, unsicher und passiv ist, dass kaum mehr etwas von seiner früheren Gewissenhaftigkeit, Umsicht und Kontaktfreude übrig geblieben ist, dass der Kranke zunehmend starr in seinen Einstellungen und Meinungen wird, kaum mehr Rücksicht auf die Bedürfnisse anderer Menschen nimmt, sprunghaft und unberechenbar hinsichtlich seiner Gefühlsäußerungen wird oder möglicherweise in der Öffentlichkeit Verhaltensweisen zeigt, die als unschicklich, unhöflich oder ungehörig gelten.

Wichtig

Besonders belastend ist es für mich als Angehörige, wenn der Kranke immer weniger Interesse am Leben anderer – auch nahe stehender – Menschen zeigt, sich daher auch nicht mehr darum kümmert, wie es mir geht, und keinen Anteil an meinem Le-ben nimmt, das durch die Folgen seiner Demenzerkrankung ja immerhin unentwegt beschwerlicher und belastender wird!

Wodurch werden diese Veränderungen ausgelöst?

Eine richtige Antwort auf die Frage, wodurch diese Veränderungen ausgelöst werden, ist sicherlich die Feststellung, dass Persönlichkeitsveränderungen auch eine psychische Reaktion auf die demenzbedingten Beeinträchtigungen sein können, die für den Betroffenen spürbar werden. Und da jeder Mensch auf seine individuelle Art und Weise versucht, mit der Erkrankung umzugehen, unterscheiden sich auch Erkrankte hinsichtlich ihrer Krankheitsbewältigung: Manche sind wütend auf ihr Schicksal, andere werden traurig, wieder andere werden ängstlich und suchen Schutz.

INFO

Veränderungen im Stirnhirn spielen eine Rolle

Ein weiterer Grund für Persönlichkeitsveränderungen und -auffälligkeiten muss jedoch wiederum in hirnorganischen Veränderungen gesucht werden. Denn man weiß mittlerweile, dass bei der Steuerung und Regulierung von Persönlichkeitsmerkmalen und Wesenszügen offensichtlich eine bestimmte Gehirnregion eine besondere Rolle spielt, die im vorderen Bereich der Großhirnrinde – also im Stirnbereich – liegt, weshalb sie auch Frontalhirn bzw. Stirnhirn genannt wird.

Kommt es in dieser Region zu starken Abbauprozessen und Botenstoff-Veränderungen (man spricht in diesem Fall von einem Frontalhirn-Syndrom), geht dies mit starken Persönlichkeitsveränderungen der betroffenen Personen einher. Bei vielen Demenzkranken, die an starken Persönlichkeitsveränderungen und -auffälligkeiten leiden, zeigen sich in SPECT-Untersuchungen nun genau in diesem frontalen Gehirnbereich Anzeichen starker Beeinträchtigungen.

Warum Persönlichkeitsveränderungen so schwer zu akzeptieren sind

Für mich als Angehörige sind diese Veränderungen häufig deshalb so belastend, weil es mir oft schwer fällt, sie als wirkliche Krankheitszeichen zu akzeptieren. Folgender Vergleich mag das verdeutlichen: Wenn mein Familienmitglied beispielsweise fortwährend hustet, kann ich als Angehörige das leicht als Krankheitszeichen (z. B. für eine Infektion der Bronchien) akzeptieren, denn ich weiß aus eigener Erfahrung, wie es ist, wenn man aufgrund einer Erkrankung unter Hustenreiz leidet, den man nicht unterdrücken kann. Auch wenn mich die Hustengeräusche des anderen auf die Dauer stören, scheint das mein Wissen, dass der Kranke diese störenden Geräusche ja nicht mit Absicht produziert und somit überhaupt nichts dafür kann, meine Akzeptanz zu steigern. Die Schuldlosigkeit des Kranken und die Einsicht, dass er selbst darunter leidet, dienen als Entschuldigung: Statt Ärger ruft das Krankheitszeichen »Husten« Mitgefühl und Fürsorge hervor.

Ich habe das Gefühl, dass er es absichtlich tut

Anders ist es aber, wenn mein demenzkrankes Familienmitglied immer wieder aggressiv, weinerlich, distanzlos oder anzüglich wird. Es ist für mich als Angehörige viel schwieriger, diese Verhaltensänderungen als Krankheitszeichen zu akzeptieren, für die der Kranke nichts kann, die er nicht absichtlich an den Tag legt, und unter denen er selbst leidet. Viel näher liegt nämlich die Annahme, dass der Kranke sich sehr wohl absichtlich so verhält oder es zumindest in seiner willentlichen Macht liegt, sich zu beherrschen und seine Impulse zu unterdrücken.

Ich bezichtige ihn also insgeheim, dass er sich einfach nicht mehr beherrschen will oder er überhaupt keinen Wert mehr auf Benehmen und Feingefühl legt. Erst wenn ich weiß, dass auch diese Veränderungen durch Störungen des Gehirns verursacht werden – so wie Husten meist durch Störungen der Lunge – kann ich akzeptieren, dass sich der Kranke bei einem frontal-

hirnbetonten Abbau nicht mehr beherrschen kann.

Der Betroffene kann seine Gefühle und sein Verhalten nicht mehr kontrollieren

Wenn er sich ärgert, platzt er mit seinem Ärger in aggressiver Weise hinaus, wenn er traurig wird, beginnt er hemmungslos zu weinen, wenn er ängstlich ist, läuft er seiner Bezugsperson hinterher, wenn ihn die Zahnprothese stört, nimmt er sie heraus – auch wenn er in einem Restaurant mit anderen Menschen sitzt –, wenn er Kontakt sucht, spricht er einfach einen Fremden an, wenn er eine andere Person anziehend fin-

Tipp

Ablenken oder darüber hinweg gehen

Insofern verdienen auch diese Persönlichkeitsveränderungen, so belastend sie auch immer sein mögen, Mitgefühl und – letztendlich – Verständnis. Wenn ich als Angehörige um das Unverschuldetsein dieser Verhaltensauffälligkeiten weiß, kann ich Situationen teilweise auch entschärfen: Indem ich nicht mehr darauf bestehe, dass der Kranke sein aus meiner Sicht unangemessenes Verhalten verändert, kann ich ihn möglicherweise durch geschicktes Ablenken von seinem Tun abhalten und sein Handeln in andere Bahnen lenken. Wenn ich auf diese Weise bewirken kann, dass die Atmosphäre zwischen uns relativ entspannt bleibt, beruhigt sich der Kranke möglicherweise und zeigt das belastende Verhalten vielleicht seltener.

det, versucht er sie zu berühren etc. Für diese Hemmungslosigkeit, die man auch als Enthemmtsein bezeichnet, kann der Kranke nichts. Es ist nicht willentlich steuerbar. Und wahrscheinlich würde der Kranke selbst darunter leiden bzw. sich sogar für sein Verhalten schämen, wenn er noch erfassen könnte, was er da tut.

Oft verstärken sich alte (unliebsame) Persönlichkeitszüge noch

Von Persönlichkeitsveränderungen spricht man aber nicht nur dann, wenn der Kranke beginnt, Persönlichkeitszüge zu entwickeln, die er früher nicht hatte, sondern auch, wenn sich bereits alte Merkmale seiner Persönlichkeit verstärken. Weil mir die Eigenheiten des Kranken, die sich nun verstärken, ja schon bekannt sind, fällt es mir umso schwerer, sie als Zeichen einer Krankheit zu akzeptieren. »Das kann nichts mit der Krankheit zu tun haben, denn das hat er schon früher gemacht!« lautet dann meine spontane Einschätzung. Und aufgrund dieser Einschätzung macht mich das »störende« Verhalten des Kranken wütend und ärgerlich, weil ich nicht die Krankheit dafür verantwortlich mache, sondern davon ausgehe, der Kranke verhalte sich absichtsvoll und willentlich so!

Tatsächlich ist es jedoch so, dass ein Demenzkranker, durch seine Unfähigkeit Neues zu lernen, unflexibel wird. Er ist oft allein aufgrund seiner geistigen Fähigkeiten nicht mehr in der Lage, sein eigenes Verhalten kritisch »von außen« zu betrachten und sich zu fragen, ob und inwieweit er es verändern sollte. Einen solchen Lern- und Entwicklungsprozess kann man von einem demenzkranken Menschen nicht mehr erwarten! Da die Krankheitssymptome ihn wahrscheinlich verunsichern und verängstigen, wird er eher dazu neigen, die ihm bekannten Verhaltensweisen beizubehalten, denn das Beibehalten von Bekanntem vermittelt ihm das Gefühl von Sicherheit. Durch die hirnorganischen Veränderungen können diese störenden Persönlichkeits- und Verhaltensmerkmale nun noch verstärkt werden.

Wichtig
Auch im Fall der Verstärkung von Persönlichkeitsmerkmalen ist es sowohl für den Kranken, als auch für mich als Angehörige entlastender, diese Entwicklung als Zeichen seiner Demenzerkrankung anzuerkennen und Verständnis und Mitgefühl dafür aufzubringen.

Noch einmal soll allerdings betont werden, dass sich nicht alle Persönlichkeitsveränderungen und Verhaltensauffälligkeiten durch Mitgefühl und Fürsorge entschärfen lassen. Außerdem können sie derart belastend sein, dass sie die Angehörige an den Rand ihrer Kräfte bringen können. Spätestens dann muss eine medikamentöse Behandlung in Betracht gezogen werden.

»Rechthaberei« und mangelnde Krankheitseinsicht

Sehr viele demenzkranke Menschen – Zahlen aus jüngeren Untersuchungen sprechen hier von rund 80 % – neigen phasenweise oder dauerhaft dazu, sich nicht oder kaum mehr eingestehen zu können, dass ihnen Fehlhandlungen unterlaufen.

▪ Da lässt ein Demenzkranker beispielsweise sein Portemonnaie im Geschäft liegen, aber nachher sagt er, er sei sich sicher, dass es ihm gestohlen wurde.

▪ Oder er vergisst eine Verabredung, aber später beharrt er auf seiner Meinung, dass er von einer Verabredung nie etwas erfahren habe.

▪ Oder er kann sich nicht mehr an das Gespräch erinnern, das er tags zuvor mit einem Bekannten geführt hat, aber er hält an seiner Einschätzung fest, dass ein solches Gespräch nicht stattgefunden habe.

▪ Oder er verläuft sich bei seinem Einkaufsweg und berichtet hinterher, dass er absichtlich einmal anders gehen wollte.

Die Liste solcher Beispiele, die Angehörige in Beratungssituationen erzählen, ließe sich noch lange fortsetzen. Wiederum lassen sich »falsche« Behauptungen und Aussagen von Demenzkranken kaum durch Argumente und Gegenbeweise korrigieren. Viele Demenzkranke beharren auf ihrer Sicht der Dinge und wenn sie mit vielen Widerworten und Gegenargumenten konfrontiert werden, verschließen sie sich, fühlen sich falsch verstanden oder hintergangen, werden misstrauisch und aggressiv oder glauben, die anderen Menschen wollten sie »verrückt machen«.

Was bedeutet Anosognosie?

Dieses uneinsichtige Verhalten, das Angehörige oft als Rechthaberei und Sturheit empfinden, basiert meist auf dem Demenzsymptom der mangelnden Krankheitseinsicht, das in der psychologischen Fachsprache als Anosognosie bezeichnet wird. Ein Demenzkranker mit Anosognosie entwickelt also kein bewusstes, reflektiertes Wissen über seine Beeinträchtigungen und Alltagsprobleme und führt die Folgen der eigenen Fehlleistungen daher auch nicht auf sein Verhalten zurück.

Wie bei vielen der bisher besprochenen Symptome gibt es auch hier zwei Ursachenbereiche: einen emotional-psychischen und einen hirnorganischen.

Psychische Ursachen für mangelnde Krankheitseinsicht

Zunächst zu den emotional-psychischen Ursachen: Früher gingen viele Psychologen davon aus, dass Anosognosie ausschließlich Folge eines absichtlichen Verleugnungsmechanismus sei, um depressive Gefühle abzuwehren. Und aus psychologischer Sicht gibt es auch viele gute Gründe, einen solchen psychisch-emotionalen Abwehrmechanismus anzunehmen. Denkt man einmal darüber nach, warum es manchen Menschen – und dazu zählen nicht nur Demenzkranke – so schwer fällt, eigene Schwächen, Misserfolge oder Fehler einzugestehen, stellt man fest, dass oftmals ein tief sitzendes Selbstwertproblem die Ursache ist.

Rechthaberei als Selbstschutz

Bei jüngeren, gesunden Menschen liegen die Wurzeln dieses Problems wahrscheinlich schon in der Kindheit, und diese sind möglicherweise schon lange vergessen bzw. verdrängt. Ihr Selbstwertproblem ist ihnen daher vielleicht gar nicht bewusst, aber es wirkt sich tagtäglich auf ihr Leben aus: Das Gefühl, ein wertvoller Mensch zu sein, steht bei ihnen auf sehr wackeligen Füßen. Und sie können es nur dann aufrechterhalten, wenn sie sich selbst immer sagen können, dass sie nichts falsch gemacht haben. Alle Situationen, die ihnen zeigen könnten, dass sie doch mal einen Fehler gemacht haben, bewerten sie – aufgrund ihres Selbstwertproblems – als gefährliche Bedrohung. Nun kann man sich fragen, ob die Bezeichnung »gefährliche Bedrohung« nicht ein bisschen übertrieben ist, aber aus psychologischer Sicht ist das nicht der Fall!

Es braucht innere Stärke, um Schwächen einzugestehen

Denn es scheint ein Urtrieb des Menschen zu sein, das Gefühl, wertvoll zu sein, aufrechtzuerhalten, sei es auch noch so schwach ausgebildet. Immerhin kann ein Mensch ohne dieses Grundgefühl nicht überleben. Und wer als Kind nicht lernen konnte, dass jeder Mensch, unabhängig von seinen Fähigkeiten, seinem Äußeren und seinem Vermögen wertvoll ist, der wird immer das Gefühl haben, er müsste sich seinen Selbstwert erarbeiten und er

wird immer fürchten, er könne ihn verlieren. Er wird dazu tendieren, seinen Selbstwert »mit Klauen« gegen alles zu verteidigen, was ihn zu bedrohen scheint. Diesen schwachen Kern wird er also zu schützen suchen mit einem harten Panzer aus »Fehlerlosigkeit«, Rechthaberei und vermeintlicher Stärke.

Versuchen Sie, die Uneinsichtigkeit als »gesunde Verdrängung« anzusehen

Wenn man durch diese psychologische Brille blickt und in der Unfähigkeit, eigene Schwächen einzugestehen, einen Schutzpanzer für ein schwaches Selbstwertgefühl erkennt, kann man auch mehr Verständnis und Mitgefühl für einen Demenzkranken aufbringen, der ja tagtäglich erleben muss, dass er immer mehr »Fehler« macht. Auch wenn diese Erlebnisse bei manch einem

---

INFO

Hirnorganische Gründe für mangelnde Krankheitseinsicht

Es gibt auch eine hirnorganische Ursache für die mangelnde Krankheitseinsicht bei Demenzkranken. SPECT-Untersuchungen zeigten, dass Anzeichen von Anosognosie ebenfalls mit Störungen und Beeinträchtigungen im Frontalhirnbereich einhergehen. Die Erklärung der Anosognosie als einer komplexen geistigen Störung mit frontalem Schädigungsmuster wird auch durch Langzeitbeobachtungen bestätigt, die zeigen, dass eine angemessene Krankheitswahrnehmung bei demenzkranken Menschen im weiteren Verlauf ihrer Erkrankung abnimmt, vermutlich in dem Maße, in dem der Abbauprozess im Stirnhirnbereich fortschreitet.

demenzkranken Menschen nicht unbedingt zu einem bewussten, reflektierten Wissen von den eigenen schwindenden Fähigkeiten führen, so spüren die meisten Kranken doch – zumindest unbewusst –, dass sich etwas bei ihnen verändert und diese Veränderungen nicht gerade zum Besseren führen. Dieses Erleben stellt eine Kränkung und eine massive Bedrohung für den Selbstwert des Kranken dar. Seine Abwehrreaktionen und »Rechthabereien« sind also in diesem Sinne ganz »gesunde« Reaktionen, denn sie sind Zeichen für seinen Willen zu überleben!

Auch bei diesem Symptom gilt, dass ich als Angehörige besser mit der mangelnden Einsichtsfähigkeit des Demenzkranken leben kann, wenn ich mir vor Augen führe, dass es sich um ein Krankheitssymptom handelt und nicht um eine bewusste Eigenart, die er willentlich verändern könnte. Erst wenn ich die »Rechthaberei« als unabänderliches Krankheitszeichen akzeptiere, wird mir deutlich, dass Diskussionen und Streitgespräche um die Frage, wer jetzt »Recht« hat, nicht weiterführen, weil sie nur Aggression und Ärger bei beiden Konfliktpartnern hervorrufen. Dann erkenne ich auch, dass es keine gute Methode ist, den Kranken auf seine »Fehler« hinzuweisen, weil sich dadurch ein Teufelskreis schließt: Der Kranke fühlt sich in seinem Selbstwert gefährdet und wird noch heftiger versuchen, seine Realität zu verteidigen.

Wie soll ich auf sozialen Rückzug reagieren?

In dem – nicht immer bewussten – Erleben, kontinuierlich weniger zu können, immer weniger zu wissen und immer weniger zu verstehen, ziehen sich Demenzkranke zunehmend von der Außenwelt zurück, bleiben lieber in ihrem vertrauten Umfeld, den bekannten Räumen, unter den vertrauten Menschen. Denn alles Fremde macht ihnen Angst, alles Bekannte gibt ihnen Sicherheit. Dieser Rückzug ist ein ganz normaler Selbstschutz!

Einerseits weiß ich, dass ich diesen sozialen Rückzug meines demenzkranken Familienmitglieds in gewissem Umfang akzeptieren muss. Dennoch ist auch meine Sorge gerechtfertigt, der Kranke könnte sich zu stark zurückziehen und dann in völliger Reizarmut leben, dass er überhaupt keine Anregungen mehr bekommt und dadurch geistig noch viel schneller abbaut. Denn in der Tat kann soziale Isolation zur Beschleunigung des geistigen Abbaus führen. Die soziale Isolation zu verhindern, wird daher für mich ein wichtiges Ziel meiner Betreuung sein. Dieses werde ich jedoch nur dann erreichen, wenn ich dem Kranken durch einfühlsame Kommunikation und unterstützende Begleitung helfe, sich aus der vertrauten Umgebung hinauszuwagen.

Wichtig
Da einem Demenzkranken besonders solche Situationen Angst machen und ihn verunsichern, in denen er auf seine Defizite hingewiesen wird, ist es wichtig, ihn zu Unternehmungen zu motivieren, die ihn in seinen verbliebenen Fähigkeiten bestätigen.

Verbliebene Fähigkeiten unterstützen

Diese Fähigkeiten, Kompetenzen und Fertigkeiten gilt es also zu erkennen und den Kranken in diesen zu unterstützen. Die Menschen, die ihm dabei begegnen, sollten über seine Erkrankung informiert sein und mit ihr umgehen können. Der soziale Rückzug eines Demenzkranken lässt sich nur durch wertschätzenden Umgang verhindern bzw. hinauszögern, durch den er sich als Individuum und mit seiner Krankheit verstanden und angenommen fühlt, und der es ihm ermöglicht, eigene Stärken zu erkennen und über diese den eigenen Selbstwert zu sichern.

Doch auch bei dem Versuch, den Kranken zu aktivieren und ihn mit anderen Menschen in Kontakt zu bringen, sollten die Bedürfnisse des Kranken im Vordergrund stehen. Und wenn die von mir geplanten Aktivierungen dem Betroffenen – trotz all meiner umsichtigen Bemühungen – keinen Spaß bereiten oder er sich durch sie sogar unter Druck gesetzt und überfordert fühlt, muss ich schließlich auch seinen sozialen Rückzug akzeptieren.

Viele Demenzkranke sind antriebslos

Viele Demenzkranke verlieren im Verlauf ihrer Erkrankung ihren Antrieb. Sie sitzen auf dem Sofa, sehen fern oder schauen nur »so vor sich hin«, liegen viel im Bett und beginnen von sich aus keine Beschäftigung. Während es für mich als Angehörige so aussehen mag, als sei diese Untätigkeit und Antriebslosigkeit Ausdruck einer depressiven Störung oder der Resignation des Kranken, müssen Störungen im Bereich des Antriebs bei Demenzkranken gar nichts mit Depression und Niedergeschlagenheit zu tun haben. Denn kommt es während der demenziellen Abbauprozesse im Gehirn verstärkt zu Störungen und Beeinträchtigungen im Frontalhirn, führt dies meist zu massiven Antriebsstörungen – ohne dass dies mit einem subjektiv empfundenen Leiden bei den Betroffenen einhergeht.

Lassen Sie die Ursache des Antriebsmangels abklären

Natürlich sollte im Einzelfall immer auf diagnostischem Weg unterschieden werden, ob es sich eher um eine depressive oder eine im Rahmen eines Frontalhirnsyndroms auftretende Antriebsarmut handelt. Denn während im ersten Fall der Kranke möglicherweise selbst darunter leidet und dieser Störung zumindest medikamentös entgegengewirkt werden kann, erwächst dem Demenzkranken mit Frontalhirnsyndrom kein subjektiver Leidensdruck aus seiner Inaktivität. Außerdem kann man auch mit Medikamenten bei dieser Form von Antriebslosigkeit kaum Erfolge erzielen.

Tagesmüdigkeit und Schläfrigkeit

Neben Antriebsstörungen kommt bei Demenzkranken häufig das Problem der fortwährenden Müdigkeit und Schläfrigkeit hinzu. Für die allgemeine Wachheit bzw. Bewusstseinshelligkeit eines Menschen gibt es in der Psychologie den Fachausdruck der Vigilanz. Die ungestörte Vigilanz eines Menschen ist gegeben, wenn seine Gehirnströme, die man mithilfe einer Elektroenzephalographie (EEG) messen kann, in einem bestimmten Grundrhythmus schwingen.

Bei Menschen mit Vigilanzstörungen zeigt sich im EEG eine deutliche Verlangsamung der Gehirnströme. Und eine derartig reduzierte Aktivität der Gehirnströme ist bei Menschen mit einer fortgeschrittenen Demenzerkrankung im EEG deutlich nachweisbar. Das heißt, dass auch Tagesmüdigkeit und Schläfrigkeit Folgen des hirnorganischen Abbauprozesses bei Demenz sind, die zwar durch Aktivierungen, die dem Kranken Spaß machen, in gewissem Umfang eingedämmt werden, jedoch nicht wirklich effektiv behandelt werden können.

Wichtig
Tagesmüdigkeit und Schläfrigkeit werden durch zunehmende Gehirnschädigungen weiter verstärkt und stellen ebenfalls Krankheitssymptome dar, dessen Unheilbarkeit ich akzeptieren muss.

Viele Demenzkranke »machen die Nacht zum Tage«

In engem Zusammenhang mit Vigilanzstörungen treten bei Demenzkranken Störungen des Tag-Nacht-Rhythmus auf, denn Menschen, die tagsüber immer wieder dösen bzw. schlafen, können nachts häufig nicht durchschlafen, stehen dann auf und haben längere Wachphasen. Deshalb sind sie dann am kommenden Tag nicht ausgeschlafen, was wiederum ihre Tagesmüdigkeit und Schläfrigkeit verstärkt.

Melatonin reguliert den Schlaf-Wach-Rhythmus
Die nächtlichen Durchschlafstörungen – sie treten nach einer neueren Studie immerhin bei rund 70 % aller Demenzkranken auf – haben jedoch auch noch eine weitere Ursache: Der Schlaf-Wach-Rhythmus wird beim Menschen durch eine Gehirnregion reguliert, die bei einsetzender Dunkelheit am Abend die Ausschüttung von Melatonin anregt. Dies wirkt einerseits schlaffördernd, andererseits regt es die Ausschüttung von Serotonin an, welches die Schlaftiefe reguliert.

Dass diese Regulationsmechanismen bei Demenzkranken nicht mehr ausreichend funktionieren, hat wohl zwei Gründe: Zum einen kommt es zu einer Schädigung eben jener Gehirnregion, die die Melatoninausschüttung regelt, zum anderen setzen sich viele Demenzkranke aufgrund ihres sozialen Rückzugs und ihrer Antriebslosigkeit nicht mehr ausreichend lange dem hellen Tageslicht aus. Dämmerung und Dunkelheit werden von dem Zeitgeber im Gehirn dann gar nicht mehr registriert, Melatonin und Serotonin nicht in hinreichenden Mengen ausgeschüttet, was die »Schlafarchitektur« sehr negativ beeinflusst: Die verschiedenen Schlafstadien wechseln zu schnell, der Betroffene wacht häufiger auf, schläft schlechter wieder ein, es kommt zu nächtlichen Verwirrtheits- und Unruhezuständen und Trauminhalte werden teilweise in körperliche Aktivität umgesetzt und ausagiert.

Was hilft bei Schlafstörungen?

Während es einerseits schlaffördernde Medikamente gibt, helfen in vielen Fällen auch andere »Behandlungsformen«: z. B. eine feste Tagesstruktur, die für den Kranken einen verlässlichen Handlungsrahmen darstellt und feste Aufgaben (im Haushalt, im Garten oder in anderen Bereichen) für ihn beinhaltet. Neben Aufgaben sollte die Tagesstruktur auch ausreichend Bewegungsmöglichkeiten vorsehen.

Viele Demenzkranke haben einen sehr starken Bewegungsdrang, weil sie durch Bewegung ihre innere Unruhe abbauen können. Spaziergänge, Wanderungen, Radtouren, Bewegungsspiele und ähnliches aktivieren die psychomotorischen Fähigkeiten, wirken ausgleichend und beruhigend – und machen müde! Außerdem verbessert es den Nachtschlaf, wenn man sich tagsüber ausreichend lange im hellen Tageslicht aufhält – dieser positive Effekt kann darüber hinaus durch die Möglichkeit der Lichttherapie unterstützt werden.

Bei Einschlaf- oder Durchschlafstörungen helfen auch manchmal entspannende, duftende Bäder, ein kurzer Nachtspaziergang oder ein »Gute-Nacht-Ritual«, ein schönes Fußbad, eine Tasse warmer Kakao oder eine Praline.

Scheuen Sie sich nicht, den Arzt nach Medikamenten zu fragen

Für alle hier beschriebenen Verhaltensauffälligkeiten und Persönlichkeitsstörungen gilt, dass sie zwar möglicherweise durch meinen verstehenden, motivierenden, aktivierenden, akzeptierenden, Sicherheit gebenden und beruhigenden Umgang abgemildert werden können, und ich dadurch oft die daraus resultierenden belastenden Situationen entschärfen kann. Dennoch kann es zu Situationen kommen, in welchen eine medikamentöse Unterstützung unumgänglich wird.

Diese Notwendigkeit hat nichts damit zu tun, dass ich als Angehörige versagt und es nicht geschafft habe, mit liebevollem Umgang die psychischen Probleme und Verhaltensauffälligkeiten des Kranken abzufangen. Wie bei chronischen Schmerzen kann man einen Kranken durch mitfühlenden, fürsorglichen Umgang so unterstützen und begleiten, dass er aufgrund seiner stabilen psychischen Verfassung die besten Voraussetzungen für eine Linderung seiner Schmerzen mitbringt, und dennoch ist der Einsatz von schmerzlindernden Medikamenten häufig unumgänglich.

Als Angehörige sollte ich mich daher nicht scheuen, einen Facharzt zu Rate zu ziehen, der Erfahrungen mit der Behandlung derartiger Krankheitssymptome bei älteren Menschen hat, wenn die psychischen Symptome und Verhaltensauffälligkeiten schlimmer werden.

Trotz aller Behandlungsmöglichkeiten darf nicht verschwiegen werden, dass Persönlichkeitsveränderungen und psychische Symptome meines demenzkranken Familienmitgliedes auf mein Leben als Angehörige einschneidende Auswirkungen haben. »Enthemmte Verhaltensweisen« des Kranken in der Öffentlichkeit rufen Scham und Vermeidungsverhalten hervor. Ist dies der Fall, gehe ich als Angehörige nicht mehr gerne mit dem Kranken unter Menschen und begebe mich infolgedessen – mit ihm – in eine soziale Isolation.

Wichtig

Umso wichtiger ist es, dass ich Kontakt zu anderen Angehörigen suche, durch sie feststelle, dass andere Angehörige ähnliche Probleme haben, dass ich mich über Hilfs- und Unterstützungsmöglichkeiten informiere und diese auch annehme.

Mögliche körperliche Symptome

Was ich mir als Angehörige möglicherweise noch nicht deutlich gemacht habe, ist die Tatsache, dass das Gehirn des Menschen nicht nur die geistigen und psychischen Fähigkeiten und Eigenschaften steuert, sondern auch die körperlich-vegetativen. Das bedeutet aber andererseits, dass eine Demenzerkrankung, bei welcher das Gehirn ja zunehmend Schaden nimmt, nicht nur geistige und psychische Auffälligkeiten und Störungen mit sich bringt, sondern auch körperliche Beeinträchtigungen.

Bewegungsstörungen. Im Verlauf einer Demenzerkrankung kommt es auch zur Verlangsamung der Körperbewegungen und später meist zu parkinsonähnlichen Symptomen, d. h. Muskelzittern, reduzierter Beweglichkeit, kleinschrittigem Gang und gebeugter Körperhaltung. Doch auch unabhängig von einer Parkinson-Symptomatik treten bei Demenzkranken schließlich Gang-, Bewegungs- und Koordinationsstörungen auf: Die Bewegungen werden unsicher, einzelne Teilhandlungsschritte können nicht mehr zu einer Gesamtbewegung zusammengesetzt werden, der Gang wird instabil, kleinschrittig und schlurfend.

Schluckstörungen. Zum Kreis der körperlichen Symptome zählen auch Schluckstörungen, unter denen Demenzkranke insbesondere in fortgeschritteneren Krankheitsstadien leiden. So kommt es zu einer deutlichen Verzögerung des Schluckreflexes, was meist zu einem Verschlucken führt.

Wichtig

Da die Nahrungsbestandteile, die so in die Atemwege geraten, meist mit unterschiedlichen Bakterien besiedelt sind, erhöht häufiges Verschlucken die Gefahr einer Lungenentzündung.

Verändertes Essverhalten. Schließlich zeigen Demenzkranke auch Veränderungen hinsichtlich ihres Essverhaltens: Sie essen entweder viel mehr oder viel weniger als früher, haben nur noch auf bestimmte Nahrungsmittel Appetit, zeigen Züge von »Futterneid«, wenn sie mit anderen Menschen am Tisch essen oder zeigen veränderte »Tischmanieren«.

Veränderte Sexualität. Auch ihr sexuelles Verhalten kann sich verändern. Im Falle der Hyposexualität kommt es zu einem Nachlassen von sexuellen Bedürfnissen, doch auch das Gegenteil kann die Folge einer Demenz sein: Bei auftretender Hypersexualität steigert sich das sexuelle Verhalten stark.

Geschwächte Immunabwehr. Daneben zeigen Untersuchungen, dass bei demenzkranken Menschen in fortgeschrittenen Krankheitsstadien die Immunabwehr schwächer wird, worin auch ein Grund für die erhöhte Anzahl an Lungenentzündungen bei Demenzkranken gesehen werden kann.

Viele Demenzkranke nehmen stark ab

Bei vielen demenzkranken Menschen ist im Verlauf der Erkrankung ein zunehmender Verlust an Körpergewicht zu beobachten. Bei fortgeschrittenen Krankheitsstadien spielen hierbei sicherlich verschiedene Faktoren eine Rolle: Häufig spüren die Betroffenen keinen Appetit mehr, haben teilweise eine allgemein ablehnende Haltung gegenüber allen Nahrungsmitteln, die ihnen angeboten werden, leiden unter fehlendem Antrieb, erkennen das Essen oder das Essbesteck nicht mehr und/oder haben starke Schluckstörungen. Durch die reduzierte Nahrungsaufnahme nehmen sie dann ab.

Wesentlich schwerer erklärbar ist hingegen das Phänomen, dass häufig auch diejenigen Demenzkranken an Körpergewicht verlieren, die genügend Nahrung zu sich nehmen. Nach einer jüngeren Untersuchung tritt dieses Phänomen häufig sogar schon bei Menschen auf, die sich noch in einem relativ frühen Stadium der Demenzerkrankung befinden, wofür es derzeit noch keine Erklärung gibt. In manchen Fällen spielt hier auch verstärkter Bewegungsdrang des Kranken eine Rolle: Das tägliche Umherlaufen, bei dem manche Kranke oftmals einige Kilometer am Tag zurücklegen, verbraucht sehr viel Energie.

Inkontinenz

Mit fortschreitender Demenzerkrankung zeigt sich bei vielen Betroffenen das zunehmende Unvermögen, Harn oder Stuhlgang willkürlich zurückzuhalten. Dabei kommt es deutlich häufiger zu Harn- als zu Darminkontinenz. Die Gründe hierfür können körperlicher Art sein, wie sie bei älteren Menschen allgemein anzutreffen sind, z.B. eine Schwäche der Muskulatur am Blasenausgang, das Absinken der Beckeneingeweide bei schwächer werdender Beckenmuskulatur oder Harnwegsinfekte. Bei Demenzkranken kann Inkontinenz aber auch zusätzlich durch andere Störungen verursacht bzw. verstärkt werden, beispielsweise durch Desorientiertheit, Verständigungsschwierigkeiten, Immobilität.

Die Inkontinenz eines demenzkranken Familienmitglieds stellt mich als Angehörige möglicherweise vor große Probleme, weil ich mich beispielsweise vor seinen Ausscheidungen ekle und sie doch regelmäßig beseitigen muss. Vielleicht empfinde ich auch Scham, wenn ich miterleben muss, dass er sich einnässt bzw. einkotet.

Wichtig

Die ohnehin schon schwere Pflegesituation in fortgeschrittenen Stadien der Erkrankung wird durch die Harn- und/oder Stuhlinkontinenz des Kranken in jedem Fall verschärft und steigert die Notwendigkeit, dass ich durch Hilfsmöglichkeiten in meiner häuslichen Pflege unterstützt und entlastet werde.

HILFREICHE FRAGEN

Klärende Fragen zu den unterschiedlichen Krankheitszeichen

Zum Thema »geistige Störungen«
- Welche der genannten kognitiven Störungen zeigen sich bei Ihrem Angehörigen?
- In welchen alltäglichen Situationen machen sich diese Störungen bemerkbar?

Zum Thema »psychische Beeinträchtigungen«
- Erkennen Sie einige der genannten psychischen Beeinträchtigungen bei Ihrem Angehörigen wieder?
- In welchen Situationen zeigen sie sich?
- Wie können Sie mit diesen Beeinträchtigungen umgehen?

Zum Thema »Verhaltensauffälligkeiten und Persönlichkeitsstörungen«
- Können Sie Verhaltensauffälligkeiten bei Ihrem Angehörigen feststellen?
- Wenn ja: In welchen Situationen treten diese auf?

Zum Thema »körperliche Symptome«
- Fallen Ihnen körperliche Symptome bei Ihrem Angehörigen auf?

Zu allen Krankheitszeichen
- Bei welchen der von Ihnen bemerkten Beeinträchtigungen und Störungen Ihres Angehörigen (geistige, psychische, verhaltensmäßige und körperliche) fällt es Ihnen leicht, sie als Zeichen bzw. Symptome der Erkrankung anzusehen, bei welchen gelingt Ihnen das nicht so gut?
- Macht es für Sie einen Unterschied, ob Sie in den von Ihnen bemerkten Störungen, Beeinträchtigungen und Auffälligkeiten Ihres Angehörigen Krankheitssymptome erkennen oder ob Sie für diese »Auffälligkeiten« seine Persönlichkeit bzw. seine bewusste Absicht verantwortlich machen? Reagieren Sie im ersten Fall anders als im zweiten?

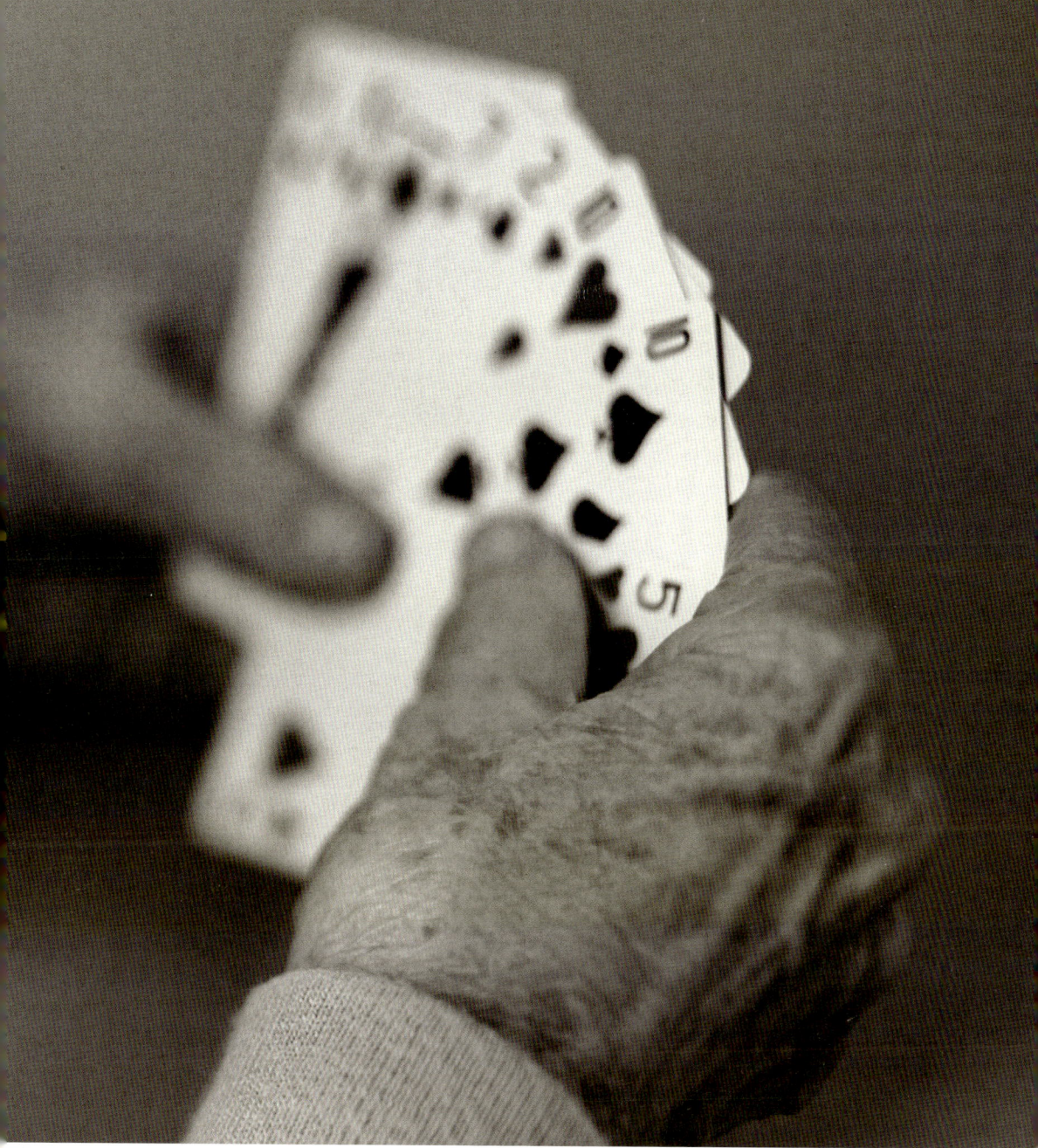

Probleme bei der Verständigung

Im folgenden Kapitel geht es um die vielfältigen Verständigungsprobleme, die aufgrund einer Demenz auftreten können. Doch wenn Ihnen die Hintergründe der Kommunikationsstörungen klar sind und Sie hilfreiche Strategien kennen, um Missverständnisse zu vermeiden, können Sie sich auch mit Ihrem demenzkranken Angehörigen mithilfe der einfühlsamen Kommunikation gut verständigen. Und zwar so, dass beide Seiten sich dabei wohl fühlen.

Welche Veränderungen können auftreten?

Als Angehörige eines demenzkranken Familienmitglieds erlebe ich es immer wieder, dass der ganz alltägliche Umgang mit dem Kranken sich zunehmend verändert und schwieriger wird. So stelle ich möglicherweise im Laufe der Zeit fest, dass er

- von sich aus kein Gespräch mehr beginnt,
- sich an Gesprächsrunden mit mehreren Personen gar nicht mehr beteiligt,
- Wortfindungsprobleme hat und dann umständlich und weitschweifig um den heißen Brei herum redet,
- nicht versteht, was man ihm sagt,
- ständig dasselbe fragt oder erzählt,
- »falsche« Dinge behauptet und rechthaberisch auf seiner »falschen« Meinung beharrt,
- ständig über die Vergangenheit spricht,
- einem Fernsehfilm nicht mehr folgen kann,
- sich nicht mehr entscheiden kann,
- mehr und mehr das Interesse an Dingen verliert, über die man früher gut mit ihm sprechen konnte,
- sich immer mehr zurückzieht,
- mitten in einer Erzählung abbricht und nicht mehr weiß, was er sagen wollte,
- gar kein Späßchen mehr versteht und seinen Humor verliert,
- nicht einsehen will, dass er manche Dinge nicht mehr kann und sie sich nicht abnehmen lassen will,
- sich nicht mehr durch Argumente überzeugen lässt und ähnliches mehr.

In vielen Fällen führen die geschilderten Probleme zu Kommunikationsstörungen zwischen dem Demenzkranken und mir.

Meine Sicht: Aus meiner Sicht sieht es immer wieder so aus, als ließe der Kranke mich im Stich oder ziehe sich von mir zurück. Immerhin überlässt er mir alle Entscheidungen, bürdet mir die Verantwortung für alle gemeinsamen Angelegenheiten auf, gibt mir keine befriedigenden Antworten mehr und nimmt Dinge, die ich ihm sage, gar nicht mehr auf, so dass ich manches Mal das Gefühl habe »gegen eine Wand« zu reden. Manchmal ärgere ich mich auch über seine Rechthaberei und Uneinsichtigkeit und bin gekränkt, weil er nicht mehr auf mich und meinen Rat hört, oder bin enttäuscht darüber, dass er über meine Scherze nicht mehr lacht, sondern sie oftmals »in den falschen Hals« bekommt und unverständig oder gar ärgerlich reagiert.

Seine Sicht: Aus der Sicht des Demenzkranken stellen sich diese Situationen dagegen oftmals ganz anders dar. Er fühlt sich vielleicht unverstanden, bevormundet, kontrolliert oder allein gelassen, wird ärgerlich oder traurig, rechthaberisch oder sagt lieber gar nichts mehr.

Das Gleichgewicht ist aus den Fugen geraten

Diese Störungen der Beziehung zwischen dem Kranken und mir führen nicht selten zu Konflikten, Streitereien und einer schlechten Atmosphäre. Kommunikationstheoretiker würden unsere Probleme darauf zurückführen, dass das System, das wir beide – der Kranke und ich – bilden, aus dem Gleichgewicht geraten ist, weil der eine Bestandteil des Systems (= der Kranke) sich verändert, und somit bestimmte Regeln und Gewohnheiten nun nicht mehr gelten, die sich über viele Jahre zwischen uns eingespielt hatten.

Um dieses Gleichgewicht wiederherstellen zu können, müsste entweder der Kranke seine Veränderungen wieder rückgängig machen, d. h. sich wieder wie früher verhalten und benehmen, oder ich als Angehörige muss mich verändern und meine Verhaltensweisen anpassen.

Da er sich nicht ändern kann, muss ich mich anpassen

Weil es dem Kranken nicht möglich ist, seine Veränderungen rückgängig zu machen, liegt es nun bei mir, das Gleichgewicht in unserem System wiederherzustellen. Ich

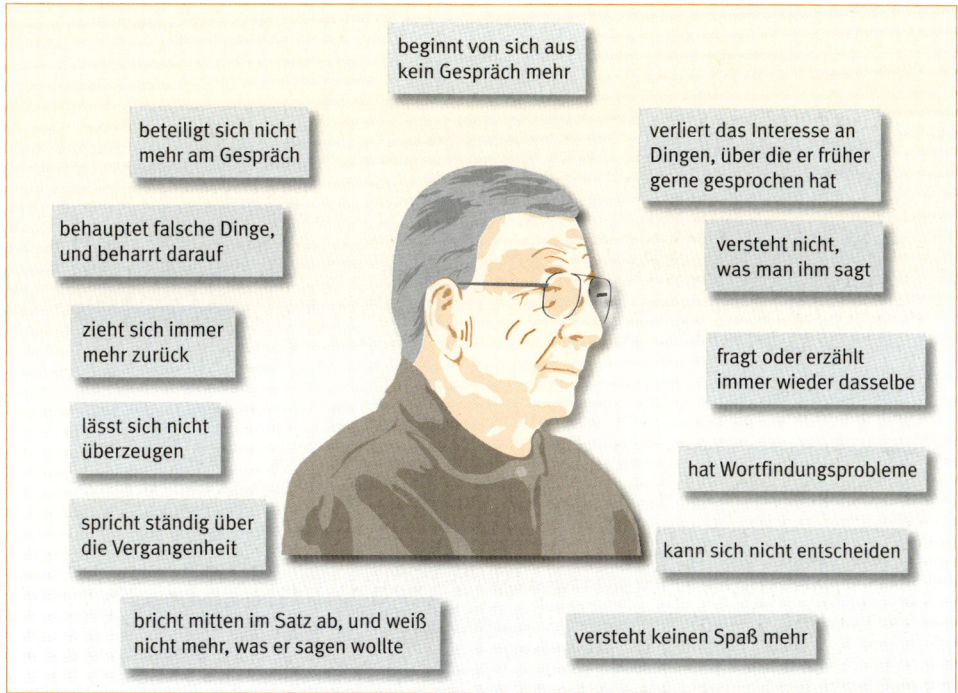

Welche Verhaltensweisen können bei der Verständigung mit einem Demenzkranken zu Problemen führen?

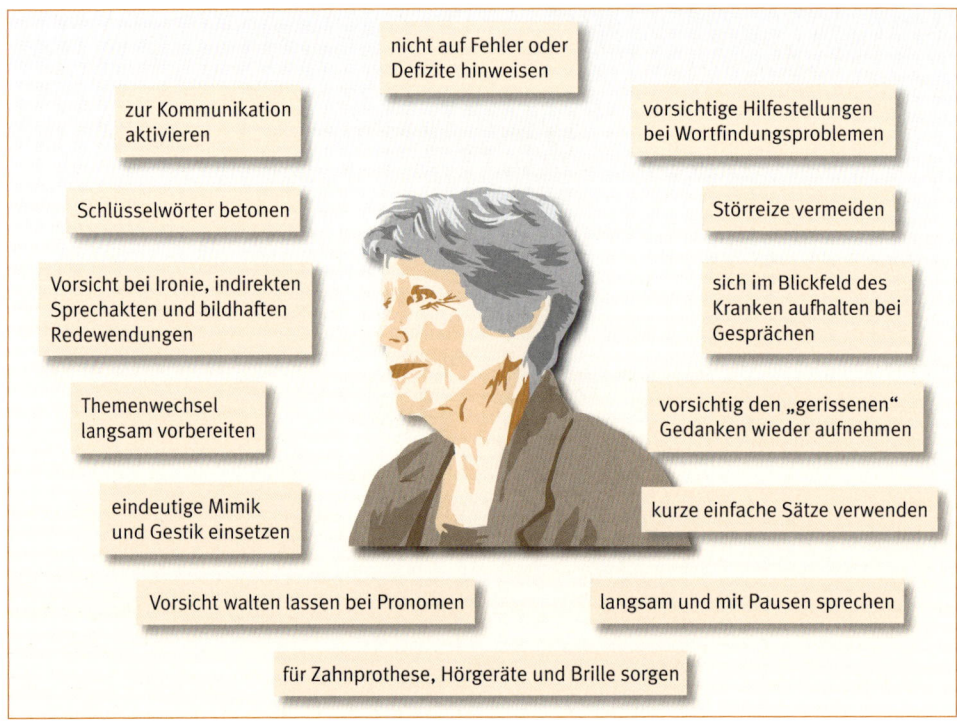

nicht auf Fehler oder
Defizite hinweisen

zur Kommunikation
aktivieren

vorsichtige Hilfestellungen
bei Wortfindungsproblemen

Schlüsselwörter betonen

Störreize vermeiden

Vorsicht bei Ironie, indirekten
Sprechakten und bildhaften
Redewendungen

sich im Blickfeld des
Kranken aufhalten bei
Gesprächen

Themenwechsel
langsam vorbereiten

vorsichtig den „gerissenen"
Gedanken wieder aufnehmen

eindeutige Mimik
und Gestik einsetzen

kurze einfache Sätze verwenden

Vorsicht walten lassen bei Pronomen

langsam und mit Pausen sprechen

für Zahnprothese, Hörgeräte und Brille sorgen

Wichtige Punkte der einfühlsamen Kommunikation.

stehe – durch die Demenzerkrankung des Anderen – also vor der großen Entwicklungsaufgabe, ein neues Rollenverhalten zu lernen. Für die Bewältigung dieser Aufgabe muss ich einen schwierigen Lernprozess durchlaufen. Da diese Entwicklung sicherlich zu den schwersten Aufgaben meines Lebens gehört, erfordert sie viel Zeit und Geduld mit mir selbst und fundiertes Fachwissen über die Ursachen der demenzbedingten Veränderungen.

Trauer zulassen

Abschiede sind immer schmerzlich und gehen mit starken Gefühlen von Trauer und Wut einher. Und Trauer wird in unserer Kultur oft noch negativ angesehen – kaum jemand will dieses Gefühl haben oder anderen Menschen zeigen, dass er Trauer empfindet! Diese negative Bewertung von Trauer ist aber aus psychologischer Sicht ganz falsch, denn Trauer ist eigentlich ein gutes Gefühl, denn es setzt große Kräfte in uns frei: Menschen, die trauern, können »Altes« loslassen, können sich entwickeln, können Neues erfahren, sich veränderten Situationen anpassen und vielleicht sogar die »guten Seiten« der neuen Erfahrungen erkennen.

Wichtig

Damit meine Trauer mich stärken kann und mich überlebensfähig macht, sollte ich jedoch versuchen, mit meiner Trauer nicht

Die Krankheitszeichen akzeptieren und Abschied nehmen

Dieser Lernprozess setzt aber zunächst voraus, dass ich die Veränderungen des Kranken als unabänderlich und unabwendbar akzeptiere. Und dies ist sicherlich die schwierigste »Lektion« innerhalb dieses Entwicklungsprozesses für mich: Denn um akzeptieren zu können, dass der Kranke nicht mehr gesund wird, dass sich seine Krankheitssymptome im Laufe der Zeit verstärken werden und dass seine Veränderungen unabwendbar sind, muss ich Abschied nehmen:

- Abschied von den Fähigkeiten, die der Kranke verloren hat und nicht mehr zurück gewinnen wird,
- Abschied von der Rolle, die der Kranke früher für mich hatte und nie mehr haben wird,
- Abschied von den gemeinsamen Zielen und Unternehmungen, die nun nicht mehr möglich sind,
- Abschied von unserem früheren gemeinsamen Leben und
- Abschied von meiner Hoffnung auf Heilung.

allein zu bleiben, sondern sie zu zeigen, über sie zu sprechen, mich mit Menschen auszutauschen, die meine Trauer verstehen und annehmen können.

Sehr viel Verständnis kann ich hierbei wohl in erster Linie von Menschen erwarten, die sich in der gleichen Lebenssituation befinden, d.h. auch Angehörige eines demenzkranken Familienmitglieds sind. Gespräche in einer Selbsthilfegruppe können sehr entlastend und unterstützend wirken.

Sprachstörungen

Viele demenzkranke Menschen verlieren im Laufe ihrer Krankheit die Fähigkeit, für Gegenstände die richtige Bezeichnung zu finden. Als Angehörige ist das für mich möglicherweise befremdlich, weil ich mir vielleicht nicht vorstellen kann, dass ein Erwachsener Dinge nicht mehr kann, die man doch schon als kleines Kind lernt, die demnach so schwer doch nicht sein können. Um die Benennstörungen von Demenzkranken verstehen zu können, muss ich mir daher Folgendes vor Augen führen: Wenn ein Mensch einen Gegenstand nicht benennen kann, kann das unterschiedliche Ursachen haben:

- Entweder er erkennt den Gegenstand nicht (bzw. erkennt ihn nicht wieder),
- oder er erkennt den Gegenstand sehr genau, weiß auch, was man damit macht, aber hat die richtige Bezeichnung vergessen bzw. kann sie nicht aus seinem Wortschatz abrufen.

Probleme bei der Verständigung

Erkennens- und Wortfindungsprobleme unterscheiden

Was für mich, als außenstehende Hörerin meist kaum zu unterscheiden ist, macht für den kranken Betroffenen selbst aber einen erheblichen Unterschied: Denn im ersten Fall hat er ein Wissens- oder Erkennensproblem, das sich eben auch sprachlich auswirkt, im zweiten Fall hat er nur ein sprachliches Problem. Dieser Unterschied lässt sich durch zwei Beispiele verdeutlichen:

Erkennensproblem. Wenn ein demenzkranker Mensch den ca. 10 Zentimeter großen, hohlen, mit Griff versehenen Gegenstand aus Porzellan, der vor ihm steht, zwar sieht, aber ihn nicht als ein ihm bekanntes »Ding« erkennt, dann kann er ihn natürlich auch nicht richtig benennen. Doch darüber hinaus weiß er auch nicht, was man damit macht. Wenn ich ihn nun bitte, mir doch einmal seine »Tasse« zu reichen, weiß er natürlich nicht, was er mir reichen soll. Seine Erkennensprobleme haben also nicht nur Auswirkungen auf seine sprachliche Verständigungsfähigkeit, sondern auch auf seine Handlungskompetenz.

Wortfindungsproblem. Ganz anders ist es dagegen, wenn der Kranke den vor ihm liegenden, länglichen Gegenstand aus Metall mit den vier Zinken vorne sehr wohl erkennt und auch weiß, dass man ihn zum Essen verwendet, um Nahrungsstücke aufzuspießen und sie zum Munde zu führen, aber ihm die richtige Bezeichnung dafür jetzt im Moment nicht einfällt. Vielleicht weiß er sogar, dass das Wort, welches er sucht und im Moment nicht »finden« kann, aus zwei Silben besteht, und vielleicht weiß er auch noch, dass es mit »G« anfängt. Möchte er über diesen Gegenstand sprechen, muss er ihn umschreiben. Er könnte »Essgerät aus Metall« oder »Löffel mit Zinken« oder ähnliches sagen. Durch Umschreibungen kann er seine Wortfindungsprobleme vielleicht noch kompensieren, wenngleich seine Umschreibungen für mich umständlich und merkwürdig klingen mögen. Doch im Unterschied zu der ersten Situation weiß der Kranke, was er tun soll, wenn ich ihn bitte, die Gabel wegzuräumen, und darüber hinaus kann er mit dem Gegenstand wahrscheinlich auch noch problemlos umgehen.

Warum treten Sprachstörungen auf?

Das menschliche Gehirn ist in zwei Hälften geteilt, die man Hemisphären nennt. Diese beiden Hemisphären stehen über einen Strang in Verbindung, den so genannten Balken. Bei fast allen Menschen wird die Sprachfähigkeit vorwiegend durch ein bestimmtes Gebiet der linken Gehirnhälfte gesteuert, das daher auch Sprachregion heißt.

Die Sprachregion ist hauptverantwortlich für die gesamte Sprachverarbeitung, d. h. für das Sprechen, aber auch für das Verstehen von Sprache. Wird ein bedeutender Teil der Gehirnzellen der Sprachregion zerstört, kommt es zu Sprachproblemen. Im Verlauf einer Demenzerkrankung sterben Gehirnzellen der Sprachregion ab, weil entweder – wie im Fall einer vaskulären Demenz – die Adern und Äderchen, welche die Sprachregion versorgen, nicht mehr ausreichende Mengen an Blut fördern oder – im Falle einer neurodegenerativen Demenz – sich Eiweißablagerungen in und zwischen den Zellen der Sprachregion bilden. Dies kann unterschiedlichste Störungen verursachen, die im Folgenden beschrieben werden.

Bei Demenz kommt es zu Störungen des Wortspeichers

Die auffälligsten Sprachstörungen bei Demenzkranken sind die bereits erwähnten Wortfindungsprobleme. Nun sind Wortfin-

---

INFO

Wie funktioniert unser »geistiges Lexikon«?

Durch langjährige Forschungen hat man festgestellt, dass der gesamte Wortschatz eines Menschen in seinem »geistigen Lexikon« gespeichert ist. Dieses »Lexikon« ist aber nicht eine ungeordnete, chaotische Ansammlung von Wörtern, sondern es hat eine innere Ordnung, eine Struktur. Alle Wörter sind zum einen inhaltlich und nach Oberbegriffen in »Schubladen« geordnet. Zum anderen gibt es wohl aber auch eine Ordnung nach äußeren Gesichtspunkten: Wörter mit gleichen Anfangsbuchstaben, mit gleicher Silbenlänge, und Wörter, die sich reimen, werden zusammen in gemeinsame Schubladen eingeordnet.

Es gibt also offensichtlich ein komplexes Schubladen-Ordnungs-System in unserem »geistigen Lexikon«. Und es gibt wohl auch, wenn man einmal bei diesem bildhaften Vergleich bleiben will, einen Archivar, der die Ordnung angelegt hat und sie überwacht. Soll ein spezielles Wort abgerufen werden, geht der Archivar los, öffnet die richtige Schublade und holt den richtigen Begriff heraus. Dabei lässt er übrigens die Schublade offen, so dass in der Zeit, in der ein bestimmtes Wort abgerufen wird, die anderen Wörter, die mit diesem in einer Schublade sind, viel leichter und schneller abgerufen werden können. Man sagt zu diesem Phänomen, dass die verwandten Wörter mitaktiviert werden.

Während bei gesunden Menschen der Archivar mal müde und unkonzentriert sein kann, kann es bei einem demenzkranken Menschen passieren, dass der Angestellte des Sprach-Archivs erkrankt und immer schlechtere Leistungen erbringt: Er findet nicht schnell genug den richtigen Begriff, oder er bringt möglicherweise sogar ein falsches Wort mit in der Annahme, es sei das richtige. Manchmal bringt er das richtige Wort, räumt es aber nach Gebrauch nicht wieder in die Schublade, so dass es weiterhin am Ausgang des Lexikons herumgeistert und ständig ungewollt wieder abgerufen wird. (In diesem Fall spricht man von Perseveration, d. h. der Betroffene bleibt an einem bestimmten Wort oder Wortteil, das er benutzt hat, hängen und sagt es immer wieder, obwohl er es gar nicht mehr sagen will.)

In manchen Fällen erkrankt der Archivar als Organisator des inneren Lexikons so stark, dass er auch die Ordnung im Lexikon nicht mehr aufrechterhalten kann. Die Schubladen geraten durcheinander, manche bleiben ständig offen, andere lassen sich nicht mehr öffnen. Die innere Struktur des Lexikons löst sich auf. Dann können die Sprachprobleme sehr starke Ausmaße annehmen, weil der Kranke kaum mehr richtige Worte zur richtigen Zeit abrufen kann.

dungsstörungen an sich nicht gleich ein Krankheitszeichen! Wahrscheinlich kennt jeder erwachsene Mensch das Problem der Wortfindungsstörungen von sich selbst: In Zeiten von Stress, Müdigkeit, Unkonzentriertheit, Nervosität oder depressiver Verstimmung kann man oft ganz banale, alltägliche Wörter nicht abrufen. Bei Demenzkranken kann diese Störung jedoch ein so starkes Ausmaß annehmen, das daraus für den Betroffenen ein echtes Kommunikations-Handicap entsteht.

Wann treten Missverständnisse auf?

Weitere sprachliche Probleme können sich bei einem Demenzkranken auch dadurch ergeben, dass er ein schnelles Wechseln von Themen nicht mehr nachvollziehen kann. Wenn ich mich als Angehörige beispielsweise gerade mit meinem demenzkranken Familienmitglied über das Geburtstagfest unterhalte, auf dem wir gestern Abend eingeladen waren, und ganz plötzlich frage – weil es mir eben in den Sinn kommt: »Brauchen wir eigentlich noch Lebensmittel fürs Wochenende?«, dann kann es sein, dass der Kranke ganz verwirrt ist, weil er mir nicht so schnell zum nächsten Thema folgen kann. Bleibt man bei dem Vergleich mit dem inneren Archivar (siehe Kasten), ist dieser in seinem inneren Lexikon noch mit der Schublade »Geburtstagsfest« beschäftigt und weiß nicht, wie das Thema »Lebensmittel fürs Wochenende« jetzt in diesen Zusammenhang gebracht werden kann.

Um die im Folgenden dargestellten sprachlichen Störungen verstehen zu können, muss man sich noch einmal vergegenwärtigen, dass wir fürs Sprechen und das richtige Verstehen von Sprache ein funktionierendes Gedächtnis brauchen. Damit man einen Satz, den man hört, auch verstehen kann, muss man ihn im Gedächtnis behalten können, bis er zu Ende gesprochen ist. Hat man den Anfang vergessen, noch bevor die Äußerung beendet ist, kann man den Sinn des Gesagten nicht erschließen. Die Gedächtnisprobleme, die bei Demenzerkrankungen auftreten, können daher im sprachlichen Verständigungsprozess zu folgenden Problemen führen:

Der Betroffene versteht lange Sätze nicht mehr

Der Kranke versteht lange, kompliziert strukturierte Sätze nicht, weil seine Gedächtnisspanne nicht ausreicht, um sich diesen ganzen komplexen Satz kurzfristig merken zu können. Folgendes Beispiel soll dies illustrieren:

Ich möchte mit meinem kranken Familienmitglied den morgigen Sonntag planen und so schlage ich vor: »Sollte es morgen nicht regnen, könnten wir – sofern Du morgen dazu Lust hast und niemand aus der Familie unangemeldet zu Besuch kommt – nach deinem Mittagsschläfchen, das Du ja dann mal ein bisschen kürzer halten könntest, zum Kaffeetrinken nach Hochdorf fahren in die Konditorei, in die uns Meiers damals nach der Beerdigung von Herrn Meier eingeladen haben.« Darauf fragt mich der Kranke erschrocken:

»Bei Meiers ist schon wieder jemand gestorben?«

Was ist die Ursache dieses Missverständnisses? Ich habe in einem einzigen Satz so viele Inhalte angesprochen – das morgige Wetter, Familienbesuch, Mittagsschlaf, Kaffeetrinken, Beerdigung –, dass der Kranke diese nicht mehr schnell genug in einen Zusammenhang bringen kann. Außerdem vergisst er aufgrund seiner Gedächtnisprobleme die ersten Inhalte schnell wieder. Und so behält er nur eine Information im Gedächtnis, nämlich die Beerdigung in der Familie Meier, die er nun, aus dem richtigen Zusammenhang gerissen, falsch versteht.

Unvollständige Sätze sind problematisch

Der Kranke versteht unvollständige Sätze nicht, weil er die Informationen schon wieder vergessen hat, die er bräuchte, um den Satz inhaltlich zu vervollständigen. Das schnelle geistige Vervollständigen von unvollständigen Sätzen ist für gesunde Menschen eine Selbstverständlichkeit, die meist ganz unbewusst und problemlos vollzogen wird. Deshalb werden in der Alltagssprache auch so häufig unvollständige Sätze verwendet. Doch für Demenzkranke stellen solche Aussagen oft ein großes Verstehens-Hindernis dar. Ein Beispiel mag das verdeutlichen:

BEISPIEL

»Was soll mit meinem Hals denn sein?«

Ich unterhalte mich mit meinem kranken Familienmitglied darüber, dass es heute wohl sehr kalt ist, und wir uns deshalb bei unserem geplanten Spaziergang warm anziehen sollten. Als der Kranke sich nun seinen Mantel anzieht und das Haus verlassen will, frage ich ihn: »Und was ist mit deinem Hals?« Darauf dreht sich der Kranke abrupt um, sieht mich verständnislos an und fragt: »Was soll mit meinem Hals denn sein?«

Wodurch kam dieses Unverständnis zustande? Bei meiner Frage »und was ist mit deinem Hals?« handelt es sich um eine typisch unvollständige Äußerung, denn eigentlich hätte ich vollständigerweise sagen müssen: »Weil es heute sehr kalt ist, denke ich, dass es Dir ohne Schal um den Hals zu kalt sein wird. Wäre es nicht besser, Du würdest einen Schal anziehen?«

So »umständlich« rede ich aber deshalb nicht, weil ich ja davon ausgehe, dass der Andere noch weiß, dass wir erst vor ein paar Minuten über das kalte Wetter und die Notwendigkeit der warmen Kleidung gesprochen haben und daher meine verkürzte Frage auf diese Unterhaltung beziehen kann und deshalb versteht, was ich meine.

Dabei habe ich aber seine Gedächtnisprobleme nicht bedacht: Denn er hat unsere vorherige Unterhaltung bereits wieder vergessen, weiß also nicht mehr, dass wir verabredet haben, uns warm anzuziehen und versteht daher auch meine unvollständige Frage nicht als Hinweis darauf, einen Schal um seinen Hals zu legen.

Probleme bei der Verständigung

Fehlende Satzaussage

Unvollständig wirken für manchen Demenzkranken auch solche Sätze, in denen die Satzaussage nur einmal geäußert wird, obwohl sie auch für die folgenden Teilsätze gilt. Wieder soll ein Beispiel dies erläutern:

Ich spreche mit meinem demenzkranken Familienmitglied über die Geburtstage, die in den nächsten Monaten in unserem Freundeskreis gefeiert werden. Und so halte ich fest: »Martin hat am 14. Januar Geburtstag, Lisa am 3. Februar und Barbara am 12. März«. Darauf sieht der Kranke mich verdutzt an und fragt: »Was macht Barbara am 12. März?« Wie kam es zu diesem Verständigungsproblem?

Ich habe nur in demjenigen Teilsatz, in welchem ich über Martin sprach, die Satzaussage »hat Geburtstag« wörtlich ausgesprochen. Bei meiner restlichen Aussage, in der es um Lisa und Barbara ging, habe ich »hat Geburtstag« nicht mehr wörtlich ausgesprochen, sondern nur mitgedacht. So ein Sprachverhalten ist ganz üblich: Man wiederholt Worte, die zu Anfang des Satzes bereits gesprochen wurden und auch für spätere Satzteile gelten sollen, nicht ständig aufs Neue, weil man davon ausgeht, dass der Hörer sich diese Worte merken kann und sie nicht mehrmals hören muss.

Doch wenn mein Gesprächspartner ein Gedächtnisproblem hat, wie im Falle meines demenzkranken Familienmitglieds, dann sind diese Verstehensvoraussetzungen nicht erfüllt: Der Kranke hat die Satzaussage »hat Geburtstag« schon wieder vergessen und weiß daher nicht, was am 12. März mit Barbara los ist.

Verwirrende Pronomen

Genauso schwierig kann für einen Demenzkranken das Verstehen von Sätzen sein, die mit einem Pronomen anfangen.

BEISPIEL

»Wer soll welchen Teig kneten?«

Ich unterhalte mich mit meinem demenzkranken Familienmitglied über den Nachbarsjungen Peter: »Heute morgen habe ich den kleinen Peter im Treppenhaus getroffen. Er hat mir erzählt, dass er gestern mit seiner Oma Kuchen gebacken hat, und nun möchte er Bäcker werden. Es würde ihm auch nichts ausmachen, morgens so früh aufstehen zu müssen. Denn es habe ihm so großen Spaß gemacht, den Teig zu kneten.« Ganz durcheinander fragt mich der Kranke jetzt: »Wer soll welchen Teig kneten?«

Warum hat mich der Kranke nicht verstanden? Ich habe ganz zu Beginn meiner Erzählung erklärt, dass ich etwas über Peter, den Nachbarsjungen, berichten möchte. Und dann formuliere ich viele Sätze, in denen immer wieder »er«, »seiner«, »ihm« vorkommt. Damit mein Zuhörer wirklich verstehen kann, was ich meine, muss er sich bis zum Ende meiner Erzählung – also möglicherweise einige Minuten lang – merken, dass ich mit »er«, »seiner«, »ihm« Peter meine. Aber der Betroffene hat aufgrund seiner Gedächtnisprobleme wieder vergessen, wen ich zu Beginn meiner Ausführungen genannt habe, und somit verliert die ganze Erzählung für ihn den Sinn.

Der lateinische Begriff Pronomen heißt »anstelle eines Namenwortes«. Das Wörtchen »er« ist beispielsweise ein Pronomen. Ein Satz, der mit einem solchen Pronomen beginnt, kann bei einem Demenzkranken zu Verstehensproblemen führen, weil der Kranke nicht weiß, wer mit »er« gemeint ist (siehe Beispiel).

Diese zuletzt geschilderten Sprachprobleme sind also auf Gedächtnisstörungen zurückzuführen. Dies gilt auch für die folgenden Störungen, doch wirken sich diese weniger auf die Sprachfähigkeit des Betroffenen aus, sondern zeigen sich vielmehr als auffälliges Kommunikationsverhalten.

Warum Betroffene häufig von früher erzählen

Viele Auffälligkeiten im Kommunikationsverhalten demenzkranker Menschen werden durch Gedächtnisbeeinträchtigungen verursacht.

Es kann für mich sehr belastend sein, wenn mein krankes Familienmitglied mir vielfach kurz hintereinander dieselbe Frage stellt, oder mir wiederholt dieselbe Geschichte erzählt. Dann frage ich mich vielleicht, warum er dies tut! Die Ursache liegt wiederum in Gedächtnisstörungen begründet. Denn wenn ein Demenzkranker immer wieder dieselbe Frage stellt, dann deshalb, weil er zum einen nicht mehr weiß, dass er die Frage schon gestellt hat und zum anderen die Antwort, die ich ihm gegeben habe, gleich vergessen hat. Damit ist sein Bedürfnis nach der erfragten Information noch nicht befriedigt – und er stellt die entsprechende Frage erneut.

Es könnte aber auch sein, dass die Antwort, die ich ihm gegeben habe, sein eigentliches »tieferes« Bedürfnis nicht wirklich befriedigt (siehe Beispiel auf S. 78).

Grundsätzlich neigen viele Demenzkranke dazu, nur noch in der Vergangenheit zu leben und nur über längst Vergangenes zu sprechen, nicht nur über die besonders erfolgreichen und guten Zeiten, sondern auch über unangenehme und unerfreuliche Erlebnisse. Natürlich kann auch hinter dem Festhalten an traurigen, angstbesetzten oder schwierigen Erinnerungen ein »tieferes« Bedürfnis liegen – möglicherweise das Bedürfnis, diese belastenden Erlebnisse so aufarbeiten zu können, dass sie endlich losgelassen und vergessen werden. Inwieweit ich als Angehörige auf dieses Bedürfnis des Kranken mithilfe einfühlsamer Kommunikation reagieren kann, wird in Kapitel 5 thematisiert.

Nur die Vergangenheit ist noch »präsent«

Doch die Tendenz des Kranken, immer wieder über die Vergangenheit zu sprechen, steht auch mit seinen Kurzzeitgedächtnisstörungen im Zusammenhang. Denn wenn das Kurzzeitgedächtnis beeinträchtigt ist, kann sich der Betroffene aktuelle Geschehnisse kaum mehr merken. Das heißt, dass er von Erlebnissen, die er gestern und vorgestern hatte, heute nichts mehr weiß, sich aber an Erlebnisse von vor 20 Jahren noch gut erinnern kann. Wenn er

»Weißt du noch ...«

Mein kranker Familienangehöriger stellt mir heute schon zum wiederholten Male dieselbe Frage: »Weißt Du noch, in welchem Jahr ich die große Auszeichnung für meine Verdienste vom Stadtrat erhalten habe?« Bislang habe ich immer wieder gleichermaßen darauf beantwortet: »Ja, das war 1979!« Doch es dauert gar nicht lange, und da fragt er mich erneut: »Weißt Du noch, in welchem Jahr ...« Ich spüre schon Ärger in mir wachsen, meine Antwort fällt zunehmend ungeduldiger und gereizter aus. Doch das hilft alles nichts! Schon wieder wendet er sich an mich: »Weißt Du noch, in welchem Jahr ...«

Aber jetzt kommt mir eine Idee: Vielleicht geht es ihm gar nicht um irgendeine Jahreszahl, sondern vielleicht möchte er sich gerne an dieses große Erlebnis erinnern, in dem er gelobt und gewürdigt wurde, und vielleicht braucht er die Erinnerung an diese glanzvolle Zeit in seinem Leben gerade jetzt besonders, da ihm so vieles nicht mehr gelingt, und sein Selbstwertgefühl oftmals schwer beschädigt zu sein scheint.

Also probiere ich einmal eine andere Antwort: »Ja«, sage ich, »ich erinnere mich genau daran. Das war 1979! Wir sind alle in die Stadtratssitzung gegangen, es war eine ganz feierliche Atmosphäre, und wir waren so stolz auf Dich! Und ich bin immer noch stolz auf Dich und deine Leistungen! Lass' uns nachsehen – vielleicht gibt es noch Fotos von diesem Tag!«

Natürlich bin ich nicht immer in der Stimmung oder in der Lage, so einfühlsam auf den Kranken einzugehen. Und es gibt auch keine Gewähr dafür, dass meine »neue« Reaktion wirklich dazu führt, dass der Kranke von seiner Frage ablässt – doch eines werde ich mit meiner Verhaltensänderung wahrscheinlich bewirken: Die Atmosphäre zwischen uns entspannt sich und unser Kontakt wird wieder ruhiger und weniger aggressiv. Diese Form der einfühlsamen Kommunikation wird in Kapitel 5 noch ausführlich behandelt.

---

nun sein Bedürfnis nach Kontakt, Austausch und Verständigung befriedigen möchte, bleibt ihm also gar nichts anderes übrig, als von Dingen zu sprechen, die er noch weiß, also von der Vergangenheit.

Der Austausch über Bekanntes verleiht dem Kranken außerdem Sicherheit. Denn während er sich bei jüngeren Ereignissen nicht mehr sicher sein kann, ob sie wirklich

so stimmen, wie er sie in Erinnerung hat, ist er sich seines Wissens um lange zurückliegende Ereignisse noch gewiss. Und schließlich stammen diese frühen Erlebnisse ja aus einer Zeit, in der er noch nicht krank war, in der er also noch kompetent und »fit« war. Verständlicherweise erinnert man sich leichter an Erlebnisse aus diesen angenehmen Zeiten.

Nachlassende Aufmerksamkeit

Eine andere wichtige Ursache von Kommunikationsstörungen sind Aufmerksamkeitsprobleme. So erlebe ich vielleicht immer wieder, dass der Kranke etwas erzählen möchte, doch in seiner Erzählung von seinem eigentlichen Thema abkommt oder, dass er in einer gemeinsamen Unterhaltung mit mir nicht bei unserem Gesprächsthema bleibt, sondern über Dinge spricht, die gar nichts mit dem Thema zu tun haben. Manchmal reißt sogar sein Gedankengang während der Unterhaltung völlig ab: Er erzählt etwas, hält plötzlich inne und weiß dann gar nicht mehr, über was er gesprochen hat und was er überhaupt sagen wollte.

Ein Zeichen von Aufmerksamkeitsstörungen liegt auch dann vor, wenn der Betroffene seine Aufmerksamkeit nicht mehr auf mich gerichtet halten kann, während ich mich mit ihm unterhalte: Dann steht er vielleicht während des Gesprächs plötzlich auf und geht aus dem Raum, sieht aus dem Fenster, beginnt zu pfeifen oder beginnt selbst zu sprechen.

Wichtig

Wenn ich nicht wüsste, dass dieses Verhalten Auswirkungen einer Krankheit sind, dann würde ich es als sehr kränkend empfinden.

Doch mit dem genauen Wissen um die Folgen der Demenzerkrankung kann ich lernen, mit ihnen umzugehen und im Rahmen der einfühlsamen Kommunikation neue Wege finden, durch die ich die Verständigung mit dem Kranken trotz seiner Störungen aufrechterhalten kann.

Die Urteilskraft lässt nach

Probleme beim (Wieder-)Erkennen von Gegenständen können die Kommunikation zwischen dem Kranken und mir natürlich ebenfalls sehr erschweren. Wie in dem Beispiel auf S. 72 beschrieben, kann der Kranke auf meine Bitte hin mir seine Tasse nicht reichen, wenn er den Gegenstand vor sich nicht als Tasse erkennt.

Auswirkungen der fehlenden Krankheitseinsicht

Bei den meisten Demenzkranken tritt auch ein weiteres Erkennensproblem auf: Sie erkennen ihre eigenen Beeinträchtigungen, Störungen und Fehlleistungen nicht.

Aus dem als mangelnde Krankheitseinsicht oder Anosognosie bezeichneten Symptom erwachsen meist große Verständigungsprobleme. Denn die Einsicht in die eigene Situation und die eigenen Fähigkeiten ist eine der Grundvoraussetzungen für gelingenden Austausch zwischen zwei Menschen. Wenn sich ein Kommunikationspartner unentwegt über seine eigene aktuelle Situation »täuscht«, kommt es unweigerlich zu Störungen.

Für mich ist es äußerst belastend, dass mein demenzkrankes Familienmitglied nicht einsieht, dass ihm vieles nicht mehr gelingt. Und weil er es nicht einsieht, kann er auch nicht darüber sprechen. Manchmal denke ich vielleicht, dass all seine Probleme und Beeinträchtigungen für mich gar

BEISPIEL

»Natürlich kann ich alles noch allein!«

Es kommt nicht selten vor, dass der Kranke mich durch die Tatsache, dass er sich seiner Probleme und Störungen nicht bewusst ist, in unangenehme Situationen bringt. Folgende Situation ist beispielsweise denkbar: Als Angehörige habe ich bei der Krankenkasse des demenzkranken Familienmitglieds die Einstufung in eine Pflegestufe beantragt, und nach einer gewissen Zeit von einigen Wochen stellt sich nun eine Mitarbeiterin vom Medizinischen Dienst der Krankenkassen (MDK) vor, um zu begutachten, ob der Kranke wirklich ausreichend pflegebedürftig ist, um eine Pflegestufe zu erhalten.

Die Mitarbeiterin des MDK fragt den Kranken nun vielleicht, ob er sich denn alleine waschen und anziehen, sich eine warme Mahlzeit bereiten, alleine einen Arzt aufsuchen und selbstständig die Wohnung sauber halten könne. Und obwohl er fast alle diese Fragen eindeutig mit »nein« beantworten müsste, weil er bei nahezu allen Verrichtungen des täglichen Lebens meine Hilfe und Unterstützung, zumindest aber meine Anleitungen braucht, sagt er: »Ja, natürlich! Was denken Sie denn! Natürlich kann ich das noch alles alleine!«

Wenn ich mich nun darüber ärgere, dass er wieder einmal seine Probleme und Beeinträchtigungen nicht einsieht, und mich auf eine Diskussion mit ihm einlasse, in der ich

ihm seine Störungen und seine Hilflosigkeit vor Augen führe, kommt es vielleicht zu einer Eskalation: Der Kranke fühlt sich gedemütigt, wird wütend und aggressiv, beschuldigt mich, ihn zu denunzieren – und ich verliere nun ebenfalls die Nerven, schimpfe und sage wahrscheinlich Dinge, die mir hinterher wieder Leid tun!

Wie könnte die Situation also besser verlaufen? Wenn ich die Krankheitssymptome des Kranken als unabänderliche Tatsache akzeptieren kann – auch seine fehlende Einsichts- und Reflexionsfähigkeit –, könnte ich mich in der geschilderten Situation anders verhalten: Ich könnte die MDK-Mitarbeiterin bitten, sich anschließend noch ein paar Minuten Zeit zu nehmen, in der ich mit ihr alleine sprechen möchte. In dieser Zeit könnte ich die Behauptungen des Kranken richtig stellen, ihr ein Schreiben des Arztes überreichen, in welchem bestätigt wird, dass er an einer Demenzerkrankung leidet, und ihr – vielleicht auch mithilfe eigener Tagebuchaufzeichnungen – aufzeigen, wie viel Zeit ich für die Hilfe und Unterstützung des Kranken mittlerweile täglich aufbringen muss. (In Kapitel 10 wird das Thema der Pflegeeinstufung noch einmal genauer behandelt.) Dann wäre es nämlich gar nicht nötig, den Kranken zu verbessern, ihm zu widersprechen und an seine Einsichtsfähigkeit zu appellieren!

nicht so schlimm wären, wenn er sie selbst einsehen, sie zugeben und darüber reden könnte! Aber im Laufe der Erkrankung verstehe ich immer besser, dass ich auch seine mangelnde Einsichtsfähigkeit als unabänderliches, unabwendbares Krankheitssymptom annehmen lernen und akzeptieren muss. Und dass es kaum Sinn hat, mit dem Kranken über seine Störungen zu reden, sondern dass ich andere, neue Wege gehen muss, um mit seiner fehlenden Einsichtsfähigkeit leben zu können (siehe Kasten auf S. 80).

Argumentieren bringt nichts

Doch da es für mich ein großer Lernprozess ist, diese Verhaltensweisen des Kranken als unabänderliche Tatsachen zu akzeptieren, gelingt mir das natürlich nicht immer. Und so wird es immer wieder zu Situationen kommen, in welchen ich aufgrund der fehlenden Einsicht des Kranken ärgerlich werde und mich auf unerquickliche Diskussionen und Streitgespräche einlasse. Und oft erkenne ich dann erst später: Es bringt

nichts, auf logische, rationale, überzeugende Argumente zu setzen und den Kranken überzeugen zu wollen!

Aber im Laufe der Zeit wird es mir immer leichter fallen, solchen unguten Auseinandersetzungen aus dem Weg zu gehen, weil ich jedes Mal merken werde, dass es uns beiden – dem Kranken und auch mir! – viel besser geht, wenn es mir gelingt, seine mangelnde Einsichtsfähigkeit zu akzeptieren.

Der Umgang mit der fehlenden Einsicht des Kranken wird in späteren Abschnitten des vorliegenden Buches noch häufiger angesprochen. Hier an dieser Stelle soll noch einmal explizit darauf hingewiesen werden, dass mangelnde Einsichtigkeit ein Zeichen der Erkrankung ist, für die der Betroffene nichts kann, die er nicht mit Absicht oder aus Sturheit oder gar aus Boshaftigkeit entwickelt, sondern die die Folge seines Gehirn-Abbau-Prozesses ist.

Er versteht keinen Spaß mehr

Als Angehörige erlebe ich es möglicherweise auch, dass mein demenzkrankes Familienmitglied seinen Humor verliert. Die Ursache hierfür kann auch vielfältiger Natur sein: Einerseits kann es daran liegen, dass der Kranke eine depressive Störung hat, und es ihm deshalb einfach nicht mehr zum Lachen zumute ist.

Andererseits kann es sich bei dem Verlust an Humor auch um ein geistig-sprachliches Problem handeln: So gibt es ja eine Art von Scherzen, in der man genau das Gegenteil von dem sagt, was man meint. Und genau in diesem Verdrehen liegt die Komik. Doch Demenzkranke können diesen verdrehten Sinn häufig nicht mehr entschlüsseln und reagieren dann eher verständnislos als amüsiert (siehe Kasten auf S. 82).

Probleme bei der Verständigung

Mein Witz »kommt nicht an«

Als Angehörige, die ich leidenschaftlich gerne Süßigkeiten, Kuchen und Torten esse, möchte ich mein demenzkrankes Familienmitglied erheitern und zum Schmunzeln bringen und deshalb sage ich augenzwinkernd: »Du weißt ja, wie ungern ich Süßes esse!« Doch statt zu lächeln, reagiert der Kranke überhaupt nicht, und mir wird deutlich, dass mein Scherz nicht »angekommen« ist. Nun bin ich vielleicht enttäuscht, weil meine Bemühungen so fehlgeschlagen sind und verstehe möglicherweise gar nicht, warum der Kranke so humorlos ist. Um seine Reaktion nachvollziehen zu können, ist es hilfreich, sich einmal vor Augen zu führen, wie kompliziert es ist, eine ironische Bemerkung zu verstehen:

Um meine Aussage als Scherz zu verstehen, muss mein Zuhörer einige Dinge von mir ganz sicher wissen: Er muss sich nämlich ganz sicher sein, dass ich

- wirklich für Süßes schwärme,
- mir selbst meiner Schwäche für Süßigkeiten bewusst bin, und
- mit dieser Schwäche sehr offen umgehe und sie meinen Freunden, Bekannten und Verwandten bereits »gestanden« habe.

Erst wenn sich mein Zuhörer all dieser Wissensaspekte sicher ist, kann er erkennen, dass ich absichtlich etwas gesagt habe, das nicht den Tatsachen entspricht. Nun muss er sich aber des Weiteren darüber klar werden, warum ich das wohl getan habe. Er muss also über uns und unser Verhältnis nachdenken. Er wird sich fragen müssen: Will sie mich belügen? Hält sie mich für dumm? Und erst wenn er zu dem Schluss kommt, dass ich ihn sicher nicht belügen oder hinters Licht führen will, kann er schließlich folgern: Sie will wohl einen Scherz machen!

Die detaillierte Aufzählung der einzelnen Denk- und Urteilsschritte, die ein gesunder Mensch in der Regel blitzschnell und unbewusst vollzieht, soll bereits deutlich machen, dass diese Vielzahl an Schlussfolgerungen einem Demenzkranken Schwierigkeiten bereiten können. Außerdem ist sich manch ein Kranker gar nicht mehr sicher, ob es wirklich stimmt, was er zu wissen glaubt – zumal er in letzter Zeit vielleicht häufiger die beunruhigende Erfahrung gemacht hat, dass andere Menschen ihn auf seine Irrtümer, Fehleinschätzungen und Beeinträchtigungen hinweisen. Wenn der Kranke sich aber seines Wissens nicht mehr sicher ist, kann er eine ironische Bemerkung als solche gar nicht mehr verstehen. Eher glaubt er dann, dass er wieder einmal falsch liege, und überlegt vielleicht: »Das gibt es doch nicht! Ich dachte immer, sie isst sehr gerne Kuchen und Torte, und jetzt behauptet sie, dass das gar nicht stimmt.« Statt zu lachen, rätselt der Kranke eher über diese Ungereimtheit.

Es ist auch möglich, dass der Kranke schlicht vergessen hat, dass ich gerne Süßigkeiten esse. Dann versteht er meinen Scherz freilich auch nicht. Vielmehr interpretiert er meine Aussage als einen ganz normalen »Tatsachenbericht«, über den er – natürlich – nicht lacht.

Regeln, die die Verständigung erleichtern

In diesem Kapitel sind viele – durch die Erkrankung verursachte – Kommunikationsprobleme zur Sprache gekommen, die zwischen dem Kranken und mir als Angehöriger entstehen können. Einige dieser Kommunikationsprobleme können zumindest gelindert werden, wenn Angehörige folgende Regeln der einfühlsamen Kommunikation beachten:

Den Austausch anregen

Da ein Demenzkranker aufgrund seiner Antriebsstörungen oder der Angst vor Fehlern häufig von sich aus kein Gespräch beginnt, ist es gut, wenn ich ihn zur Kommunikation anrege. Dabei ist mein Wissen um seine Persönlichkeit und seine Lieblingsthemen eine wichtige Basis für ein Gespräch oder einen Austausch. Auch durch Spiele, die dem Kranken Spaß machen (!), können aktivierende kommunikative Situationen entstehen. Dagegen sollte ich davon absehen, den Kranken »abzufragen« oder zu prüfen, was er noch weiß und was er bereits vergessen hat. Viele Kranke empfinden eine solche schulmeisterliche Behandlung zu recht als demütigend, weil sie ihnen wieder und wieder die eigenen Defizite und Beeinträchtigungen vor Augen führt.

Die Stärken hervorheben und Fehler übergehen

Auch wenn es mir bestimmt nicht immer leicht fällt, wird es uns beiden gut tun, wenn ich lerne, den Kranken in positiver Weise zu unterstützen, seine Stärken hervorzuheben und seine verbliebenen Kompetenzen zu betonen, und mir abgewöhne, ihn auf Fehler oder Defizite hinzuweisen. Denn das Gefühl, kontrolliert und verbessert zu werden, verunsichert den Kranken oft und kann zu Aggression und einer Verstärkung seiner Fehlleistungen führen. Ich verhalte mich daher wesentlich fördernder und einfühlsamer, wenn ich versuche, seine Defizite zu übergehen oder ihm zu versichern, dass Fehler doch jedem Menschen passieren können. Wenn ich Sätze sage, wie: »Nein, das ist nicht wahr, was du sagst«, oder »Das erzählst du wieder ganz falsch!« oder »Das kannst du nicht mehr, also lass es doch einfach!« wird sich der Kranke wahrscheinlich sehr gekränkt fühlen.

Achten Sie besonders darauf, ihn nicht zu kränken

Nun könnte man einwenden, dass jedem Menschen immer mal wieder Kränkungen im Leben widerfahren, und eben auch ein Demenzkranker mit solchen Erfahrungen leben muss. Doch in dieser Beziehung gibt es bedeutsame Unterschiede zwischen demenzkranken und nicht-demenzkranken Menschen: Denn während ein Gesunder

Kränkungen geistig verarbeiten kann, kann das ein Demenzkranker nicht mehr. Ein gesunder Mensch denkt vielleicht: »Oh, je! Wahrscheinlich geht es ihr heute nicht so gut, deshalb reagiert sie so verletzend!« oder »Ja, gut! Da ist mir vielleicht ein Missgeschick passiert! Aber nur weil mal eine Kleinigkeit schief gegangen ist, braucht sie sich doch nicht gleich so aufregen!«. Mithilfe dieser Überlegungen schafft er es, die kritischen Bemerkungen des Anderen nicht so nahe an sich herankommen zu lassen und sich selbst vor seinen eigenen Augen zumindest teilweise zu »rehabilitieren« bzw. sich selbst zu trösten.

Wichtig

Ein demenzkranker Mensch ist zu derartigen Selbstberuhigungen bzw. -tröstungen nicht mehr in der Lage!

Demenzparadoxon. In der psychologischen Fachliteratur wird diese Situation Demenzkranker als Demenzparadoxon bezeichnet, das dadurch charakterisiert ist, dass er einerseits aufgrund seiner zunehmenden Beeinträchtigungen immer häufig kränkende und verletzende Erfahrungen macht und andererseits aufgrund seines geistigen Abbaus immer weniger dazu im Stande ist, diese Kränkungen für sich selbst so zu interpretieren, dass er sie als erträglich empfinden kann. Aus dieser Unerträglichkeit erklärt sich auch die Heftigkeit von aggressiven Reaktionen, die manche Demenzkranke bisweilen zeigen.

Helfen Sie nicht vorschnell, wenn er »nach Worten ringt«

Wortfindungsstörungen behindern nicht selten die Kommunikationsfähigkeit des Demenzkranken. Als Angehörige möchte ich ihm in Situationen, in der er um die gesuchten Worte ringt, helfen und spreche ihm das Wort vor, von dem ich glaube, dass er es sagen will, oder vollende seinen angefangenen Satz gleich ganz. Auch wenn ich es nur gut mit dem Kranken meine, ist dieses Verhalten jedoch meist nicht empfehlenswert: Denn auf der einen Seite demonstriere ich damit häufig meine Ungeduld und setze den Kranken möglicherweise unter Druck. Und auf der anderen Seite lege ich ihm mit meinem Verhalten vielleicht Worte in den Mund, die er eigentlich gar nicht sagen wollte.

Wichtig

Viel sinnvoller ist es in diesem Falle, Geduld zu zeigen und zu warten, ob dem Kranken das gesuchte Wort noch einfällt. Erst, wenn einige Momente erfolglosen Suchens vergangen sind, kann ich vorsichtige Hilfestellungen geben, indem ich ein Wort vorschlage und frage, ob er dieses Wort gemeint habe.

Auch hinsichtlich seiner Sprachprobleme kann ich lernen, über Fehler und Ungenauigkeiten hinwegzusehen: Schließlich reicht es völlig aus, wenn ich inhaltlich verstanden habe, was der Kranke äußern möchte – egal wie fehlerhaft seine sprachliche Äußerung auch sein mag.

Sorgen Sie für eine ruhige Umgebung

Wenn Aufmerksamkeits- und Konzentrationsprobleme die Kommunikation mit dem Kranken erschweren, kann ich die Situation verbessern, indem ich Störreize, die Ablenkungen verursachen, abstelle. Wenn ich mich mit dem Kranken erfolgreich austauschen möchte, achte ich darauf, Fernseh- und Radiogeräte im Hintergrund abzuschalten und Fenster oder Türen zu schließen, wenn von draußen Lärm, Unterhaltungen oder andere Geräusche zu hören sind.

Außerdem bemühe ich mich, neben der Unterhaltung mit dem Kranken keine anderen Dinge zu tun, weil auch meine eigene Unaufmerksamkeit die Konzentration des Kranken stören kann. Je ruhiger die Umgebung ist und je konzentrierter und geduldiger ich bin, desto erfolgreicher verläuft meine Unterhaltung mit dem Kranken.

Bleiben Sie in seinem Blickfeld

Leidet der Kranke an starken Aufmerksamkeitsstörungen, versuche ich mich in seinem Blickfeld aufzuhalten, solange ich mich mit ihm unterhalte. Denn wenn er mich während eines Gesprächs nicht ansieht, dann wird sich seine Aufmerksamkeit wahrscheinlich sehr schnell von unserem Gespräch abwenden und sich auf irgendetwas anderes richten, vielleicht auf einen Gegenstand, der sich gerade in seinem Blickfeld befindet.

Wichtig

Noch schwieriger kann die Situation für den Kranken sein, wenn ich ihn anspreche, während ich hinter seinem Rücken stehe. Dann kann er vielleicht nicht erkennen, wer da spricht und erschrickt, weil er Stimmen hört, von denen er nicht weiß, woher sie kommen. Da solche schwierigen Kommunikationssituationen einen Demenzkranken stark verunsichern oder überfordern können, versuche ich diese zu vermeiden.

Nach einem Gedankenabriss den Faden wieder aufnehmen

Das Abschweifen vom eigentlichen Gesprächsthema oder der plötzliche Gedankenabriss mitten im Satz sind ebenfalls meist Zeichen von Aufmerksamkeits- und Konzentrationsproblemen. Am hilfreichsten ist es hier, wenn ich vorsichtig zum Thema zurückführe, ohne die Defizite des Kranken eigens zu betonen. Wenn der Kranke beispielsweise von einer Begebenheit im Supermarkt berichtet, bei der er den Nachbarn traf, und unvermittelt seine Erzählung abbricht, könnte ich im Sinne der einfühlsamen Kommunikation nach einigen Momenten sagen: »Jetzt bin ich aber wirklich neugierig, wie die Geschichte über unseren Nachbarn ausgeht, die Du vorhin zu erzählen begonnen hast. Du wurdest unterbrochen, als Du gerade erzähltest, dass Ihr Euch im Supermarkt getroffen habt. Und was passierte dann?«

Sprechen Sie in kurzen Sätzen

Wenn ein Gesprächspartner aufgrund von Konzentrations- und Kurzzeitgedächtnisproblemen Schwierigkeiten hat, lange komplizierte Sätze zu verstehen, liegt es auf der Hand, dass die Verwendung kurzer, einfacher Sätze die Kommunikation wesentlich erleichtert. Einfach ist ein Satz dann, wenn er nur eine Aussage enthält und sein Aufbau auf Anhieb zu verstehen ist (siehe Beispiel).

BEISPIEL

Jeder Satz sollte nur eine Aussage enthalten

Folgender Satz ist demnach nicht einfach: »Wenn Herr Maier, dem ja früher der Bäckerladen in der Stadt gehörte, krank ist, wie dies momentan der Fall ist, kommt seine Frau, die selbst keinen Führerschein hat, nicht aus dem Dorf raus.« Warum ist der Satz nicht einfach? Weil er mindestens vier Aussagen enthält. Daher ist er für manchen Demenzkranken kaum zu verstehen. Viel leichter zu begreifen ist dagegen die Erzählung: »Du kennt doch noch Herrn Maier. [Pause] Herrn Maier gehörte früher der Bäckerladen in der Stadt. [Pause] Seine Frau, also Frau Maier, hat übrigens keinen Führerschein. [Pause] Deswegen muss Frau Maier immer von Herrn Maier gefahren werden. [Pause] Nun ist aber Herr Maier krank und kann nicht fahren. [Pause] Deshalb kommt Frau Maier zurzeit nicht aus dem Dorf raus.«

Als Angehörige sollte ich daher in der Unterhaltung mit dem Kranken Sätze so einfach konstruieren, dass sie immer nur eine Aussage beinhalten. Ähnliches gilt auch für Arbeitsanweisungen oder Anleitungen: Auch diese gebe ich Schritt für Schritt. Dabei ist es für den Kranken auch hilfreich, wenn ich ein bisschen langsamer spreche und kleine Pausen zwischen den einzelnen Sätzen mache. Denn während langsameres Sprechen das Verstehen erleichtert, verbessert sehr lautes Sprechen den Verstehensprozess nicht. Selbst schwerhörige Menschen verstehen nicht etwa besser, wenn man sehr laut zu ihnen spricht. Dagegen profitieren sie von langsamer Sprechgeschwindigkeit und deutlicher Aussprache.

Achten Sie darauf, dass Brille und Hörgerät optimal unterstützen

Es ist naheliegend, dass ich bei einem Menschen, der aufgrund seiner Demenzerkrankung sowieso schon Probleme beim Kommunizieren hat, darauf achte, dass seine »Kommunikations-Werkzeuge«, d. h. seine Seh-, Hör- und Sprechorgane bestmöglich funktionieren. Notwendige Hilfsmittel, wie eine gut sitzende Zahnprothese, richtig angepasste Hörgeräte oder eine Brille mit passenden Glasstärken sollten daher ständig getragen werden. Was in der Theorie selbstverständlich zu sein scheint, erfordert aber in der Praxis oft viel Disziplin: Denn an Hörgeräte und neue Brillenstärken muss man sich erst gewöhnen, und ohne Gebiss ist es zu Hause ja manchmal viel bequemer! Deshalb neige auch ich als Angehörige dazu, diese Dinge bei meinem Kranken zu vernachlässigen. Dennoch sind diese Hilfsmittel sehr wichtig, um die Kommunikationsprobleme nicht zusätzlich – und unnötig – zu verschärfen.

Verzichten Sie auf Pronomen

Dass das Verstehen von Pronomen gute Kurzzeitgedächtnisleistungen erfordert und daher einem Demenzkranken Schwierigkeiten bereiten kann, wurde bereits erwähnt. Dennoch verwenden gesunde Personen in Unterhaltungen ganz selbstverständlich Pronomen anstelle von Namenswörtern, um sich erneut auf einen Gegenstand zu beziehen, den sie im vorhergehenden Satz bereits benannt haben. An folgenden Beispielsätzen lässt sich dies erneut illustrieren:

»Paul kann heute nicht ganz pünktlich kommen. Er muss erst seinen kleinen Bruder in den Kindergarten bringen, bevor er zu uns kommt.«

Das Wort »er« im zweiten Satz gewinnt seine Bedeutung rückbezüglich, denn es bezieht sich zurück auf das Subjekt des ersten Satzes, nämlich auf »Paul«. Wenn ich diese beiden Sätze höre, weiß ich nur dann, wer zu uns kommt, wenn er seinen Bruder in den Kindergarten gebracht hat, wenn meine Gedächtnisspanne groß genug ist, um mir den ersten Satz zu merken, bis ich den zweiten verstanden habe. Ist aber die Information, dass Paul heute nicht pünktlich kommt, gleich wieder zerfallen, weil mein Kurzzeitgedächtnis diese Information nicht festhalten kann, dann weiß ich auch nicht, wer dieser »er« ist, der seinen Bruder in den Kindergarten bringt und anschließend zu uns kommt. Und genau so ergeht es einem Demenzkranken, dessen Kurzzeitgedächtnis stark beeinträchtigt ist!

Wiederholen Sie den Namen in jedem Satz wieder

Um dem Kranken nun das Verstehen zu erleichtern, ist es also sehr förderlich, wenn ich mich nicht durch Pronomen auf ein bereits benanntes Subjekt beziehe, sondern das Subjekt immer wieder explizit benenne. Dies mag zwar manchmal ein bisschen holprig klingen, aber es ist ja nicht mein Ziel, einen Rhetorik-Wettbewerb zu gewinnen, sondern mich mit meinem demenzkranken Familienmitglied zu verständigen trotz seiner Sprach- und Gedächtnisbeeinträchtigungen. Das klingt dann beispielsweise so:

»Wir können heute Nachmittag um 3 Uhr zu Dr. Wenig gehen. Dr. Wenig hat bis dahin noch einige andere Termine, doch wenn wir um 3 Uhr kommen, hat Dr. Wenig Zeit für uns. Vielleicht kann dir Dr. Wenig dann auch noch gleich deine Spritze geben.«

INFO

Ein redundanter Sprachstil ist hilfreich

In der Sprachwissenschaft bezeichnet man einen solchen Sprachstil als redundant, d. h. solche Äußerungen sind überfüllt mit Wörtern, die immer wieder das Gleiche wiederholen und insofern eigentlich überflüssig sind. Doch im Umgang mit Menschen, die starke Kurzzeitgedächtnisstörungen haben, ist das erneute Wiederholen von bereits Gesagtem sehr hilfreich, weil ein redundanter Sprachstil das Kurzzeitgedächtnis des Hörers nur sehr wenig beansprucht.

Wechseln Sie nicht plötzlich das Thema

Abrupte Themenwechsel innerhalb eines Gesprächs erfordern vom Zuhörer ein schnelles Erfassen. Er muss sehr schnell begreifen, dass das erste Thema nun beendet ist und schon ein ganz neues Thema im Fokus der Aufmerksamkeit steht. Jedes Thema hat seinen eigenen Kontext: Wenn man z. B. das Thema »Urlaub« anspricht, dann ruft das Bilder und Vorstellungen von Sonne, Meer, wandern und Erholung hervor. Es wird also ein ganzer Themenkomplex aktiviert.

Noch einmal soll hier der Vergleich mit dem Archivar in unserem geistigen Lexikon erfolgen (siehe S. 73): Wenn ein Thema angesprochen wird, ist es, als würde der Archivar im geistigen Lexikon die entsprechende Schublade öffnen. In dieser »Urlaubs-Schublade« befinden sich auch weitere Vorstellungen und Begriffe, die der betreffende Mensch mit dem Begriff »Urlaub« verbindet: z. B. Sonne, Meer usw. Bei abruptem Themenwechsel muss der Archivar nun schnell die alte Schublade schließen, sich orientieren, wo die neue Themen-Schublade ist, dorthin eilen und sie öffnen.

Vergleicht man nun einige Sprachprobleme Demenzkranker mit den Störungen, die auftreten, wenn der Archivar erkrankt ist, wird die demenzbedingte Unfähigkeit schnellen Themenwechsel folgen zu können, nachvollziehbar: Es dauert viel zu lange, bis der kranke Archivar die alte Schublade schließt. Oder aber er schließt sie überhaupt nicht, weil er gar nicht mitbekommen hat, dass er die Schubladen wechseln soll, und sucht noch immer in der alten Schublade nach möglichen Zusammenhängen, die dort aber nicht zu finden sind!

BEISPIEL

Fliegende Themenwechsel führen zu Missverständnissen

Wenn ich mein demenzkrankes Familienmitglied also mit folgender Äußerung konfrontiere, wird der Kranke aufgrund meines schnellen Themenwechsels wohl kaum begreifen, was ich von ihm möchte:

»Heute Vormittag habe ich übrigens die Nachbarin im Supermarkt getroffen. Sie sagt, ihr Mann sei sehr krank gewesen. – Sag mal, was willst du heute Abend eigentlich essen?«

Unter gesunden Sprechern sind solche fliegenden Themenwechsel ganz normal, obwohl es auch hier zu Missverständnissen kommen kann. Für viele Demenzkranke sind sie unmöglich nachzuvollziehen! Da hat der Archivar gerade die Schublade »Nachbarschaft« geöffnet, mitaktiviert werden »Nachbarin« und »der Mann der Nachbarin«, »das Nachbarhaus« und vieles mehr. Den plötzlichen Themenwechsel hin zum Abendessen hat er nicht mitbekommen. Also ist noch immer die »Nachbarschafts-Schublade« geöffnet. Das angesprochene Abendessen wird nun als Teil der »Nachbarschafts-Schublade« verstanden. Möglicherweise versteht der Kranke, dass die Nachbarin und ihr kranker Mann heute Abend zum Essen kommen.

Wie Sie ein Thema behutsam wechseln können

Um solche Verwirrungen nicht aufkommen zu lassen, bemühe ich mich als Angehörige, den Themenwechsel langsam und behutsam zu vollziehen. Darüber hinaus ist es sinnvoll, Themenwechsel anzukündigen und den Kranken »an die Hand zu nehmen« und zum neuen Thema zu führen. In dem obigen Beispiel könnte ich als Angehörige also folgendes sagen:

»Heute Vormittag habe ich die Nachbarin, Frau Müller, getroffen. Die Nachbarin sagt, ihr Mann, der Herr Müller, sei sehr krank gewesen. Mehr habe ich aber nicht mit ihr gesprochen. [Pause]. Jetzt möchte ich gerne über etwas ganz anderes mit dir reden. Nämlich über etwas, was uns beide angeht. Ich möchte nämlich jetzt unser Abendessen planen. Und deshalb möchte ich von dir wissen, was du heute Abend gerne essen würdest.«

Auch dies mag holprig und redundant klingen, aber durch einen redundanten Stil helfe ich dem Kranken durch die vielen Wiederholungen auch beim Themenwechsel.

Sie müssen genau das aussprechen, was Sie meinen

Die Fähigkeit, ironische Bemerkungen als Scherze zu begreifen, setzt die Einsicht voraus, dass der Sprecher etwas anderes sagt, als er meint. Dass demenzkranke Menschen beim Verstehen solcher »stilistischen Feinheiten« Probleme haben, wurde bereits ausführlich besprochen. Neben ironischen Bemerkungen gibt es aber noch andere Situationen, in denen der Sprecher etwas anderes sagt als er meint, nämlich beispielsweise bei indirekten Sprechakten. Diese sprachlichen Äußerungen heißen indirekt, weil das, was der Sprecher eigentlich ausdrücken will, nicht wörtlich, sondern unausgesprochen mitgeteilt wird (siehe Kasten).

Um einen indirekten Sprechakt handelt es sich auch, wenn ich mit meinem demenzkranken Familienmitglied beim Essen am Tisch sitze und – weil ich mich über seine Hastigkeit und Rücksichtslosigkeit ärgere, mit der er sich gleich den Teller voll lädt, ohne darauf zu achten, ob auch für mich noch genügend übrig bleibt – zu ihm sage:

»Na, Dir scheint es ja zu schmecken!« Wie ironische Bemerkungen verstehen Demenzkranke meist auch indirekte Sprechakte

BEISPIEL

Was versteht man unter einem »indirekten Sprechakt«?

Wenn ich auf der Straße einen Passanten anspreche und ihn frage: »Entschuldigen Sie bitte! Haben Sie eine Uhr?«, dann handelt es sich hierbei um einen indirekten Sprechakt. Denn ich stelle die Frage, ob er eine Uhr hat, möchte aber eigentlich die Uhrzeit von ihm wissen. Verstünde er meine Frage wörtlich, d. h. als direkten Sprechakt, würde er mir vielleicht antworten: »Ja, ich habe eine Uhr!« und an mir vorübergehen. Wollte ich meine Sprecherabsicht nicht indirekt, sondern direkt aussprechen, müsste ich sagen: »Entschuldigen Sie! Ich möchte gerne die Uhrzeit wissen. Wenn Sie eine Uhr bei sich tragen, dann sehen Sie doch bitte einmal darauf und sagen mir, wie spät es ist!«

nicht. Ich brauche mich also nicht zu wundern, wenn der Kranke mich nur anlächelt und nickt und nicht die geringsten Anzeichen eines schlechten Gewissens zeigt.

Auch bildhafte Ausdrücke und Redewendungen sind problematisch

Auch bei dem Stilmittel der bildhaften Rede teilt ein Sprecher nicht wörtlich mit, was er eigentlich meint. So sind Sätze wie beispielsweise »lass doch mal die Seele baumeln«, »mein Enkelkind ist mein ganzer Sonnenschein« oder »diese Liebesbeziehung ist wie ein zweiter Frühling für sie« natürlich im übertragenen Sinne und nicht wörtlich gemeint, denn eine Seele kann gar nicht baumeln, ein Kind ist ein Kind und kein Sonnenschein, und die Dame mit der neuen Liebesbeziehung hat sicherlich schon mehr als zweimal den Frühling erlebt. Mit diesen bildhaften Äußerungen möchte man also etwas ganz anderes sagen. So, wie man auch mit Sprichwörtern etwas ganz anderes ausdrücken möchte, als man wörtlich sagt. Über einen Menschen, der einem anderen eins auswischen will und sich dabei selbst schadet, sagt man: »wer anderen eine Grube gräbt, fällt selbst hinein«, obwohl der Betreffende mit Sicherheit keine Grube gegraben hat.

In all diesen Beispielen wird die Sprecherabsicht nicht wörtlich mitgeteilt, sondern in übertragenem Sinne. Wie oben ausführlich beschrieben, sind zum Verstehen von übertragenen Bedeutungen sehr viele Zwischen-Denkschritte nötig. Und diese müssen alle in der betreffenden Situation schnell vollzogen werden. Da dies manche Demenzkranke überfordert, verstehen sie viele übertragene Bedeutungen nicht.

Wichtig

Als Gesprächspartnerin, die die Regeln der einfühlsamen Kommunikation beherzigt, bleibe ich daher strikt bei – manchmal vielleicht redundant und holprig klingenden – wörtlich zu verstehenden Mitteilungen.

Wiederholen Sie das Schlüsselwort am Satzende

Wenn das Kurzzeitgedächtnis eines Demenzkranken sehr stark beeinträchtigt ist, versteht er längere Sätze kaum noch. Und auch bei kurzen Sätzen bleibt das Satzende am besten in Erinnerung. Daher versuche ich am Ende der Äußerung das wichtige Schlüsselwort mitzuteilen, das ich zur Verstärkung auch noch betonen kann. Statt der Äußerung: »Ich habe verschiedene Teesorten. Sag mir doch bitte, welche Du am liebsten magst!« sage ich wohl besser: »Ich möchte uns einen Tee kochen. Welcher ist denn dein Lieblingstee?«

Verwenden Sie unterstützende Gestik und Mimik

Bei sehr schweren Demenzerkrankungen kann die Fähigkeit des Kranken, Sprache zu verstehen, so reduziert sein, dass ich sprachbegleitend Gestik und Mimik einsetze, um mich verständlich zu machen. Dabei muss ich jedoch darauf achten, dass Gestik und Mimik eindeutig sind und mit dem sprachlich Gesagten übereinstimmen. So steigert es die Verwirrung des Kranken ja nur noch, wenn ich ihm sage, dass ich sehr glücklich bin, und dabei ein trauriges Gesicht mache. Viel schwieriger ist jedoch die eindeutige Gestik: Viele Menschen nehmen die Hände zu Hilfe, wenn sie das Gefühl haben, dass ihr Kommunikationspartner sie nicht versteht, doch fuchteln sie dann irgendwie mit den Händen in der Luft und führen dabei so unklare Handbewegungen aus, dass dies den Kranken noch mehr verwirrt und er überhaupt nichts mehr versteht. Beim Gestikulieren gilt es daher sparsam und eindeutig zu kommunizieren. Überflüssige Bewegungen mit den Händen verwirren den Kranken und machen ihn nervös.

In diesem Abschnitt wurden einige Kommunikationsprobleme diskutiert, die durch relativ einfache sprachliche Verhaltens-maßnahmen der einfühlsamen Kommunikation gelindert oder gar verhindert werden können. Es erfordert von mir als Angehöriger jedoch ein großes Maß an Umdenken und die Fähigkeit, mich auf den Kranken einzustellen. Dafür kann ich es vielleicht immer häufiger als Erfolg verbuchen, dass die Atmosphäre zwischen uns weniger gereizt ist, wir beide ruhiger und entspannter bleiben, der Kranke weniger aggressiv ist, und ich meine Nerven ein bisschen mehr schone.

Es gibt jedoch noch weitere Kommunikationsprobleme, die tiefgreifende Ursachen haben und sich durch einfache Verhaltensregeln meist nicht beheben lassen. Um ihre Wurzeln zu erfassen, muss ich als Angehörige tiefer in die Kommunikationstheorie einsteigen. Dies soll im nächsten Abschnitt geschehen.

Rekapitulieren Sie noch einmal dieses Kapitel in Bezug auf Ihre Situation

- Haben Sie bei Ihrem Angehörigen Sprach- und Kommunikationsprobleme beobachtet, die in diesem Kapitel beschrieben wurden?
- In welchen alltäglichen Situationen machen sich diese Störungen bemerkbar?
- Wie reagieren Sie in solchen Situationen?

- Haben Sie schon einmal unterschiedliche Reaktionsweisen ausprobiert? Wenn ja: Haben Sie Erfahrungen damit gemacht, welche Ihrer Reaktionen und Umgangsweisen die Verständigungssituation erleichtern und welche Reaktionen die Situation verschlechtern, indem sie zu Konflikten, Missverständnissen, Ärger oder Verstummen führen?

HILFREICHE FRAGEN

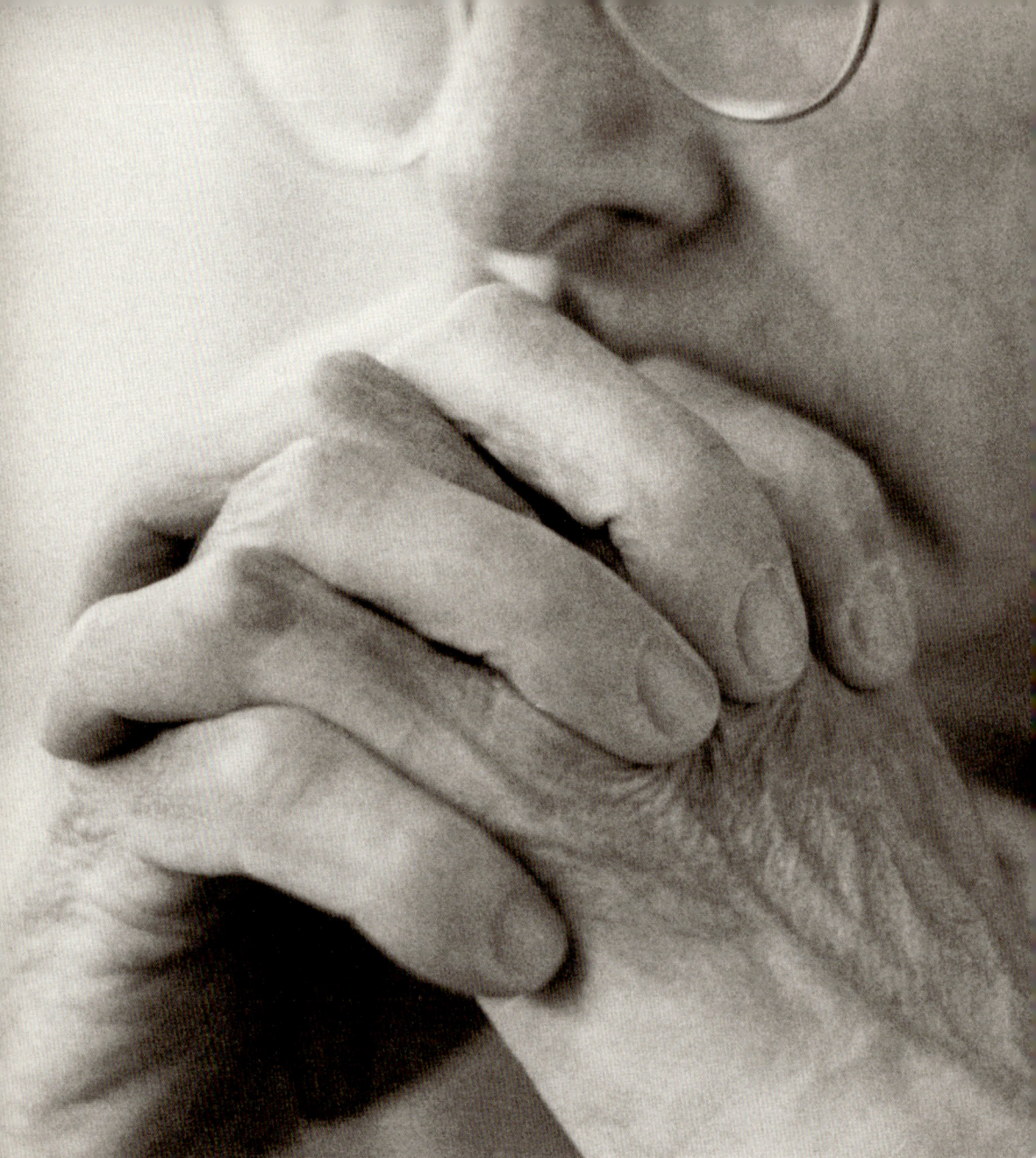

Die Kommunikation anpassen

Hinter einer Äußerung steht nicht nur eine sachliche Information, sondern es »verstecken« sich auch Aussagen über Gefühle, Beziehungen und Wünsche dahinter. Diese »versteckten Botschaften« von Demenzkranken richtig zu verstehen, ist besonders schwierig und erfordert viel Einfühlungsvermögen von Ihnen. Das Konzept der einfühlsamen Kommunikation hilft Ihnen dabei.

Wie »funktioniert« Kommunikation?

Vor mehr als 40 Jahren begannen Psychologen und Philosophen sich intensiver mit dem Thema der Kommunikation zu beschäftigen. Natürlich interessierten sie hier insbesondere die Störungen. Und so beschäftigten sie sich intensiv mit folgenden Fragen:

- Warum kommt es häufig zu Missverständnissen zwischen Menschen, obwohl sie die gleiche Sprache sprechen und sich wirklich Mühe geben, sich zu verstehen?
- Wie kann man sich das Scheitern von Verständigungsversuchen erklären?
- Warum reden Menschen aneinander vorbei, obwohl sie doch offensichtlich über dasselbe Thema zu sprechen scheinen?

Um diese und ähnliche Frage beantworten zu können, haben Wissenschaftler interessante Kommunikationstheorien entworfen, durch die verdeutlicht werden kann, was zwischen zwei Menschen passiert, die miteinander kommunizieren, und was passiert, wenn ihre Kommunikationsversuche nicht zu dem erwünschten Ziel der Verständigung führen, sondern zu Konflikten, Streit, Ärger und Schuldgefühlen.

Mithilfe dieser Kommunikationstheorien lässt sich auch erklären, wie sich die Verständigungs- und Kommunikationsbedingungen ändern können, wenn einer der beiden Gesprächspartner durch eine Demenzerkrankung zunehmend beeinträchtigt ist.

Wichtig

Um die Kommunikation mit dem Betroffenen dennoch aufrechterhalten zu können, muss ich als Angehörige mein gewohntes Kommunikationsverhalten ändern.

Die erforderlichen Anpassungsleistungen lassen sich am besten verstehen, wenn man weiß, wie Verständigungs- und Kommunikationsprozesse funktionieren. Deshalb soll zunächst die Psychologie der zwischenmenschlichen Kommunikation kurz zusammengefasst dargestellt werden.

Die vier Seiten einer Nachricht

Der Psychologe Schulz von Thun hat 1977 einen sehr anschaulichen Vergleich angestellt, indem er eine Nachricht, die eine Person einer anderen mitteilt, als »Quadrat« bezeichnet. Mit diesem Vergleich will der Autor deutlich machen, dass jede Nachricht vier Seiten hat, d. h. aus vier Teilbotschaften besteht. Wenn nämlich jemand etwas zu seinem Gesprächspartner sagt, dann teilt er ihm viel mehr mit als die rein sprachliche Aussage: Diese wörtlich vernehmbare Äußerung ist nur Teilbotschaft, der zusätzlich drei weitere unausgesprochene Botschaften beigepackt werden, welche der Gesprächspartner ebenfalls empfängt.

Während die ausgesprochene Botschaft jedoch bewusst empfangen wird, erreichen die beigepackten, nicht wörtlich ausgesprochenen Mitteilungen oft ihr Ziel, ohne dass sich der Empfänger der zusätzlich aufgenommenen Botschaften unbedingt bewusst sein muss. Und doch sind sie für das Zustandekommen eines echten Verständnisses mindestens so bedeutungsvoll wie die eigentliche sprachliche Äußerung. Um welche unausgesprochenen Botschaften handelt es sich da genau?

Die vier Teilbotschaften, die nach Schulz von Thun das Quadrat einer Äußerung bilden sind

▪ die inhaltliche Nachricht (die Informationen, die in meinem Satz stecken),

▪ die Selbstoffenbarung (wie geht es mir gerade?),
▪ die Beziehungsnachricht (was halte ich von meinem Gegenüber?),
▪ die appellierende Nachricht (was möchte ich von meinem Gegenüber?).

Sie sollen nun im Einzelnen vorgestellt werden.

Die inhaltliche Nachricht

Die Nachricht auf der Inhaltsseite informiert über einen bestimmten Inhalt, einen bestimmten Sachverhalt. Der Sachinhalt einer Nachricht ist derjenige Teilaspekt, über den der Sprecher wörtlich spricht. Und ohne eine Nachricht eingehender zu analysieren, könnte man vorschnell zu der Überzeugung gelangen, diese Inhaltsseite sei die Botschaft, um die es dem Sprecher scheinbar einzig und allein geht.

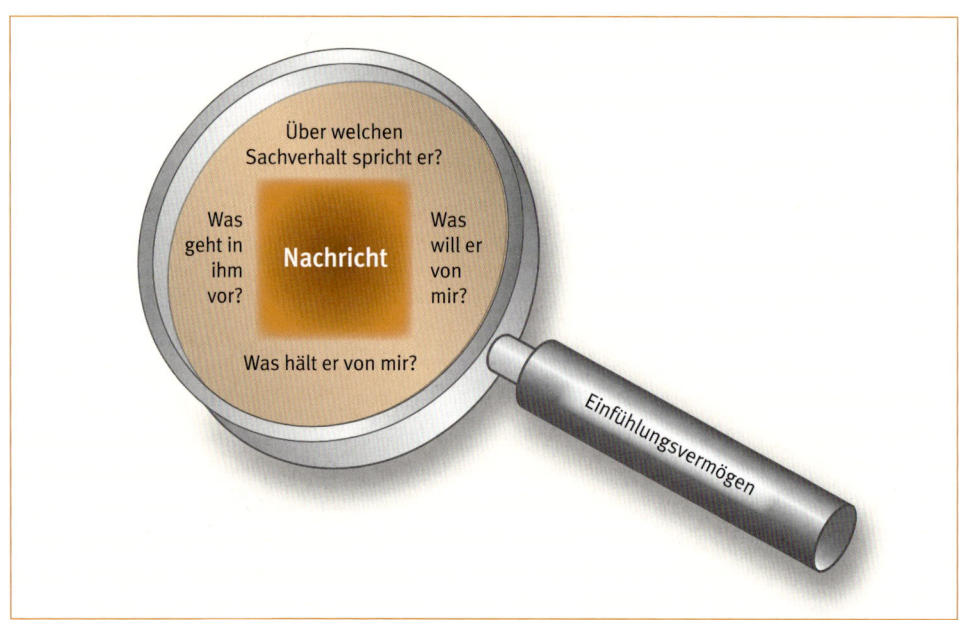

Die vier Seiten einer Nachricht.

Wenn mein demenzkranker Familienangehöriger mir also berichtet, dass die Nachbarn ihn bestehlen, dann handelt die Sachinformation seiner Äußerung schlicht und einfach von dem Sachverhalt, dass er von den Nachbarn bestohlen wird.

Die Selbstoffenbarung – Wie geht es mir gerade?

Hinter jeder Äußerung steht der Sprecher als Mensch mit seinen individuellen Gefühlen, Wünschen, Bedürfnissen, Eigenheiten, Absichten und Ängsten. Wann immer ein Mensch eine Äußerung an einen anderen richtet, sagt er nicht nur etwas über Inhalte, Dinge und Sachverhalte, sondern er enthüllt auch etwas von sich selbst, er gibt etwas kund über seine Gefühle, Wünsche, Motive und Bedürfnisse.

Sobald jemand etwas sagt, gibt er etwas von sich preis: Durch das, was er sagt und durch die Art, wie er es sagt und wie er spricht, können sich andere ein Bild von ihm machen. Manchmal möchte der Sprecher mit seiner Äußerung absichtlich und ganz gewollt eine bestimmte Gefühlslage von sich zeigen und manchmal enthüllt er unfreiwillig, wie es gerade »in ihm« aussieht. Diese Teilbotschaft nennt Schulz von Thun die »Selbstoffenbarung« des Sprechers.

Auch hinter den Äußerungen eines Demenzkranken steht immer eine Selbstoffenbarung. Manchmal ist diese ganz einfach zu entziffern. Wenn der Kranke mich beispielsweise – als Reaktion auf meinen Hinweis, dass er wieder einmal vergessen hat, seine Medikamente einzunehmen – zornig

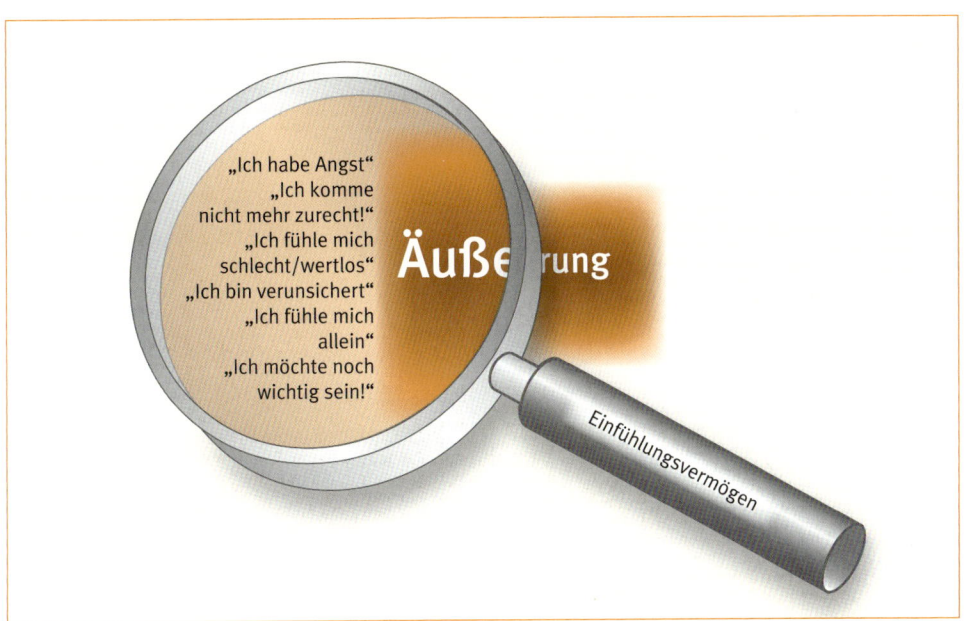

Nehmen Sie die Gefühlsseite unter die Lupe: Welche Gefühle stecken hinter der Äußerung Ihres demenzkranken Angehörigen?

Jede Äußerung sagt auch etwas über meine Gefühlslage

Ich sitze an meinem Geburtstag mit meiner Familie am Frühstückstisch und warte darauf, dass sich jemand daran erinnert, dass ich heute Geburtstag habe, und mir gratuliert. Doch offenbar haben es alle vergessen, niemand spricht mich darauf an. Schließlich sage ich im Kreis der Familie: »Heute ist übrigens der 3. März!« Während die Nachricht auf der Inhaltseite eine Information über das aktuelle Datum ist, hat meine Äußerung auch eine deutliche Selbstoffenbarungsnachricht: »Ich bin enttäuscht und verärgert!« In diesem Falle sende ich die Selbstoffenbarungsnachricht absichtlich und gewollt – wenngleich ich sie nicht wörtlich ausspreche.

Wenn ich dagegen das erste Mal in meinem Leben vor einer größeren Menschenmenge eine Rede halten soll, mit wackeligen Knien auf die Bühne gehe und mit zittriger Stimme leise sage: »Ich freue mich, dass ich heute zu Ihnen sprechen darf!«, dann versende ich die Selbstoffenbarungsnachricht »Ich bin verunsichert und aufgeregt!« Und das tue ich bestimmt nicht absichtlich und gewollt! Viel lieber hätte ich meinen inneren Zustand nicht offenbart, doch ist es mir einfach nicht gelungen, ihn zu verheimlichen!

beschimpft: »Du vergisst ja selbst ständig ganz viele wichtige Dinge!«, dann ist seine Selbstoffenbarung relativ einfach zu verstehen! Sie lautet wohl in etwa: »Ich bin ärgerlich und verletzt (und gedemütigt), weil du mich (wieder einmal) auf meine Fehler aufmerksam gemacht hast.«

In manchen Situationen ist die Selbstoffenbarung des Kranken dagegen nur schwer zu entschlüsseln. Dies ist oft dann der Fall, wenn er schwer verständliche Behauptungen äußert, die ich kaum nachvollziehen kann. Wenn der Betroffene beispielsweise wiederholt davon spricht, dass er nachts von fremden Menschen bestohlen werde, und sich trotz triftiger Gegenargumente nicht davon überzeugen lässt, dass er irrt, bedarf es schon eines größeren Einfühlungsvermögens, die Selbstoffenbarung hinter dieser Äußerung zu verstehen. Durch psychologische Interpretationen glaubt man zu verstehen, dass sich hinter dem Wahn, bestohlen zu werden, tiefe Ängste und Verunsicherungen verbergen. So lautet die Selbstoffenbarung in diesem Beispiel wahrscheinlich: »Ich habe Angst, immer mehr zu verlieren, fühle mich unsicher und hilflos.«

Die Beziehungsnachricht

So, wie jede Äußerung eine Botschaft über den inneren Zustand des Sprechers enthält, transportiert sie auch eine Botschaft darüber, was der Sprecher vom Hörer hält bzw. wie er die Beziehung zwischen sich und dem Hörer einschätzt.

Der Demenzkranke in meiner Familie, der ärgerlich darauf reagiert, dass ich ihn auf die vergessenen Medikamente aufmerksam mache, verschickt mit seinem Schimpfen wohl in etwa folgende Beziehungsnachricht: »Du gehst nicht einfühlsam mit mir um! Dein Verhalten entspricht nicht dem einer wertschätzenden und solidari-

Was halte ich gerade von meinem Gegenüber?

Wenn also meine Familie meinen Geburtstag vergessen hat, und ich sie – wie oben geschildert – darauf hinweise, dann sende ich auch Nachrichten auf der Beziehungsseite, und die lauten: »Ihr seid sehr unaufmerksam!« und »Als Familienmitglieder stehen wir uns so nahe, dass ich erwarten kann, dass Ihr an meinen Geburtstag denkt!« Wie die Selbstoffenbarungsnachricht versende ich auch in diesem Fall diese Beziehungsmitteilungen absichtlich und gewollt.

Natürlich werden auch immer wieder Beziehungsnachrichten übermittelt, obwohl der Sprecher sie lieber für sich behalten hätte. In dem Beispiel der ersten öffentlichen Rede vor großem Publikum könnte die Beziehungsnachricht lauten: »Ihr seid mir völlig fremd und angsteinflößend!« Ähnlich wie die Selbstoffenbarungsnachricht hätte ich auch diese Beziehungsnachricht wahrscheinlich lieber für mich behalten und verheimlicht.

schen Angehörigen und ist für mich enttäuschend.«

Die appellierende Nachricht

Die letzte Seite des Nachrichten-Vierecks bildet schließlich die appellierende Nachricht. Mit jeder Äußerung möchte ich etwas von meinem Kommunikationspartner, will ihn zu einer bestimmten Reaktion bewegen, möchte, dass er auf mich und mei-

Was möchte ich vom Gegenüber?

In dem Beispiel des vergessenen Geburtstages sende ich natürlich auch einen Appell an meine Familie, nämlich: »Entschuldigt euch bei mir und holt das Versäumte nach!« Im Beispiel meiner ersten großen Rede appelliere ich mit meinen Begrüßungsworten an mein Publikum: »Seid mir bitte freundlich gesonnen, hört mir aufmerksam zu und stellt mir im Anschluss an meine Rede keine unangenehmen und schwierigen Fragen!«

ne Nachricht reagiert. Wenn meine Äußerung eine Frage ist, möchte ich, dass er mir antwortet, wenn es ein Scherz ist, möchte ich, dass er lacht und wenn ich etwas erzähle, möchte ich, dass er Interesse an meiner Erzählung aufbringt.

Der Demenzkranke in meiner Familie, der sich über meine Zurechtweisung ärgert, möchte wahrscheinlich an mich appellieren, dass ich ihn nicht zum wiederholten Male mit seinen Fehlern konfrontieren soll. Vielleicht geht sein Bedürfnis aber noch viel weiter: Möglicherweise appelliert er sogar an mich, ihn darin zu unterstützen, seine verbliebenen Fähigkeiten und Stärken zu erkennen und zu benennen, um sein schwächer werdendes Selbstwertgefühl zu stärken.

Alle vier Teilbotschaften sind wichtig

Um erfolgreich miteinander zu kommunizieren, um also wirkliches Einverständnis erzielen zu können, müssen sich die Kommunikationspartner auf allen vier Nachrichtenebenen verstehen und verständigen können. Der Empfänger der Äußerung muss also alle vier Botschaften richtig, d. h. in dem vom Sprecher gemeinten Sinn verstehen.

Nun ist es aber für den Hörer oftmals gar nicht so einfach, eine Äußerung vollständig zu verstehen. Denn das Gesagte, das er wirklich akustisch wahrnehmen kann, ist ja nur »die Spitze des Eisbergs«. Die anderen Nachrichten, die den großen Fuß des Eisbergs bilden, kann er nicht wirklich hören, sondern nur interpretierend erschließen aus dem Klang der Stimme des Sprechers, seinem Gesichtsausdruck, dem Wissen über den Sprecher und seine gesamte Situation. Daher misslingt dieser Verständigungsprozess leider auch häufiger. Wann immer es zu Missverständnissen, Streit oder Konflikten kommt, haben sich Hörer und Sprecher hinsichtlich Selbstoffenbarungsnachricht, Beziehungsnachricht oder appellierender Nachricht missverstanden.

Wenn nicht alle Teilbotschaften richtig ankommen

Wenn meine Familie nur die Inhaltsnachricht meiner vier gesendeten Nachrichten hört und die anderen drei Nachrichten nicht versteht, dann interpretiert sie meine Äußerung als bloße Information über das heutige Datum. Es liegt auf der Hand, dass ich mit ihrer Reaktion in diesem Falle nicht zufrieden sein werde. Und so wird es – zumindest kurzfristig – zu Ärger und schlechter Stimmung kommen.

Kommt es selbst unter nicht demenzkranken Menschen häufig zu solchen Missverständnissen, treten sie zwischen mir als Angehöriger und meinem demenzkranken Familienmitglied fast zwangsläufig auf: Hinter den unverständlichen und schwer nachvollziehbaren Äußerungen des Kranken verbergen sich oftmals schwer interpretierbare Botschaften, und als Angehörige fühle ich mich häufig außerstande, diese zu verstehen. Dabei werden meine Verständnisschwierigkeiten einerseits dadurch verursacht, dass die Botschaften des Kranken teilweise wirklich sehr verschlüsselt sind; aber andererseits fällt es mir auch deshalb so schwer den Kranken mit all seinen Teilbotschaften zu verstehen, weil mich psychische Gründe davon abhalten. Von diesen psychischen Ursachen handelt das folgende Unterkapitel.

Warum es oft so schwer fällt, sich in den anderen einzufühlen

Das richtige Verstehen der nicht hörbaren Nachrichten setzt eine Fähigkeit voraus, die man als Empathie bezeichnet. Empathie heißt Einfühlungsvermögen, also die Fähigkeit, sich in einen anderen Menschen hineinzuversetzen. Wenn ich diese Kompetenz besitze, kann ich mich in den anderen hineinfühlen und verstehe dadurch, wie es gerade in ihm »aussieht«, was er mir durch das Gesagte von sich selbst offenbart, was er von mir will.

Empathie ist eine Grundvoraussetzung dafür, dass Menschen überhaupt miteinander leben und überleben können. Wenn eine Mutter oder ein Vater den weinenden Säugling im Arm halten, dann müssen sie empathisch sein, um überhaupt verstehen zu können, was die Selbstoffenbarungsnachricht des Weinens ist: Was will das Kind? Was ist sein Bedürfnis? Ohne Empathie könnten Menschen ihre Kinder nicht aufziehen, könnten sich nicht verständigen, nicht miteinander in sozialen Gemeinschaften auf engstem Raum zusammen leben. Und nur in diesem sozialen Miteinander lernen wir von klein auf die Fähigkeit der Empathie.

In diesem Sinne ist Empathie eine grundlegende menschliche Fähigkeit. Doch obwohl wir schon im Kindesalter beginnen, sie zu erlernen, ist sie auch im späteren Erwachsenenalter durchaus störungsanfällig.

Wichtig
Empathie setzt nämlich eine positive Grundeinstellung zu sich selbst und dem Kommunikationspartner voraus, die wir leider nicht immer haben.

Empathie setzt Selbstakzeptanz voraus

Um mich in einen anderen Menschen hineinversetzen zu können, muss ich mich – zumindest kurzfristig – von mir selbst und meinen eigenen Bedürfnissen, meiner Meinung und meiner Sicht auf die Dinge loslösen und distanzieren. Erst dann ist es mir möglich, mich auf die Gefühlswelt meines Kommunikationspartners einzulassen. Ich muss meine Welt »verlassen«, um seine betreten zu können. Wann immer ich daher

sehr mit mir selbst, meinen Bedürfnissen und meinen Gefühlen beschäftigt bin, sie nicht »loslassen« kann, fällt es mir sehr schwer, wirkliche Empathie für einen anderen aufzubringen.

In solchen Situationen kann es leicht passieren, dass ich zwar glaube, die Selbstoffenbarung und den Appell des anderen richtig in dem von ihm gemeinten Sinne verstanden zu haben, obwohl ich tatsächlich doch nur meine eigenen Vorstellungen in ihn hineinprojiziert habe:

▪ Ich spüre meine Bedürfnisse und glaube, es sind seine.
▪ Ich erkenne meine Ängste und denke, es sind seine.
▪ Ich fühle meine Aggressionen, und bilde mir ein, es sind seine.

Um zwischen meiner Innenwelt und seiner Innenwelt unterscheiden zu können, muss ich meine Welt genau kennen, muss mich selbst, meine Bedürfnisse, Ängste, Wünsche, meine Stärken und Schwächen kennen, muss mich selbst akzeptieren. Deshalb lautet eine Grundaussage der Kommunikationspsychologie: Die Fähigkeit, sich mit anderen erfolgreich zu verständigen, setzt voraus, dass ich mich selbst kenne und mit all meinen Eigenheiten und Schwächen akzeptiere.

Wichtig
Erst wenn ich mir meiner Besonderheiten und meines Wertes sicher bin, bin ich auch in der Lage, mich einmal von mir zu lösen, um mich in die Innenwelt eines anderen einzufühlen. Was so leicht klingt, ist vielleicht eine der schwierigsten Lebensaufgaben überhaupt: die Selbstakzeptanz.

Und paradoxerweise fällt sie uns umso schwerer, je nötiger wir sie bräuchten, nämlich in Krisensituationen. Doch dazu später mehr.

Den anderen annehmen, wie er ist

Mit der Selbstakzeptanz allein ist es aber nicht getan! Denn wenn ich mich in die Welt meines Gesprächspartners einfühlen möchte, muss ich nicht nur mich, sondern natürlich auch ihn akzeptieren.

Was heißt das aber: Einen anderen Menschen akzeptieren?

▪ Das heißt erstens, dass ich ihn kenne, mit seiner Lebenssituation vertraut bin, vielleicht auch mit seiner Lebensgeschichte.
▪ Zweitens bedeutet es aber auch, dass ich ihm grundsätzlich glaube.
▪ Und drittens muss ich ihn mit all seinen Eigenschaften und Eigenarten anneh-

---

BEISPIEL

Ängstliche Äußerungen verstehen, glauben und akzeptieren

Zur Illustration ein Beispiel: Wenn mein demenzkranker Familienangehöriger mich immer wieder fragt, wo ich denn jetzt hingehe, wann ich wieder heimkomme und ob ich mit dem Auto fahre, und mich immer wieder bittet, vorsichtig zu sein, damit mir auch wirklich nichts passiert, kann ich nur dann empathisch mit ihm sein,

▪ wenn ich weiß, was mit ihm los ist, d. h. wenn ich von seiner Erkrankung weiß und deren Auswirkungen auf sein psychisches Erleben. Wenn mir bewusst ist, dass Demenzerkrankungen mit Orientierungsstörungen einhergehen, und diese den Kranken letztendlich in die völlige Abhängigkeit von einem anderen vertrauten Menschen führen, und daher starke Ängste auslösen können, wenn der vertraute Mensch sich entfernt.
▪ Empathie setzt jedoch außerdem voraus, dass ich dem Kranken glaube. Das heißt, dass ich ihm die Angst und Unsicherheit grundsätzlich glaube und nicht davon ausgehe, dass er nur so ängstlich und unbeholfen tut, um mich unter Druck zu setzen.

▪ Eine dritte Voraussetzung ist schließlich, dass ich den Kranken und sein Gefühl akzeptiere. Und dies kann ich nur, wenn ich in der Lage bin, mich selbst und meine eigenen Gefühle – jetzt in diesem Moment – aus dem Spiel zu lassen. Vielleicht empfinde ich für gewöhnlich Unverständnis, wenn ein erwachsener Mensch in einer so alltäglichen Situation ängstlich ist, vielleicht rufen ängstliche Menschen normalerweise in mir Aggressionen hervor, weil ich Angst als Schwäche ansehe. Aber um meine Gefühlswelt geht es ja im Moment nicht! Jetzt geht es um die Empathie mit einem anderen Menschen, der sich aufgrund einer Erkrankung nicht mehr selbst helfen kann. Und dieser andere Mensch hat eben Angst. Es ist nicht wichtig, ob es mir selbst genauso ginge, wäre ich an seiner Stelle. Es ist nur wichtig, dass ich akzeptiere, dass es ihm so geht. (Und dies nur nebenbei: Es ist sehr wahrscheinlich, dass es mir ganz ähnlich ginge, wäre ich in seiner Situation!)

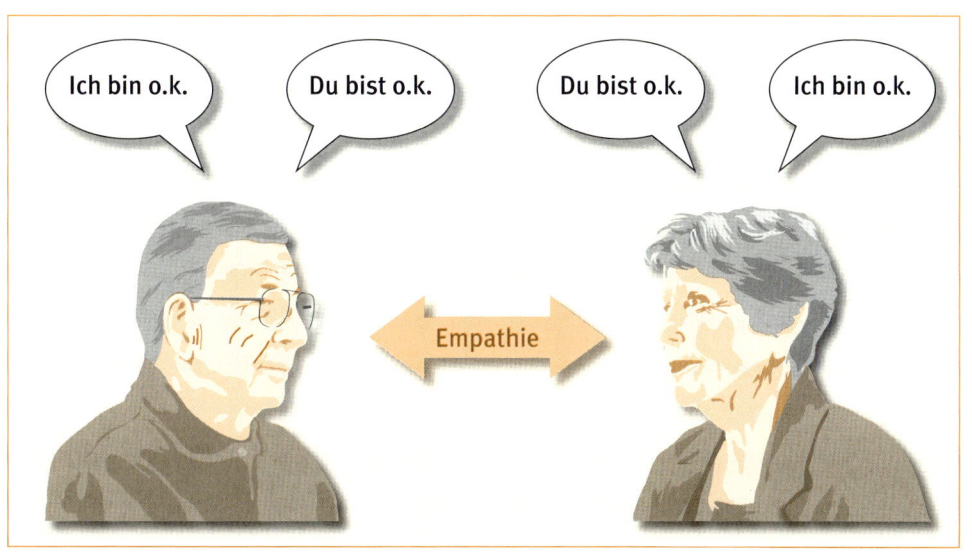

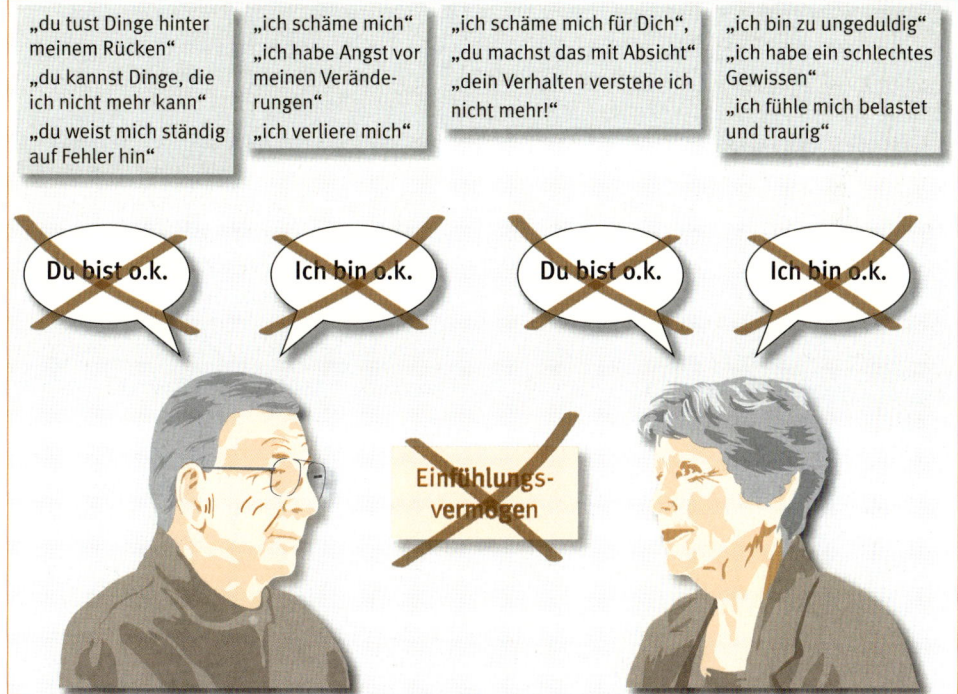

Eine Grundaussage der Kommunikationspsychologie lautet: Gelingende Kommunikation setzt nicht nur Selbstakzeptanz, sondern auch die volle Akzeptanz des anderen voraus. Der Autor Thomas A. Harris hat dies einmal mithilfe eines Schlagwortes auf den Punkt gebracht: Kommunikation gelingt dann, wenn beide Gesprächspartner denken: »Ich bin o.k. und du bist o.k.«

men, ohne vom Wunsch beseelt zu sein, ihn zu ändern.

Nur wenn ich all diese Akzeptanzschritte vollziehe, bin ich in der Lage, empathisch mit meinem demenzkranken Familienmitglied zu sein, Verständnis für ihn zu entwickeln und gemäß der einfühlsamen Kommunikation mit ihm umzugehen, was ihn – und indirekt daher auch mich – psychisch stabilisiert, wodurch wir beide – trotz fortschreitender Erkrankung – in Kontakt bleiben können.

Wenn man Selbstakzeptanz und die Akzeptanz des Gesprächspartners als tragende Säulen der erfolgreichen Verständigung begreift, wird deutlich, warum es zwischen dem Demenzkranken und mir immer wieder zu Kommunikationsstörungen kommt. Denn die Demenzerkrankung beeinträchtigt nicht nur die Sprach- und Gedächtnisfähigkeit des Kranken, sondern greift die Kommunikationsbeziehung viel grundsätzlicher an ihren tiefen psychischen Wurzeln an, indem sie die Akzeptanz und Selbstakzeptanz der beiden Kommunikationspartner verletzt oder sogar zerstört! Dies wird im folgenden Abschnitt detailliert erläutert.

Demenz erschwert das Verständnis füreinander

Selbstakzeptanz bedeutet, realistisch die eigenen Stärken und Schwächen einschätzen zu können und trotz des Wissens um die eigenen Unzulänglichkeiten ein stabiles Selbstwertgefühl zu behalten. Durch eine Demenzerkrankung wird es für den Kranken jedoch immer schwerer, eine solche Selbsteinschätzung und Einstellung zu sich selbst zu bewahren. Bei weiterem Fortschreiten der Erkrankung wird es ihm schließlich völlig unmöglich.

Der Betroffene schämt sich für seinen geistigen Abbau

Zwar merken einige Kranke in den Anfangsstadien der Erkrankung die eigenen Defizite und Beeinträchtigungen, können also ihre Schwächen realistisch einschätzen, doch schämen sie sich für ihre Störungen. Diese Scham ist ja auch insofern nachvollziehbar, als in unserer Kultur Wissen, Intelligenz und geistige Leistungsfähigkeit einen hohen Stellenwert haben. Über diese Werte schaffen wir uns unseren Selbstwert. Das beginnt schon in der Schule: Kinder, die zwar eine große soziale Kompetenz haben, ausgeglichen und friedfertig sind, aber »nur« einen Notendurchschnitt von 3 haben, gelten als weniger erfolgreich als diejenigen Kinder, die allerlei Probleme im

Kontakt mit anderen Kindern, aber in den Schulfächern durchweg sehr gute Noten haben. Über die geistigen Leistungen definieren wir uns und unseren Wert.

Wichtig

Wie schwer muss es daher einem Menschen fallen, sein Selbstwertgefühl zu erhalten, wenn ihm genau diese Wert bestimmenden geistigen Leistungen abhanden kommen!

Und wie verständlich ist es daher, dass er anfänglich versucht, die Defizite zu verbergen und sie weder sich noch anderen einzugestehen. Durch diese Scham kann man sich auch erklären, dass manche Kranke neidisch darauf reagieren, wenn ihrem Angehörigen etwas gelingt, was sie selbst nicht mehr können.

So ist beispielsweise folgende Begebenheit denkbar: Der Kranke berichtet mir, dass er am Vormittag eigentlich das Gras im Garten schneiden wollte, aber feststellen musste, dass der Rasenmäher nicht funktionierte! Deshalb sehe ich mir das Gerät nun genauer an und sehe sofort, dass das Stromkabel nicht eingesteckt ist. Um den Kranken nicht bloßzustellen, schließe ich den Mäher ans Stromnetz und erledige die Arbeit schnell, ohne viele Worte darüber zu verlieren. Doch als er sieht, dass mir gelungen ist, was er am Vormittag nicht geschafft hat, wird er wütend und schleuderte mir ärgerlich entgegen: »Natürlich kannst du immer alles!«

Wichtig

Hier fordert die einfühlsame Kommunikation freilich Selbstakzeptanz und Akzeptanz des anderen, viel Ruhe und Empathie, um die eigentliche Scham und Verzweiflung hinter den aggressiven Worten des Kranken zu hören und seinen ärgerlichen Angriff zu überhören!

Er will seine Beeinträchtigung verbergen

Das Leugnen der eigenen Unfähigkeit kann natürlich zu massiven Kommunikationsproblemen führen: Obwohl der Kranke selbst versucht, seine Beeinträchtigungen zu verbergen, um sein normales Leben in gewohnter Weise fortzusetzen, bemerken nahe stehende Menschen seine Probleme im alltäglichen Leben dennoch. Wenn sie ihn darauf ansprechen, machen sie all seine Verdrängungsversuche zunichte, was nicht selten zu heftigen Gefühlsreaktionen bei dem Kranken führt: Wut, Aggression, Depression, Reizbarkeit, Streitsüchtigkeit, Unkooperativität oder Rückzug.

Und in einem späteren Stadium der Erkrankung ist es schließlich dem Kranken gar nicht mehr möglich, Einsicht in die eigene Krankheit, die eigenen Schwächen und Störungen zu haben (= Anosognosie). Die eigene Person zu beurteilen, erfordert ja genau diejenigen geistigen Fähigkeiten, die bei einer Demenz zunehmend abgebaut werden. Wenn ein Demenzkranker in einem fortgeschritteneren Krankheitsstadium daher die Frage, ob er denn Gedächtnisprobleme habe, aus voller Überzeugung verneint, dann nicht etwa, weil er lügt, oder verdrängt oder leugnet oder es sich nicht eingestehen will, sondern weil er seine Gedächtnisprobleme gar nicht mehr wahrnimmt, oder aber sie kurzfristig bemerkt, jedoch sofort wieder vergisst.

Wichtig
Mangelnde Krankheitseinsicht ist ein Krankheitssymptom bei fortschreitender Demenz und nicht Ausdruck eines willentlichen Überspielens!

Die Ansichten stimmen nicht mehr überein

In zunehmendem Maße machen demenzkranke Menschen die Erfahrung, dass ihre Selbst- und Weltinterpretationen nicht mehr mit den Interpretationen der anderen Menschen übereinstimmen. Sie nehmen sich selbst und die Dinge um sie herum ganz anders wahr als die anderen Menschen aus ihrer Umgebung! Dieser Verlust an so genannter Kongruenz (= Übereinstimmung) kann einen Menschen ganz schön verunsichern!

Und da demenzkranke Menschen ihre eigene Unfähigkeit schließlich als solche nicht mehr wahrnehmen und es sich daher nicht erklären können, dass andere Menschen ihre Wahrnehmungen immer wieder in Frage stellen, führt dies bei vielen Kranken zu Misstrauen und Argwohn. Sie glauben dann beispielsweise, andere Menschen wollten sie betrügen, hinters Licht führen oder würden sich gegen sie verschwören!

Auch den Angehörigen fällt es schwer, die Demenz zu akzeptieren

Doch nicht nur auf der Seite des Kranken geraten die tragenden Säulen der erfolgreichen Kommunikation – Akzeptanz und Selbstakzeptanz – ins Wanken, sondern auch auf meiner Seite, der Seite der Angehörigen, beginnen sie einzustürzen. Auch mir fällt es immer wieder schwer, die Krankheit meines Familienmitglieds zu akzeptieren.

Wichtig
Was für den Kranken selbst gilt, gilt nämlich auch für mich: Auch ich empfinde Scham angesichts der Tatsache, dass mein Familienmitglied seine geistigen Fähigkeiten zunehmend verliert.

Vielleicht war er ja früher einmal sehr intelligent und geistig rege – und ich stolz auf ihn und seine geistigen Leistungen! Umso schwerer fällt es mir nun möglicherweise, seinen geistigen Abbau akzeptieren zu können. Und eventuell ist meine Scham sogar so groß, dass ich nicht einmal Hilfsangebote in Anspruch nehme, weil ich die Krankheit meines Familienmitglieds einfach nicht wahrhaben kann und außerdem nicht will, dass Nachbarn, Bekannte oder Verwandte etwas von der »Schande« mitbekommen könnten.

Manche Angehörige unterstellen Absicht und Mutwilligkeit

Die größten Verständigungsprobleme treten aber dann zwischen mir und dem Kranken auf, wenn ich nicht ausreichend über Demenzerkrankungen und ihre Folgen informiert bin. Dann vermute ich nämlich hinter vielen Störungen und Beeinträchtigungen des Kranken Absicht und Mutwilligkeit, oder zumindest fehlende Disziplin, Sturheit oder gar Faulheit. Und dann drängen sich mir wahrscheinlich Gedanken auf, wie »wenn er sich doch mal ein bisschen zusammenreißen würde!« oder »wenn er nur wollte, könnte er auch!«

Dies bringt den Kranken in eine äußerst belastende Situation: Denn obwohl er seine Beeinträchtigungen und Störungen (die er möglicherweise noch selbst bemerkt, vielleicht aber auch schon nicht mehr) nicht beeinflussen und verändern kann, erfährt er gleichzeitig von mir Ablehnung, weil ich fälschlicherweise glaube, dass er sich nicht genügend bemühe.

Weder Sie noch der Betroffene haben Schuld an der Demenz!

Ähnlich bedrückend ist die Situation für den Kranken, wenn ich aufgrund von Unwissenheit der Meinung bin, er habe durch irgendein früheres Verhalten die Demenzerkrankung selbst herbeigeführt. Vielleicht glaube ich ja sogar, ich selbst hätte die Krankheit des anderen zu verantworten, weil durch mein eigenes früheres Fehlverhalten die Krankheit entstanden sei.

Leider neigen wir immer wieder dazu, für sehr belastende Dinge einen Verantwortlichen zu suchen, in der Hoffnung, die Belastungen dadurch leichter ertragen zu können. Doch als Angehörige muss ich mir deutlich machen, dass jegliche Überlegungen zu der Frage, durch welches Verhalten die Demenzerkrankung möglicherweise zu verhindern gewesen wäre, völlig sinnlos sind:

Wichtig
Da die Ursachen von Demenzerkrankungen noch immer nicht letztgültig bekannt sind, kann die Erkrankung nicht auf ein Verhalten des Kranken oder des Angehörigen zurückgeführt werden!

Außerdem ist es ein Trugschluss zu meinen, eine Krankheit ließe sich leichter akzeptieren oder ertragen, wenn man für sie einen Sündenbock finden kann. Tatsächlich ist genau das Gegenteil der Fall: Je realistischer man eine Krankheit als das akzeptiert, was sie ist, nämlich ein Phänomen, das im Leben eines jeden Menschen, ja im Leben eines jeden Lebewesens auftreten kann und nichts mit Schuld oder Bestrafung zu tun hat, desto besser können die Betroffenen, d.h. der Kranke und ich als Angehörige miteinander umgehen und das Beste aus der Situation machen.

Die Angst vor der Trauer

Es gibt aber natürlich noch einen weiteren schwerwiegenden Beweggrund, der es mir als Angehöriger erschwert, die Krankheit meines Familienmitglieds anzunehmen und zu akzeptieren: Es ist die Angst vor der Trauer. Wenn ich die Demenzerkrankung des anderen als solche akzeptiere, wird der bevorstehende Verlust zur Realität: Verlust von Gesundheit, von Unversehrtheit, von Unbeschwertheit, Verlust von gemeinsamer Zukunft, von Fähigkeiten, von Beziehungsqualitäten, von gemeinsamen Beschäftigungen, von Erlebnissen, von Idealen, von lieb gewonnenen Charaktereigenschaften, von Normalität – letztendlich der schleichende, aber unaufhaltsame Verlust eines mir nahe stehenden Menschen.

Verlust geht mit Trauer einher, und obwohl es Trauer in jedem Leben gibt, löst sie zunächst Angst aus: Jeder will Trauer lieber vermeiden. Das ist vielleicht auch ein Grund dafür, dass Trauer in weiten Gesellschaftskreisen fast so etwas wie ein Tabu darstellt: Weil viele Menschen Angst vor diesem ganz normalen Gefühl haben, können sie Menschen in Trauer nicht ertragen. Dadurch fühlen sich Trauernde oft isoliert: Sie spüren, dass andere sich von ihnen zurückziehen, und bleiben dann oft allein.

Abschied auf Raten

Die Trauer, die ich als Angehörige durchlebe, ist zudem insofern erschwert, als es sich bei der Demenzerkrankung meines Familienmitglieds um einen lang andauernden, schleichenden und »verdeckten« Verlust handelt: Während ein Todesfall unwiederbringlich und endgültig den Verlust eines geliebten Menschen bedeutet, kann der Verlust durch Demenzerkrankung ein langwieriger Prozess sein, in dessen Verlauf es zu sehr widersprüchlichen Empfindungen kommt.

Denn eine Demenzerkrankung kann einen Menschen so sehr in seiner Persönlichkeit und seinem Wesen verändern, dass er nicht mehr viel gemeinsam hat mit dem Menschen, der er früher einmal war. Von diesem »früheren«, gesunden Menschen muss ich als Angehörige mich langsam und immer ein bisschen mehr verabschieden. Und gleichzeitig ist dieser Mensch ja dennoch da! Er ist da, und ist es doch nicht mehr. Er ist da und ist doch ein anderer. In der Fachliteratur wird mein Erleben als Angehörige als partielle Trauer bzw. Abschied auf Raten bezeichnet.

Angehörige werden häufig von Schuldgefühlen geplagt

Eine Angehörige hat es einmal so formuliert: »Ich betreue meine demenzkranke Mutter. Aber gleichzeitig habe ich meine Mutter schon vor langer Zeit verloren. Und immer, wenn ich bei ihr bin, merke ich, wie sehr ich sie vermisse!« Dieses Erleben klingt paradox und widersprüchlich, und gehört doch zum Alltag vieler Angehöriger. Solch widersprüchliche Erlebnisse sind Grenzsituationen, die äußerst schwer zu begreifen sind und außerdem nicht selten Schuldgefühle hervorrufen!

Als Angehörige wünsche ich mir den »früheren« Menschen zurück, hätte lieber den »früheren« Menschen bei mir als den »jetzigen«, wünsche mir vielleicht sogar manchmal den Tod des »jetzigen«, damit ich endlich vollständig um ihn trauern kann. Und gleichzeitig weiß ich doch, dass er ein und derselbe ist, und habe das Gefühl, dass mein Wunsch einem Verrat an ihm gleichkommt, der daher massive Schuldgefühle bei mir auslöst.

Als Angehörige empfinde ich vielleicht häufig Schuldgefühle. Ich fühle mich schuldig, weil ich die Krankheit nicht akzeptieren kann, weil mir der Geduldsfaden reißt, wenn ich zehn Mal hintereinander dieselbe Frage beantworten soll oder weil ich manchmal aus der Haut fahre, wenn dem Kranken wieder einmal die Einsicht fehlt. Ich fühle mich schuldig, weil ich immer wieder einmal das Gefühl habe, dass ich mit den Veränderungen, die die Krankheit mit sich bringt, nicht zurechtkomme, obwohl ich doch von mir selbst erwarte, dass ich es schaffe.

Betrachtet man nun noch einmal die beiden tragenden Säulen der Kommunikation, die beiderseitigen Einstellungen der Kommunikationspartner »ich bin o.k.« und »du bist o.k.«, dann wird deutlich, wie sehr eine Demenzerkrankung die Beziehung zwischen meinem kranken Familienangehörigen und mir in ihren Grundvoraussetzungen erschüttern kann:

Wichtig Das ganze Gefühlschaos aus versteckter Trauer, Scham, Schuldgefühlen, Schuldzuweisungen und Wut steht einer akzeptierenden Haltung und damit auch einem empathischen Umgang miteinander im Wege.

Was kann ich als Angehörige tun, um diese Situation zwischen uns zu verbessern?

Nur ich kann den Austausch verbessern!

Eine wichtige Erkenntnis für mich ist es, dass Veränderungen, die die Situation verbessern und erleichtern können, immer nur von mir selbst ausgehen können. Die Hoffnung, den Kranken zu verändern, ihn beispielsweise zu einer bestimmten Einsicht zu bewegen, oder ihn durch Argumente zu überzeugen, ist unrealistisch. Ein Demenzkranker ist kaum mehr in der Lage zu lernen. Und ein auf Einsicht beruhendes verändertes Verhalten setzt Lernprozesse voraus. Deshalb müssen Veränderungen immer von mir ausgehen!

Wichtig

Wenn diese Veränderungen die Atmosphäre und die gesamte Situation entspannen und erleichtern, wird dem Kranken ebenfalls ein verändertes Verhalten erleichtert. So kann die Tatsache, dass ich lerne, die Krankheit und ihre Auswirkungen auf das tägliche Leben zu akzeptieren, dazu führen, dass sich der Kranke mit seiner Krankheit angenommen fühlt, wodurch es ihm selbst leichter fallen kann, die eigenen »Schwächen« zu akzeptieren.

Noch einmal sei hier an die Vorstellung von »Kommunikation als System« erinnert: Ich als Angehörige und der Kranke bilden ein System, in dem es unwillkürlich auch zu Veränderungen beim Kranken kommt, wenn ich mich anders verhalte. Und nur über mich als Angehörige können Veränderungen in das System eingeführt werden.

Um die Kommunikation mit dem Kranken verbessern und auf Dauer aufrechterhalten zu können, muss ich ein umfangreiches Wissen über die Demenzerkrankung haben. Erst wenn ich weiß, dass es sich um eine Krankheit handelt, für deren Entstehen niemand verantwortlich ist, wenn ich informiert bin, was bei dieser Krankheit passiert, wenn ich nachvollziehen kann, warum der Kranke so handelt wie er handelt, und wenn ich akzeptiere, dass der Kranke nicht willentlich oder absichtlich »schwierig« ist, kann ich am besten auf den Kranken reagieren und die Kommunikation somit optimieren.

Wichtig

Viel schwieriger als der Erwerb dieses Wissens ist natürlich der Umgang mit dem eigenen Gefühlschaos aus Trauer, Schuldgefühlen und Wut. Vielleicht ist es jedoch hilfreich, zu erkennen und zu akzeptieren, dass enge Bindungen immer zwei Seiten haben: Liebe, Zugewandsein und Vertrautheit auf der einen Seite und Ärger, Ablehnung und manchmal sogar Hass auf der anderen.

Auch wenn es widersprüchlich erscheinen mag, doch es gehört wohl zu der Natur menschlicher Beziehungen, dass wir oft auf den Menschen wütend und ärgerlich sind, den wir besonders lieben. Enge Bindungen ohne Gefühle von Ärger und Aggression gibt es nicht! Und es hilft auch nicht, sich diese oft quälenden Gefühle auszureden oder sie wegzudiskutieren. Da-

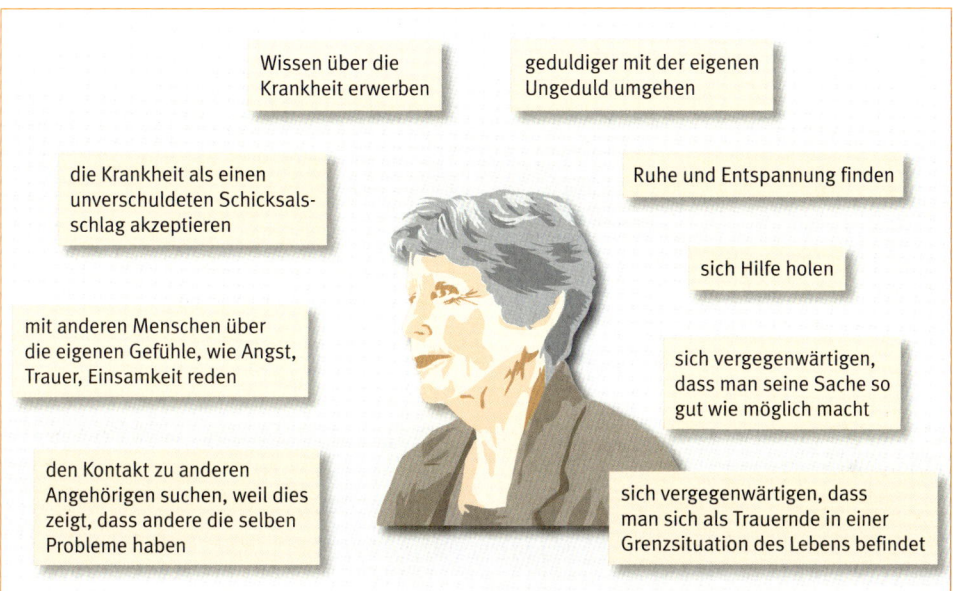

Wissen über die Krankheit erwerben

geduldiger mit der eigenen Ungeduld umgehen

die Krankheit als einen unverschuldeten Schicksalsschlag akzeptieren

Ruhe und Entspannung finden

sich Hilfe holen

mit anderen Menschen über die eigenen Gefühle, wie Angst, Trauer, Einsamkeit reden

sich vergegenwärtigen, dass man seine Sache so gut wie möglich macht

den Kontakt zu anderen Angehörigen suchen, weil dies zeigt, dass andere die selben Probleme haben

sich vergegenwärtigen, dass man sich als Trauernde in einer Grenzsituation des Lebens befindet

Diese Abbildung soll verdeutlichen, dass es auch bei Ihnen viele »Stellschrauben« gibt, an denen Sie im Rahmen der einfühlsamen Kommunikation »drehen« können: Wenn Sie mit sich im Einklang sind und die nötige Unterstützung erhalten, können Sie auch viel entspannter und verständnisvoller mit dem Betroffenen umgehen.

gegen kann es schon erleichternd sein, zu realisieren, dass diese Gefühle gegenüber dem Kranken kein Zeichen persönlichen Versagens und persönlicher Schwäche sind: Sie sind Zeichen einer engen emotionalen Bindung und gehören zu jedem Leben ebenso wie die »schönen Gefühle«.

Warum empfinde ich Schuldgefühle, obwohl ich nicht Schuld bin?

Als Angehörige empfinde ich vielleicht immer wieder Schuldgefühle gegenüber dem Kranken und frage mich dabei aber möglicherweise gleichzeitig, wodurch diese Schuldgefühle eigentlich verursacht werden: Immerhin gebe ich mir doch Mühe und unterstütze ihn und helfe ihm nach meinen Möglichkeiten! Und trotzdem empfinde ich ein Schuldgefühl – warum nur? Um diese Gefühlsregung verstehen zu können, ist es sehr hilfreich eine Unterscheidung zu kennen, die aus der Psychoanalyse stammt: So unterscheidet beispielsweise der Autor Mathias Hirsch zwischen einer realen Schuld, die ein Mensch auf sich lädt durch ein wirkliches Vergehen bzw. ein sträfliches Unterlassen, und einem unrealistischem, irrationalen Schuldgefühl.

Ich fühle mich so hilflos

Als Angehörige ist es sicherlich das irrationale Schuldgefühl, das mich oft quält, für welches eben charakteristisch ist, dass ich es empfinde, obwohl ich mir keiner echten Schuld und keines Vergehens bewusst bin, mir also selbst gar nicht erklären kann, warum ich es empfinde. Unrealistische Schuldgefühle haben meist tiefere psychische Ursachen: So kann man eine Wurzel dieses Schuldgefühls darauf zurückführen, dass ich als Angehörige hilflos und ohnmächtig mit ansehen muss, dass ein anderer mir nahe stehender Mensch eine lebensbegrenzende Krankheit hat. Man nennt dieses Gefühl, das ja wirklich unbegründet ist, weil ich ja gar keine Schuld an der Situation des anderen habe, Überlebensschuld. Das Phänomen der Überlebensschuld kennt man auch von Menschen, die das Konzentrationslager überlebt haben und gegenüber denjenigen, die es nicht überlebt haben, ein Schuldgefühl empfinden. Menschen reagieren oftmals auf die Erkenntnis, dass sie hilflos sind angesichts eines Unheils oder Schicksalsschlags, das einem anderen Menschen widerfährt, mit einem unrealistischen irrealen Schuldgefühl.

Ich will mich ja um ihn kümmern, fühle mich aber trotzdem oft eingeengt

Ein zweite Wurzel meines Schuldgefühls ist aber wohl auch darin zu suchen, dass ich eine gewisse Zwiespältigkeit empfinde zwischen meinem Pflichtgefühl, mich um einen kranken Familienangehörigen kümmern zu müssen, und meiner Bestrebung, mein eigenes Leben führen und meine eigenen Bedürfnisse erfüllen zu wollen. Diese Zwiespältigkeit ist ganz typisch für die Situation Angehöriger, führt doch die Demenzerkrankung meines Familienangehörigen zu immer stärkeren Belastungen meines Lebens – und je stärker die Belastungen werden, desto stärker wird mein Wunsch, wieder ein »freies«, selbstbestimmteres Leben führen zu können.

All diese Überlegungen über die Wurzeln meines Schuldgefühls führen wahrscheinlich nicht dazu, dass es einfach »verschwindet« und ich frei davon werde. Aber vielleicht kann ich ein bisschen leichter damit leben, wenn ich mir bewusst mache, dass diese Empfindungen ganz »normale« Reaktionen auf meine Lebenssituation als Angehörige sind!

Der Austausch in einer Gesprächsgruppe kann sehr entlastend wirken

Belastende und schmerzliche Gefühle sind außerdem leichter zu ertragen, wenn man sie einem anderen Menschen mitteilen kann. Dies macht eben auch den Sinn von Selbsthilfegruppen aus: Menschen, die sich in einer ähnlichen Situation befinden, können sich gegenseitig stützen, indem sie sich ihre – auch als negativ erlebten – Gefühle mitteilen können. Die Einsicht: »Es geht ja nicht nur mir so!« nimmt das Gefühl persönlichen Versagens und stärkt die Fähigkeit, sich selbst und den Kranken zu akzeptieren. So kann schließlich die Erkenntnis in mir wachsen: »Obwohl du krank und oft schwierig und anstrengend bist, und ich oft Schuld und Ärger und Wut und Scham empfinde, sind wir beide – du und ich – o.k.!«

Versuchen Sie, aktiv zuzuhören

Selbst wenn ich als Angehörige lerne, die Krankheit des anderen und die eigenen Gefühlsreaktionen zu akzeptieren, kann es dennoch immer wieder zu Situationen mit dem Kranken kommen, die äußerst schwierig sind. Erfahrungen zeigen aber, dass es einige Verhaltensweisen gibt, durch die ich als Angehörige viele problematische Situationen entschärfen kann:

Zur einfühlsamen Kommunikation gehört, dass ich mir im Umgang mit dem Demenz-kranken das so genannte aktive Zuhören angewöhne. Der Begriff aktives Zuhören wird in der Psychotherapie gebraucht und beschreibt die Grundeinstellung eines Therapeuten. Wie oben bereits beschrieben wurde, besitzt jede Äußerung, die ein Mensch von sich gibt, neben der wörtlich wahrnehmbaren Inhaltsnachricht auch eine Selbstoffenbarungsnachricht. Diese teilt dem Hörer etwas über den Sprecher mit: Wie geht es ihm gerade? Was fühlt er? Was ist los mit ihm?

BEISPIEL

»Nachts lauert eine schwarze Person vor meiner Balkontür«

Ein Beispiel soll dies illustrieren: Mein demenzkranker Familienangehöriger berichtet, er schlafe nachts nicht, weil eine fremde schwarze Person immer vor seiner Balkontüre lauert. Die Nachricht auf der Inhaltsseite lautet also: »Nachts lauert eine fremde schwarze Person vor meiner Balkontüre.« Würde ich einfach auf diese Inhaltsnachricht reagieren, bliebe mir nur eine Möglichkeit: Ich würde überprüfen, ob die Aussage stimmt, und wenn ich feststellte, dass nachts niemand auf dem Balkon steht, würde ich dem Kranken berichten, dass er sich täusche und deshalb wieder ganz beruhigt sein kann.

Aller Erfahrung nach ist so eine Reaktion aber nicht hilfreich. Denn die »fremde schwarze Person« verkörpert ein tiefer liegendes Gefühl, welches nicht dadurch verschwindet, dass ich die Vorstellung von der fremden schwarzen Person einfach überprüfe. Wenn ich aber aktiv zuhöre, versuche ich hinter diese Nachricht zu hören: Welches Gefühl steckt dahinter? Was sagt mir der Kranke von sich selbst und seiner Innenwelt?

Hinter der »fremden schwarzen Person« steht vermutlich das ängstliche Gefühl, sich allgemein bedroht zu fühlen, vielleicht auch die Angst, verlassen zu sein. Wenn ich also das Gefühl erkenne und es dem Kranken zurückmelde, kann ich ihm tiefes Verständnis vermitteln. Zu spüren, dass ein anderer Mensch Verständnis für meine Gefühle hat, wirkt beruhigend und tröstend. Die Möglichkeit, den Kranken zu beruhigen und zu trösten ist also viel größer, wenn ich auf seine Selbstoffenbarung lausche, und ihm zu verstehen gebe, dass ich ihn auf einer tieferen Gefühlsebene verstehe, als ihm auf der Sachebene zu begegnen. Es ist also sinnvoller und für den Kranken viel hilfreicher zu sagen: »Du hast wohl nachts große Angst. Das muss ja scheußlich sein. Lass uns überlegen, was wir dagegen tun können!« als ihn einfach mit der Realität zu konfrontieren: »Auf deinem Balkon steht niemand!«

Um diese Nachricht zu entschlüsseln, muss ich mich in den anderen hineinversetzen, brauche ich also Empathie. Und darin genau besteht die Kunst des aktiven Zuhörens. Ich höre nicht einfach das, über was der andere spricht, sondern ich versuche, hinter die wahrnehmbare Äußerung zu hören, versuche die dahinter stehenden Gefühle herauszuhören, versuche zu entschlüsseln, was er über sich selbst aussagt.

Was für den Umgang mit Demenzkranken im Besonderen gilt, hat eigentlich auch im Allgemeinen Gültigkeit: Viele Konflikte und Missverständnisse zwischen Menschen könnten verhindert werden, wenn die Kommunikationspartner ein bisschen genauer auf die Selbstoffenbarung des anderen hören würden. Fast jeder Wutausbruch eines Menschen ist Ausdruck seiner Selbstoffenbarungsnachricht: »Es geht mir nicht gut!« Daher wäre in dieser Situation die Nachfrage: »Hey, was ist denn heute los mit Dir? Wie geht es Dir?« die beste Reaktion. Leider reagieren wir häufig nicht so gut, sondern werden ebenfalls aggressiv.

Er kann sich selbst nicht mehr verstehen

Nun könnte man an dieser Stelle zu Recht einwenden: Kann denn ein erwachsener Mensch nicht gleich von sich aus sagen, was mit ihm los ist? Muss er beispielsweise seinen Kummer in einen Wutausbruch verpacken, so dass man erst umständlich herausfinden muss, was eigentlich hinter dieser Äußerung steht? Von einem gesunden erwachsenen Menschen kann man diese Klarheit vielleicht (zumindest meistens) erwarten, von einem Demenzkranken jedoch immer weniger.

Viele Demenzkranke können selbst nicht mehr analysieren, welches Gefühl sie zu einer bestimmten Äußerung oder einem bestimmten Verhalten motiviert. Und dieses verlorengegangene Vermögen, sich selbst zu verstehen, muss von mir als Angehöriger wettgemacht werden. Selbst wenn der Kranke das zugrunde liegende Motiv seiner Handlung selbst nicht mehr begreifen kann, sollte ich versuchen, es zu ergründen. Natürlich fällt es mir, die ich den Kranken und seine Eigenarten schon lange kenne, viel leichter, die dahinter liegenden Gefühlsmotive zu erkennen, als einem fremden Menschen.

Viele Gefühlszustände von Demenzkranken lassen sich zudem aus ihrer speziellen Situation ableiten. Eine Demenzerkrankung erschüttert die meisten Betroffenen zutiefst in ihrem Selbstwertgefühl, verunsichert sie und ruft Verlust- und Abhängigkeitsängste hervor. Hinter vielen ihrer Äußerungen scheinen daher folgende Selbstoffenbarungsnachrichten verborgen zu sein: »Ich habe Angst, nichts mehr wert zu sein«, »ich möchte auch noch wichtig sein und ernst genommen werden«, »ich habe Angst, alleine nicht mehr zurecht zu kommen«, »ich mache mir Sorgen«, »ich bin verunsichert« etc.

Ignorieren Sie vermeintliche Kritik

Eine Äußerung enthält nicht nur eine Selbstoffenbarungsnachricht, sondern auch eine Botschaft zur Beziehung. Mit jeder Äußerung gibt der Sprecher auch zu verstehen, welche Einschätzung er von seinem Gegenüber hat. Doch bedauerlicherweise kommt es auf der Beziehungsseite zu den meisten Missverständnissen. Denn oft meinen wir, Beziehungsnachrichten verstanden zu haben, die der Sprecher gar nicht »gesendet« hat.

Ein weiteres wichtiges Prinzip bei der einfühlsamen Kommunikation mit einem de-menzkranken Menschen ist es daher zu vermeiden, in jeder Äußerung des Kranken kritische Beziehungsnachrichten zu vernehmen. Besonders in kritischen, konfliktreichen Situationen neigt man dazu, dem anderen Kommunikationspartner negative Beziehungsnachrichten »in den Mund« zu legen. Dann geht man einfach davon aus, dass der andere denkt: »das sage ich, um dich zu ärgern«, »du hast mir gar nichts vorzuschreiben«, »auf dich höre ich nie«, »du bist rechthaberisch« oder auch »das mache ich, um dich einzuschüchtern«.

Der Betroffene will Sie nicht ärgern!

Wenn ich meinem Kommunikationspartner solche negativen Beziehungsnachrichten unterstelle, neige ich automatisch dazu, aggressiv auf ihn zu reagieren. Und dies ist im Umgang mit einem demenzkranken Menschen nicht hilfreich: Es macht die ganze Situation verfahren. Und ein Demenzkranker hat immer weniger die Möglichkeit, diese Verfahrenheit zu begreifen und aufzulösen.

Einfühlsame Kommunikation heißt hier, mein kritisches »Beziehungsnachricht-Ohr« abzuschalten, um Gedanken wie »das macht er nur, weil er mir eins auswischen will« oder »das macht er, um mich zu ärgern« zu verhindern.

Wenn ich aufhöre, hinter Handlungen, Äußerungen und Verhaltensweisen des Kranken eine negative Beziehungsnachricht zu vermuten, höre ich auch auf, diese Dinge persönlich zu nehmen. Dadurch erleichtere ich mir die Einsicht, dass der Kranke das tut, weil er sich nicht anders ausdrücken kann und nicht etwa, um mich zu ärgern.

Demenz zerstört die Fähigkeit mitzufühlen

Ein weiteres Kommunikationsproblem mit Demenzkranken ist das folgende: Als Angehörige habe ich vielleicht zunehmend den Eindruck, dass mein kranker Familienangehöriger immer egoistischer und selbstbezogener wird, immer weniger Interesse für andere – sogar für mich! – aufbringt. Dass eine derartige wachsende Anteilnahmslosigkeit für mich psychisch sehr kränkend und belastend sein kann, liegt auf der Hand! Ein geliebter Mensch, der sich immer mit mir verbunden und solidarisch gefühlt hat, verliert sein Interesse an mir und meinen Belangen.

Dieser Verlust der Empathie ist ebenfalls eine Folge der Demenzerkrankung: Der Kranke ist nicht mehr in der Lage, seine Perspektive, seine Sicht der Dinge, seine Belange und Bedürfnisse einmal beiseite zu lassen und sich in die Lage eines anderen hineinzuversetzen. Er kann es nicht mehr! So kränkend dies auch für mich ist, so kann ich es doch am besten ertragen, wenn ich hinter den »egoistischen« Äußerungen oder Handlungen nicht die verdeckte Beziehungsnachricht »du bist mir nicht mehr wichtig« oder »ich liebe dich nicht mehr« vermute, sondern sie als Zeichen einer Erkrankung akzeptiere.

Vermeiden Sie Streit und Konflikte

Grundsätzlich muss ich mich darum bemühen, Konflikte mit dem Kranken zu vermeiden. Denn er verliert im Verlauf der Erkrankung die Fähigkeit, Einsicht in überzeugende Argumente zu haben. Deshalb wird eine befriedigende Klärung eines Konfliktes immer unwahrscheinlicher. Was übrig bleibt sind vielmehr Aggression, das Gefühl, nicht verstanden zu werden, Angst und Einsamkeit. Und diese negativen Gefühle bedeuten für den Kranken Stress und Druck und verschlechtern seine gesamte Situation.

Es ist daher nicht mehr sinnvoll, mit dem Demenzkranken eine Diskussion darüber anzufangen, wer Recht hat, wer mit dem Streit angefangen hat oder wer was gesagt hat etc. Davon abgesehen, dass solche Diskussionen auch zwischen gesunden Menschen selten hilfreich sind und kaum dazu dienen, Situationen zu klären, bewirken sie bei Demenzkranken häufig das Gegenteil von dem gewünschten Zustand: Der Kranke wird aggressiv, fühlt sich unverstanden, zieht sich zurück oder wird depressiv.

Wichtig
Aber er wird sich dadurch sicherlich nicht ändern, weil er sich nämlich nicht mehr ändern kann!

Ihre diplomatischen Fähigkeiten sind gefragt

Zur einfühlsamen Kommunikation gehört, dass ich Situationen, von denen ich weiß, dass sie häufig zu Konflikten führen, vorausschauend vermeide. Dieses vorausschauende Vermeiden von Konflikten ist eine der größten Künste von Angehörigen und erfordert großes Einfühlungsvermö-gen, Geduld und Phantasie! Ein Angehöriger hat dies einmal auf den Punkt gebracht, als er gesagt hat: »Um Konflikte mit meiner demenzkranken Frau zu vermeiden, musste ich zwei Berufe erlernen: Diplomat und Schauspieler!«

Diese Lernprozesse fallen mir sicherlich nicht leicht, aber sie ermöglichen es mir, einen erfolgreichen und vertrauensvollen Verständigungsprozess mit dem Kranken aufrecht zu erhalten. Große Diskussionen und Appelle an die Einsicht des Kranken sind zum einen nicht hilfreich und zum anderen vergrößern sie oft noch die seelische Not des Kranken; spürt er doch dadurch wieder einmal, dass er etwas falsch macht, dass etwas mit ihm nicht stimmt!

Wichtig

Bleibe ich dagegen fest bei der einfühlsamen Kommunikation und dem Prinzip »Ich bin o.k. und du bist o.k.« und finde entweder eine praktikable Lösung oder aber eine wirksame Ablenkung, wird die Situation entschärft und ist möglicherweise schnell wieder vergessen.

Es erfordert in der Tat häufig große diplomatische Fähigkeiten, um bei aktuellen Problemen praktikable Lösungen zu finden, ohne den Kranken mit seinen Fehlern zu konfrontieren.

Ablenken ist besser als diskutieren

Ein häufig geschildertes Problem ist beispielsweise das Autofahren: Viele demenzkranke Menschen, insbesondere Männer, haben keine Einsicht in die Tatsache, dass sie nicht mehr Autofahren dürfen. Dabei trägt es häufig kein bisschen zur Lösung des Problems bei, wenn ich dem Kranken immer wieder versuche verständlich zu machen, dass er nicht mehr Autofahren kann, dass er dadurch sich und andere Menschen gefährdet oder dass er dadurch straffällig wird. Aufgrund seiner mangelnden Krankheitseinsicht kann er nicht begreifen, dass solche Einwände berechtigt sind. Er wird es demnach als Boshaftigkeit oder übertriebene Ängstlichkeit interpretieren und entsprechend ärgerlich und trotzig reagieren.

Je nach der individuellen Situation sind hier einige Lösungen denkbar, die jeweils Phantasie, Erfindungsreichtum, Geduld und Diplomatie erfordern. Sind praktikable Lösungen nicht wirksam, dann kommen nicht selten meine »schauspielerischen« Fähigkeiten zum Tragen: Um die konfliktreiche Zuspitzung einer Situation zu vermeiden, ist Ablenkung ein probates Mittel. Hier kommt mir die Tatsache zugute, dass der Kranke häufig ohnehin schon Schwierigkeiten hat, seine Aufmerksamkeit dauerhaft auf ein bestimmtes Thema zu richten. Die Aufmerksamkeit auf ein anderes Thema zu lenken, ist daher immer wieder möglich. Aufgrund der Gedächtnisbeeinträchtigungen ist das alte, »unerwünschte« Thema meist auch schnell vergessen.

Wichtig

Kommt es aber dennoch zu Wutausbrüchen und Aggressionen des Kranken, lautet das oberste Gebot für mich: Ruhig bleiben, keine Diskussionen anfangen, nicht an die Einsicht appellieren, den Streit und die Äußerungen nicht persönlich nehmen, sondern die verborgene Selbstoffenbarungsnachricht des Kranken entschlüsseln.

Leistungsschwankungen kommen vor

Auch bei Fehlleistungen und Missgeschicken des Kranken schießen Appelle an seine Disziplin und sein Bemühen am eigentlichen Ziel vorbei. Denn der Kranke versagt ja nicht etwa, weil er sich nicht bemüht oder weil er nicht will, sondern weil er nicht kann. Einem Demenzkranken zu sagen »jetzt denk' halt einmal nach!« oder »streng dich bitte mal an!« ist also nicht nur unpassend, sondern kann sogar sehr verletzend sein!

Die Tatsache, dass die Fähigkeiten bei einer Demenzerkrankung stark schwankend sind bzw. sein können, erschwert für mich als Angehörige natürlich die Akzeptanz der Beeinträchtigungen als Krankheitszeichen. Wenn der Kranke gestern noch problemlos das abgetrocknete Geschirr in die richtigen Küchenschränke räumen konnte und heute bei keinem Stück weiß, in welchem Schrank es seinen Platz hat, dann ist es in der Tat sehr schwer einzusehen, dass er es heute nicht kann. Der Gedanke, dass er sich heute nicht richtig anstrengt, liegt nahe. Dennoch gilt es auch in solch einer Situation zu realisieren, dass die Krankheitssymptome tatsächlich sehr stark in ihrem Ausmaß schwanken können: von einem Tag auf den anderen, vom Vormittag zum Nachmittag, von einem Augenblick zum nächsten. Und was der Kranke jetzt nicht kann, kann er auch dann nicht, wenn ich ihn zu größerer Anstrengung ermahne.

Wenn der Betroffene eine Aufgabe allein nicht bewältigen kann, helfen ihm oftmals bereits kleine Hinweise oder Hilfestellungen. Eine große Kunst ist es hierbei, ihn zu aktivieren, um seine Selbstständigkeit zu fördern, ohne ihn zu überfordern oder zu ermahnen. Jegliche Aktivierung ist natürlich positiv, doch sollte sie nicht im Sinne einer »strengen Erziehung« oder eines schulischen Trainings durchgeführt werden. Denn alle Aktivierungsformen und -methoden, die psychischen Druck und Stress für den Kranken bedeuten, bewirken genau das Gegenteil von dem Gewünschten. Druck und Stress verschlechtern die geistigen Leistungen, rufen Widerwillen und Aggressionen hervor und verschlimmern daher die Situation des Kranken und meine Situation als Angehörige. Spielerische Aktivierung, die Spaß macht und möglicherweise in der Gesellschaft mit anderen durchgeführt werden kann, regt an, entspannt und kann eine große Entlastung für den Kranken und mich bedeuten.

In diesem Abschnitt wurden die Bedingungen gelingender Kommunikation thematisiert und auf die spezielle Kommunikationssituation, die zwischen einem Demenzkranken und seiner Angehörigen entsteht, übertragen.

Nun sollen spezielle Methoden im Umgang mit demenzkranken Menschen vorgestellt werden.

Wenn Besuch kommt, ist er auf einmal wieder »der Alte«

Besonders schwer fällt es mir immer dann, die Leistungsschwankungen des Kranken zu akzeptieren, wenn er in Anwesenheit von anderen Menschen, z. B. von anderen Familienangehörigen, Freunden oder Bekannten, scheinbar ein kurzfristiges Leistungshoch hat, von früher erzählt oder über seine vielen Alltagsaktivitäten berichtet – obwohl diese Schilderungen vielleicht gar nicht der Realität entsprechen! –, und sich seine Beeinträchtigungen und Probleme erst wieder dann in vollem Ausmaß zeigen, wenn ich mit ihm allein bin.

Man spricht in solchen Situationen davon, dass der demenzkranke Mensch eine gute Fassade aufrechterhalten kann: Es ist, als würde er in diesen Situationen eine Maske aufsetzen, durch die er sein »wahres Gesicht«, also seine Einbußen und Störungen verbirgt. Wenn er die Maske wieder absetzt, treten seine Krankheitszeichen wieder deutlich zu Tage.

Als Angehörige kann mich die gute Fassade des Kranken in äußerst unangenehme Situationen bringen: Denn vielleicht habe ich anderen Familienmitgliedern oder Freunden von den Veränderungen des Demenzkranken und meinen großen Belastungen, die die Krankheit für mein Leben mit sich bringen, berichtet. Und nun kommen sie zu Besuch, um sich selbst ein Bild machen zu können – und erleben ihn als Menschen, dem gar keine großen Veränderungen anzumerken sind. Und wenn diese anderen Familienangehörigen oder Freunde nicht über Demenzerkrankungen informiert sind, werden sie nun sicherlich denken, ich würde sehr stark übertreiben, würde den Kranken in einem schlechten Licht darstellen wollen, würde ihn schlechter machen als er ist.

Wieder kommt mir dann vielleicht der Gedanke, dass der Kranke sich einfach gehen lässt und sich keine Mühe gibt, wenn er mit mir alleine ist, und sehr wohl noch über viele seiner früheren Fähigkeiten verfügt, was sich ja dann zeigt, wenn andere Personen dabei sind. Tatsächlich ist es aber so, dass auch ein Demenzkranker – wie jeder Mensch – das Urbedürfnis hat, seine Würde und seinen Selbstwert zu bewahren, und um vor anderen ein gutes Bild abzugeben kurzfristig noch viele Kräfte mobilisieren kann. Doch weder kann er diesen geschönten Zustand lange aufrechterhalten, noch setzt er ihn absichtlich und berechnend ein. Vielmehr scheint es ein unbewusstes Verhalten zu sein, sich anders zu geben, wenn Besuch kommt. Doch dieses andere Verhalten kostet den Kranken unheimlich viel Energie! Deswegen ist er nach dem Besuch meist erschöpft, was sich nicht selten in Unruhe, Verwirrtheit und einer kurzfristigen Verstärkung der übrigen Krankheitszeichen äußert.

Und Familienangehörige, Freunde und Bekannte können sich ja gerne von der Wahrheit meiner Erzählungen überzeugen, indem sie mich beispielsweise einmal einige Tage vertreten! In dieser Zeit könnte ich ein wenig ausspannen und Entlastung finden, und sie könnten sich ein realistisches Bild von meiner Situation machen!

Fragen zur Kommunikation

Zum Thema »nicht hörbare Botschaften einer Nachricht«

- Versuchen Sie einmal in einer ganz alltäglichen Kommunikationssituation mit Arbeitskollegen, Familienmitgliedern oder Freunden, die nicht hörbaren, »mitgeschickten und versteckten« Botschaften des anderen zu hören und achten Sie dabei einmal besonders auf die Selbstoffenbarung« des anderen. Welche Selbstoffenbarungen nehmen Sie wahr? Welche davon wurden absichtlich »verschickt«? Welche hätte Ihnen der Sprecher wahrscheinlich lieber verheimlicht?
- Fällt es Ihnen leicht, die »nicht hörbaren« Botschaften zu entschlüsseln?
- Wann fällt es Ihnen leichter, in welchen Situationen ist es schwieriger?
- Wie könnten Sie empathisch auf die Selbstoffenbarungen anderer Menschen reagieren?

Zum Thema »Störungen der kommunikativen Basis bei Demenz«

- Bringen Sie beide, der Kranke und Sie, die optimalen Grundvoraussetzungen einer gelingenden Kommunikation, nämlich die beidseitigen Einstellungen »ich bin o.k.« und »du bist o.k.«, mit? Oder stellen Sie an dem Kranken und/oder sich selbst fest, dass diese Grundvoraussetzungen durch die Folgen der Demenzerkrankung gar nicht oder teilweise nicht mehr erfüllt sind?
- Welche Gefühle (Ihre und/oder des Kranken) stehen den Grundeinstellungen »ich bin o.k.« und »du bist o.k.« im Wege?
- Was könnten Sie tun, um diesen Gefühlen ihre kommunikationszerstörende Kraft zu nehmen?

Zum Thema »aktives Zuhören im Umgang mit einem Demenzkranken«

- Versuchen Sie bei dem Kranken einmal die Kunst des »aktiven Zuhörens« anzuwenden: Was ist mit ihm los? Was geht in ihm vor? Welches Gefühl/Bedürfnis, welche Selbstoffenbarung bewegt ihn zu einer Äußerung, deren Inhaltsseite Ihnen möglicherweise unangemessen, auffällig oder unverständlich erscheint?
- Versuchen Sie auch einmal, taub zu werden für »negative Beziehungsbotschaften« und konzentrieren Sie sich nur auf die Selbstoffenbarungen des anderen – welche Folge hat es für Sie als Zuhörer, wenn Sie negative Beziehungsbotschaften einfach nicht mehr hören?

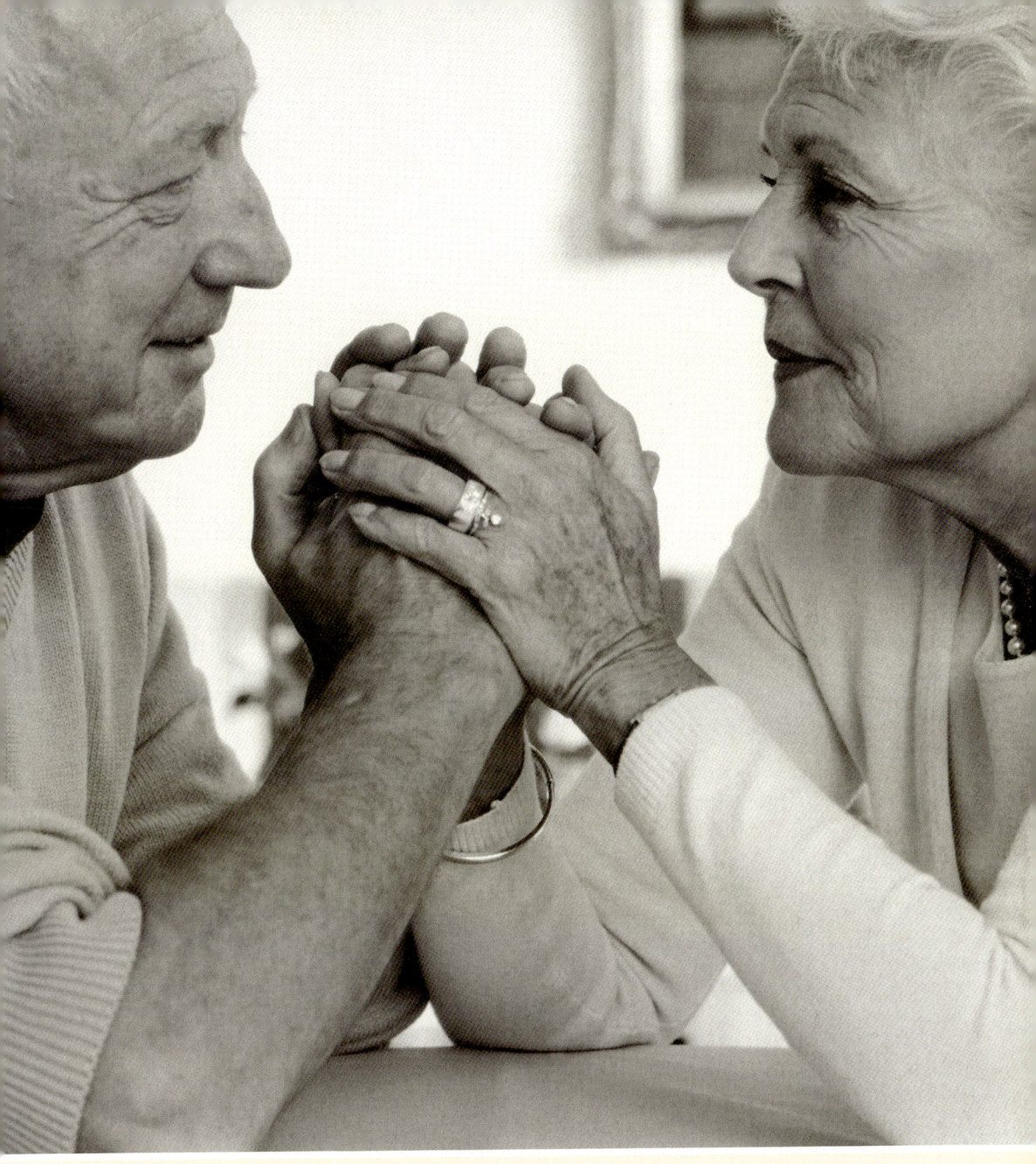

Validation: ihn so annehmen, wie er ist

Im Laufe der Erkrankung wird der Betroffene sich vermutlich immer häufiger gedanklich in der Vergangenheit aufhalten oder sich in seine innere Welt zurückziehen. Validation bedeutet, ihm mithilfe der einfühlsamen Kommunikation in seine Innenwelt zu folgen und sie zu akzeptieren. Warum dies dem Demenzkranken hilft und wann Sie ihn dennoch mit der gegenwärtigen Realität konfrontieren sollten, erfahren Sie in diesem Kapitel.

Warum Ihr Verständnis so wichtig ist

Der Begriff Validation ist aus dem englischen Wort valid (= gültig) abgeleitet und bezeichnet eine Umgangs- und Kommunikationsform, die darauf beruht, den anderen so zu akzeptieren, wie er ist, und Verständnis für ihn zu haben. Die Grundhaltung ist also empathisch. Es geht um die Kunst, sich in den demenzkranken Menschen einzufühlen, seine Welt zu betreten und seine Sicht der Realität zu akzeptieren.

Auch wenn die Sichtweise des Demenzkranken aus der Perspektive gesunder Menschen falsch oder verzerrt ist, so wird sie dennoch als (zumindest für ihn) gültige Sichtweise anerkannt. Nur so kann man – nach Einschätzung der amerikanischen Sozialarbeiterin Naomi Feil – den Kontakt zu dem Kranken aufrechterhalten und verhindern, dass er verstummt und sich verschließt.

Die Validation wurde von Feil in ihrer mittlerweile 40-jährigen Arbeit mit Demenzkranken entwickelt, sie ist eine tragende Säule im Konzert der einfühlsamen Kommunikation.

Sich in die Welt des anderen einfühlen

Besonders schwierig fällt mir das Verständnis und Akzeptieren, wenn der Kranke nicht mehr orientiert ist,

- wenn er also glaubt, in einer anderen Zeit und an einem anderen Ort zu leben, oder
- wenn er die aktuelle Situation nicht mehr richtig einschätzt und Menschen, Ereignisse oder Dinge seines Lebens nicht mehr als zu sich und seinem Leben gehörig erkennt.

Dann lebt er tatsächlich in einer eigenen Welt: in einer vergangenen Zeit, mit Personen aus seiner Vergangenheit oder mit Personen, die seinen Phantasien entspringen, mit seinen Ängsten und Erinnerungen. Er sieht und hört und erlebt Dinge, die andere nicht sehen und hören können!

Wichtig

Die Handlungen, Äußerungen und Verhaltensweisen eines desorientierten Demenzkranken entspringen also seiner eigenen Welt, ohne dass er sie anderen Menschen verständlich machen könnte.

Validierender Umgang bedeutet, die Welt des Kranken zu betreten, seine Äußerungen und Handlungen mit seinen Augen zu sehen und anzunehmen. Zu erkennen, dass seine Innenwelt sein Verhalten bestimmt. Dies eröffnet die Möglichkeit, sein Verhalten dennoch nachzuvollziehen und zu verstehen, obwohl es – gemessen an der realen Welt – unverständlich zu sein scheint.

Bevor beschrieben wird, wie Validation nun funktioniert, sollen zum besseren Verständnis zunächst noch zwei grundlegende psychologische Theorien erläutert werden, nämlich

▪ dass jeder Mensch die gleichen Grundbedürfnisse hat, die befriedigt werden müssen, damit er sich wohl fühlt, und

▪ dass es in jedem Alter eine bestimmte Entwicklungsaufgabe gibt, die erfüllt werden will.

Jeder Mensch hat bestimmte Grundbedürfnisse

Schon 1963 hat der amerikanische Psychologe Abraham Maslow eine Theorie von den Grundbedürfnissen des Menschen entworfen. Er ging davon aus, dass alle Menschen, unabhängig von ihrem Alter, ihrem Geschlecht, ihrer Herkunft, ihren individuellen Lebensentwürfen gleiche Grundbedürfnisse haben. In seiner Theorie

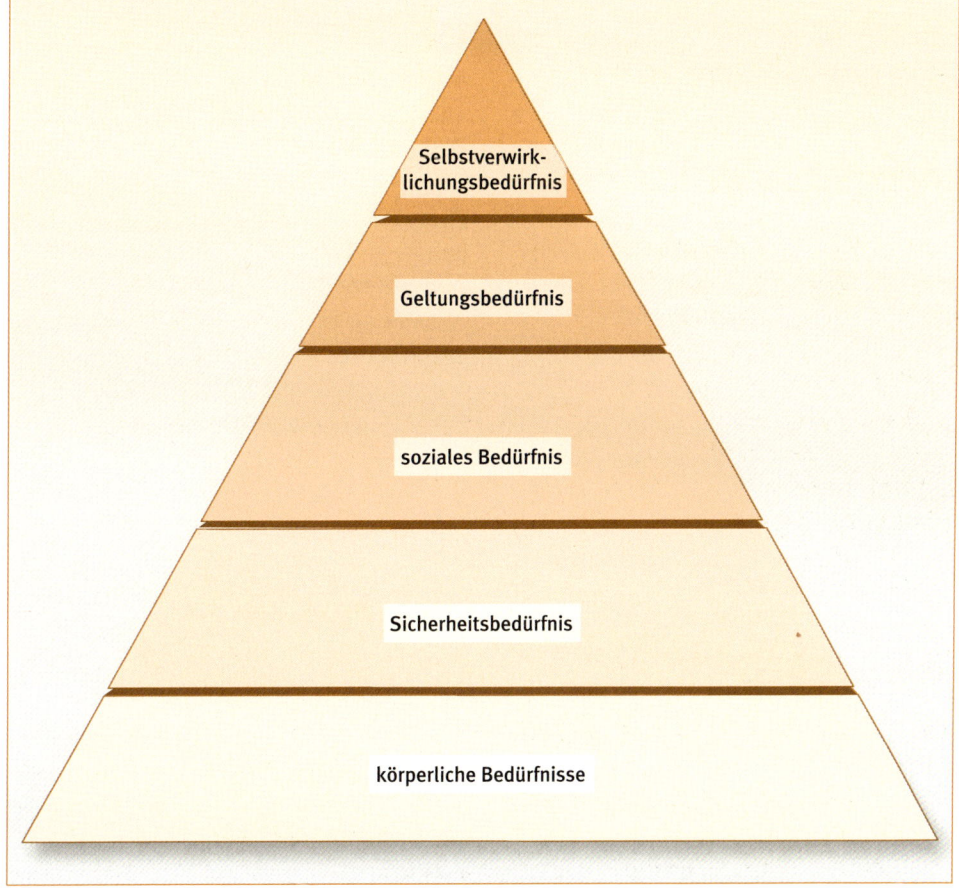

Selbstverwirklichungsbedürfnis

Geltungsbedürfnis

soziales Bedürfnis

Sicherheitsbedürfnis

körperliche Bedürfnisse

Die Grundbedürfnisse des Menschen nach Maslow.

bauen die unterschiedlichen Grundbedürfnisse aufeinander auf, weshalb er sie als Pyramide dargestellt hat.

Feil hat diese Theorie Maslows auf die spezielle Situation demenzkranker Menschen übertragen und die Grundbedürfnisse eines Demenzkranken formuliert. Diese werden im Folgenden – leicht abgewandelt und interpretiert – wiedergegeben:

- Jeder demenzkranke Mensch möchte körperliche Bedürfnisse stillen und Anregungen bekommen.
- Er hat das Bedürfnis, sich – trotz nachlassender Orientierungsfähigkeit – sicher und geborgen zu fühlen.
- Er braucht menschlichen Kontakt, möchte geliebt werden und dazugehören.
- Er hat das Bedürfnis nach Wertschätzung: Er möchte, dass er durch andere Menschen Zustimmung und Anerkennung erfährt. Über das Gefühl, von anderen Menschen wertgeschätzt zu werden, kann sich auch das eigene Selbstwertgefühl stabilisieren.
- Er möchte das Gefühl haben, die Dinge um sich herum zu verstehen.
- Er hat das Bedürfnis nach Schönem. Wenn Schönes in der Realität aufgrund von Seh-, Hör-, Gedächtnis- oder Beweglichkeitsstörungen nicht mehr erlebbar ist, sucht er es mit Hilfe von Phantasie in seiner Vergangenheit.
- Er möchte Unerledigtes erledigen, unterdrückte Gefühle ausleben, Vernachlässigtes in Ordnung bringen.

Die Formulierung dieser Grundbedürfnisse eines demenzkranken Menschen ist eine Hilfestellung für die Menschen, die mit dem Kranken leben und sich mit ihm verständigen möchten. Das Wissen um diese Grundbedürfnisse hilft demnach auch mir, da es mir die einfühlsame Kommunikation und das Verstehen des Kranken erleichtert. Denn viele unverständliche Äußerungen und Handlungen des kranken Familienmitglieds entspringen einem dieser Grundbedürfnisse und sind beispielsweise Ausdruck des Wunsches »ich möchte mich sicher fühlen«, »ich möchte zu Dir/Euch gehören«, »ich möchte wichtig sein«, »ich möchte wissen, wo mein Platz ist«, »ich möchte geliebt werden«, »ich möchte die Welt um mich herum verstehen« etc.

Auch Erkenntnisse der Entwicklungspsychologie hat Feil herangezogen, um Angehörigen das Verstehen und Akzeptieren von Demenzkranken zu erleichtern. Sie werden im nächsten Abschnitt erläutert.

In jedem Alter gibt es bestimmte Lebensaufgaben

Entwicklungspsychologen, wie beispielsweise Erik Erikson, gehen davon aus, dass die menschliche Entwicklung vom kleinen Kind bis zum alten Menschen eine Abfolge verschiedener Entwicklungsaufgaben darstellt: In jedem Lebensalter hat der Mensch spezielle für das Alter typische Lebensaufgaben zu bewältigen. Gelingt ihm dies nicht, kommt es zu einer Entwicklungsstörung.

Während der Säugling vor die Aufgabe gestellt ist Urvertrauen zu den Eltern zu entwickeln, muss das heranwachsende Kind lernen, die Welt zu begreifen, der Jugendliche sich von den Eltern abzulösen, der Erwachsene das Vertrauensverhältnis einer Liebesbeziehung aufrecht zu erhalten, und der älter werdende Mensch, Verluste zu verkraften.

Wichtig

Im Alter steht der Mensch schließlich vor der Entwicklungsaufgabe, sein Leben zu bilanzieren und Zufriedenheit mit dem Ergebnis dieses Rückblicks und Respekt vor sich selbst zu empfinden.

Nach Erikson bauen die verschiedenen Entwicklungsaufgaben aufeinander auf, d. h. dass eine nachfolgende Aufgabe nicht bewältigt werden kann, wenn die vorangehende nicht gelöst wurde. Ist ein Jugendlicher beispielsweise nicht in der Lage, sich von seinem Elternhaus zu lösen, kann der Grund darin bestehen, dass er als Säugling das Urvertrauen zu den Eltern nicht erworben hat. Und ist ein alter Mensch nicht imstande, Zufriedenheit mit dem eigenen Leben und Respekt vor sich selbst zu empfinden, kann das an nicht gelösten Entwicklungsaufgaben im früheren Leben liegen.

Der Betroffene versucht, Unbewältigtes aus der Vergangenheit aufzuarbeiten

Feil geht nun davon aus, dass ein demenzkranker Mensch, der keine Zufriedenheit angesichts seiner Lebensbilanz erreichen kann, in seiner Erinnerung zurückgeht zu jenen Entwicklungsaufgaben seines Lebens, die er nicht bewältigt hat, und sie

nun nachträglich zu lösen versucht. Diese Lebensereignisse und Entwicklungsaufgaben werden ihn nicht loslassen, bis er das Gefühl hat, sie rückwirkend aufgelöst zu haben. Er wird beispielsweise frühere soziale Rollen, von denen er sich damals nicht erfolgreich verabschiedet hat, wieder einnehmen, um den Loslösungsprozess jetzt – in Nachhinein – zu meistern. Oder er wird wieder in früheren Beziehungen leben, die unbefriedigend verliefen oder ungeklärt beendet wurden, um sie nun doch noch aufarbeiten zu können. Frühere unerledigte Aufgaben werden wieder aufgenommen, um sie jetzt, in der eigenen Vorstellungswelt zu meistern. Emotionen, die ein Leben lang unterdrückt wurden, werden jetzt gelebt.

Alle diese Aufarbeitungsversuche können zu Handlungen und Äußerungen führen, die für Außenstehende, die ja nicht in der Innenwelt des Kranken leben, unverständlich und unpassend sind:

▪ Da sucht ein alter Mann seine Büchertasche, weil er meint in die Schule gehen zu müssen;

▪ da sucht eine ältere Frau ihr Kaninchen, das sie als Kind bei der Flucht zurücklassen musste;

▪ da spricht jemand mit seiner Mutter, die schon seit 40 Jahren tot ist.

Wichtig

Nach Feils Überzeugung steht hinter all diesen unverständlichen Lebensäußerungen die – vielleicht unbewusste – Absicht, alte unerledigte Aufgaben zu erfüllen, um zu einem inneren Frieden zu gelangen. Die Rückkehr in die Vergangenheit hat in diesem Fall also einen selbst-therapeutischen

Zweck: Es ist der Versuch, rückwirkend Heilung zu erzielen.

Feil geht nun des Weiteren davon aus, dass demenzkranke Menschen bei einer solchen rückwirkenden Aufarbeitung dringend Unterstützung brauchen. Denn wenn der Kranke nicht zu einer Lösung gelangt, verstärken sich – so ihre Erfahrungen –Verwirrung, Desorientierung und Störungen. Darüber hinaus hält sie Aufarbeitungsversuche, die nicht erfolgreich sind, für quälend und schmerzlich.

Wie kann eine solche Unterstützung nun aussehen?

Wie funktioniert Validation?

Wie bereits erwähnt, ist es das oberste Prinzip der Validation, zu akzeptieren, dass der Kranke in seiner Innenwelt lebt, die vielleicht nicht (mehr) viel mit seiner wirklichen, aktuellen Lebenssituation zu tun hat.

Angehörige, die mit der Validation nicht vertraut sind, versuchen in solchen Momenten häufig, den Kranken in das »Hier-und-Jetzt« zurückzuholen. Sie argumentieren beispielsweise: »Du bist ein 70-jähriger Mann und gehst schon lange nicht mehr in die Schule!«, oder: »Du hast kein Kaninchen mehr. Das hattest Du als Kind, aber das ist 60 Jahre her!« Es gab sogar eine Therapierichtung, die Realitäts-Orientierungs-Training genannt wurde (kurz ROT), durch die regelrecht verhindert werden sollte, dass der Kranke in seine Innenwelt »abtaucht«. Dazu wurde er ständig über die Gegenwart informiert.

Wie Sie Ihren Angehörigen unterstützen können

Ausgehend von ihrer Überzeugung, dass der Kranke durch das Eintauchen in die eigene Innenwelt Selbstheilung sucht, hält Feil das ständige Zurückholen in die Gegenwart für gewalttätig und lehnt es strikt ab. Denn die schmerzlichen Gefühle, mit denen sich der Kranke bei seinen rückwirkenden Aufarbeitungsbemühungen beschäftigen muss, werden immer stärker und für ihn selbst immer unerträglicher, wenn er sie nicht mitteilen kann und unterdrücken muss. Zudem fördert das Gefühl, nicht verstanden zu werden Einsamkeit und Misstrauen und stört somit den Kontakt zu den Mitmenschen deutlich. Als Folge bricht mancher Demenzkranke die Kommunikation völlig ab.

Wichtig

Akzeptiere ich dagegen die oftmals schmerzlichen Gefühle des Kranken (aus welcher Zeit sie auch immer stammen mögen), nehme sie ernst und reagiere auf diese Gefühlsäußerungen empathisch und unterstützend, dann verlieren selbst negative Gefühle ihre Bedrohlichkeit: Sie sind mitteilbar, können gemeinsam besprochen und geteilt werden, scheinen handhabbar zu werden.

Ob das Sprichwort »geteiltes Leid ist halbes Leid« darin recht behält, dass sich negative Gefühle allein durch bloßes Mitteilen bereits halbieren lassen, sei dahingestellt, doch sicherlich verlieren sie durch die Anteilnahme eines anderen Menschen ihre Bedrohlichkeit. Zudem verhindert ein solches urteilsfreies Anerkennen den Kommunikationsabbruch.

Um mich aber in die Welt des anderen einzufühlen, muss ich meine eigenen Gefühle zurücknehmen. Was ganz logisch klingt, ist jedoch sehr schwer. Wie soll ich meine eigenen Gefühle, meinen Ärger, meine Trauer, meine Wut, meine Enttäuschung beiseite lassen? Feil empfiehlt das Erlernen von Entspannungstechniken, die man in der aktuellen Situation anwenden kann (siehe Kasten).

Vermeiden Sie Fragen nach dem Warum

Ein weiteres wichtiges Prinzip der Validation ist es, nicht nach dem Grund eines geäußerten Gefühls zu fragen. Warum-Fragen sind nämlich letztendlich nur gut getarnte »Angeln«, mit denen ich doch wieder versuche, meinen Gesprächspartner in die Gegenwart hinüberzuziehen. Denn Warum-Fragen vermitteln dem Kranken den Eindruck, dass ich erst dann die Berechtigung seines Gefühls anerkenne, wenn er

Tipp

Kleine Entspannungsübungen helfen, mich ganz auf den Betroffenen einzulassen

Um meinen Angehörigen bei der Bewältigung alter schmerzhafter Erinnerungen zu unterstützen, hilft es, meine eigenen Gefühle vorübergehend beiseite zu lassen. Dies kann ich beispielsweise durch eine schnell durchführbare, kurze Entspannungsmethode erreichen: Ich konzentriere mich auf die eigene Körpermitte und atme etwa drei Minuten lang tief durch die Nase ein und den Mund aus. Dabei richte ich die eigene Aufmerksamkeit nur auf das Atmen, ohne an etwas zu denken. Schon nach kurzer Zeit spüre ich die Entspannung, kann von mir selbst besser loslassen und bin offener für die Gefühlswelt des Kranken.

Solche Entspannungsverfahren sind natürlich nicht der einzige Weg für mich als Angehörige, um die eigenen Gefühle »in den Griff« zu bekommen. Eigene Gefühle sollen auch gespürt, mitgeteilt und anerkannt werden. Deshalb ist es ebenso wichtig, dass ich mich anderen Menschen mitteilen kann. Der Austausch mit Verwandten, Freunden oder anderen Angehörigen von Demenzkranken hilft mir, meine eigenen Gefühle zu verarbeiten, und hilft daher auch, das Verhältnis zu dem Kranken zu stützen.

mir eine logisch nachvollziehbare Begründung liefert.

Vermutlich kann der Kranke aber keine Gründe dafür angeben, warum er beispielsweise Angst hat, alleine zu bleiben, während ich das Haus verlasse, um Erledigungen zu machen. Die Frage: »Warum hast du denn Angst? Es passiert dir doch nichts!« hilft dem Kranken also nicht, sondern verunsichert ihn nur noch mehr. Denn einerseits verdeutliche ich ihm mit meiner Frage, dass ich seine Gefühle nicht nachvollziehen kann, und deshalb also mit ihm und seinen Gefühlen etwas nicht stimmen kann. Andererseits weise ich ihn durch meine Frage auf seine Unzulänglichkeit hin, da er für seine Gefühle noch nicht einmal Gründe angeben kann. Statt ihm zu helfen, schwäche ich seine Position! Warum-Fragen können also echte Kommunikations-Killer sein – übrigens nicht nur im Umgang mit Demenzkranken.

Wiederholen Sie als Bestätigung seine Aussagen

In vielen Fällen ist es für den Kranken dagegen hilfreich und tröstlich, wenn ich seine Worte im Sinne einer Bestätigung noch einmal wiederhole. Dieses Verhalten vermittelt dem Kranken, dass er richtig gehört wurde, und erweckt dadurch sein Vertrauen, wirklich verstanden worden zu sein.

Erzählt der Kranke mir beispielsweise, dass Fremde ständig ihren Unrat in seine Wohnung tragen, den er dann entsorgen müsse, könnte ich gemäß den Prinzipien der einfühlsamen Kommunikation darauf sagen: »Du wirkst auf mich jetzt sehr verärgert! Du hast dich wohl sehr über diese anderen Leute geärgert, gell?«. Durch dieses Wiederholen bestätige ich dem Kranken, dass ich sehe, was mit ihm los ist, sein Gefühl erkenne und es grundsätzlich als für ihn richtig und angemessen akzeptiere!

Der Kontakt bleibt erhalten, und ein weiterer Austausch bleibt möglich. Manchmal komme ich dem Erleben des Kranken näher, wenn ich weitere Fragen stelle: »Was sind das eigentlich für Leute, über die du dich so ärgerst?«, »Von welchem Unrat sprichst du?«, oder »An welche Stelle deiner Wohnung tragen sie ihn?«, »Wie oft passiert das und wann genau?« Möglicherweise erzählt er nun detaillierter über sein Erleben. Vielleicht wird mir aus dieser Erzählung deutlich, welches Gefühl, welche Erinnerung oder welches Bedürfnis in ihm seinen Ärger hervorruft. Häufig handelt es sich dabei um den Ausdruck eines jener Grundbedürfnisse, die schon beschrieben wurden. Oder es ist Ausdruck einer »alten Erinnerung«, eines nicht aufgearbeiteten Erlebnisses, einer nicht gelösten Entwicklungsaufgabe.

Weitere Validationstechniken

Um dem emotionalen Grund von Äußerungen des Kranken auf die Spur zu kommen, schlägt Feil eine weitere Methode vor, nämlich das Erinnern. In dem geschilderten Beispiel hieße dies, nachzufragen, ob der Kranke sich früher über diese Leute auch schon einmal geärgert habe, und wie er damals das Problem gelöst habe. Möglicherweise kann auf diese Weise eine Brücke zu früheren Ereignissen und früheren erfolgreichen Bewältigungsstrategien hergestellt werden.

Weiterhin ist es nach Feils Erfahrung hilfreich, mit klarer, sanfter Stimme zu sprechen, Augenkontakt zu halten und Berührungen einzusetzen. Ohne diese weiteren Aspekte näher beschreiben zu wollen, wird doch die Grundrichtung der Validation klar: Der zentrale Gedanke ist das Annehmen der Realität des Kranken und der Versuch, ihm in seiner Welt zu begegnen, um sein Vertrauen zu gewinnen bzw. zu erhalten.

Wie sicherlich deutlich wurde, liegt der Validation die Einsicht zugrunde, dass das aktive Zuhören, also die Fähigkeit hinter einer Äußerung des Kranken seine Selbstoffenbarungsnachricht zu entschlüsseln, therapeutische Kraft besitzt. Weil man sein Gegenüber auf einer viel tieferen Ebene versteht als nur auf der oberflächlichen Ebene der wörtlichen Äußerung, kommt es zu einem vertrauensvollen, erfolgreichen Austausch.

Was bedeutet integrative Validation?

Seit einigen Jahren entwickelt die Gerontologin Nicole Richards die Kommunikationsform der Validation weiter und nennt ihren Ansatz »integrative Validation«. Wie bei der Validation geht es auch bei der integrativen Validation darum, das Gefühl hinter einer Äußerung des Kranken zu erkennen und dem Kranken zurückzumelden, es verstanden zu haben.

> **INFO**
>
> ### Das wahrgenommene Gefühl »spiegeln«
>
> In der psychotherapeutischen Praxis nennt man dieses Zurückmelden des wahrgenommenen Gefühls, welches ich hinter der Äußerung oder Handlung eines Gesprächspartners zu erkennen meine, Spiegeln des Gefühls: Als hielte ich meinem Gesprächspartner einen Spiegel vor, zeige ich ihm, wie er auf mich wirkt, welcher emotionale Eindruck bei mir als seinem Gegenüber angekommen ist.

Richards empfiehlt nun die wahrgenommenen Gefühle des Kranken mit einer allgemeingültigen Aussage, nämlich einem Sprichwort, zu spiegeln. Als Reaktion auf den Ärger über den Unrat wäre vielleicht folgendes Sprichwort passend: »Ja, wie sagt man da so schön? Narrenhände beschmieren Tisch und Wände!«

Gegen diesen Umgang kann man nun einwenden, dass Sprichwörter immer mehr aus der Mode kommen und zukünftig für immer weniger Menschen noch eine Bedeutung haben. Doch auch ohne Sprichwörter kann man auf das wahrgenommene Gefühl reagieren, indem man versucht, es von der individuellen Situation des Kranken zu lösen und auf einer allgemeineren Ebene zu betrachten. So könnte ich beispielsweise sagen: »Das ist aber auch ärgerlich! Ich kenne solche Situationen und werde dann auch jedes Mal sehr wütend. Ich kann dich gut verstehen!« Dadurch vermittle ich meinem Angehörigen, dass ich ihn verstehe und ihm seine Gefühle nicht abspreche. Anschließend kann ich nun das Angebot machen: »Lass uns darüber nachdenken, was wir gemeinsam tun könnten, um solche ärgerlichen Situationen in Zukunft zu verhindern!«

Die beiden Ansätze, Validation und integrative Validation, stimmen in ihrem Grundprinzip überein. Das besagt: Wenn ich den vertrauensvollen Kontakt zu einem demenzkranken Menschen bis zuletzt aufrechterhalten will, muss ich lernen, die Realität des Kranken zu akzeptieren.

INFO

Validation kontra Realitäts-Orientierungs-Training

Angesichts der früher in Heimen und Kliniken üblichen Umgehensweisen mit Demenzkranken war die Validation ein echter Fortschritt der Menschlichkeit. Galt früher das Prinzip, dass Demenzkranke im Sinne eines Realitäts-Orientierungs-Trainings ständig mit der Realität konfrontiert wurden, auch wenn dies für die Kranken schmerzlich, unbegreiflich, angst- und aggressionsauslösend war, schien die langsam aufkommende Validation eine erlösend humane Alternative.

Welchen Sinn hat es, so fragte Feil die Fachöffentlichkeit, wenn man einem demenzkranken Menschen immer wieder vor Augen führt, dass er alt, krank, unfähig, vergesslich, abhängig und unselbstständig ist? Ist es nicht nachvollziehbar, dass er dann das Vertrauen zu den anderen verliert? Sicherlich waren diese aufrüttelnden, plakativen Worte notwendig, um die eingefahrenen Strukturen der Gerontopsychiatrie aufzuweichen.

Im Heute oder im Gestern leben?

Betrachtet man das Realitäts-Orientierungs-Training als das eine Extrem und die Validation als das andere Extrem einer weiten Bandbreite von Umgangsformen, dann bewege ich mich im täglichen Umgang mit dem Kranken sicherlich immer irgendwo dazwischen: Je nach eigener Verfassung und Verfassung des Kranken und je nach Erfordernissen der Situation, werde ich manchmal stärker zur Validation tendieren, d.h. mich stärker auf die Realität des Kranken einlassen, und in anderen Situationen werde ich nicht umhin können, den Kranken mit meiner Realität zu konfrontieren.

Bei Kranken, die noch eine leichtere Form der Demenz haben, wird häufiger das Realitäts-Konfrontieren im Vordergrund stehen, nicht zuletzt deshalb, weil die meisten Kranken dies selbst wünschen. So fragen viele Kranke immer wieder, wie die Enkelkinder heißen, wie alt sie sind, welcher Tag heute ist oder welche aktuellen Ereignisse geschehen. Durch diese Fragen bitten sie, mit der Realität konfrontiert zu werden. Natürlich ist in diesem Fall eine Realitäts-Orientierung sinnvoll.

Dennoch wird es auch bei diesen Kranken immer wieder Situationen geben, in denen Validation die bessere Lösung ist. Erzählt der Kranke beispielsweise sehr oft von seinen früheren beruflichen Erfolgen, ist die realitätskonfrontierende Antwort »das hast du mir schon fünfmal erzählt!« sicherlich nicht hilfreich. Die validierende Reaktion: »Auf deine beruflichen Erfolge bist du sehr stolz. Und das kannst du auch! Erzähl mir doch noch einmal, wie du das damals erreicht hast!« entspricht dagegen wahrscheinlich eher dem Bedürfnis des Kranken und führt damit sicherlich zu einem erfolgreichen und vertrauensvolleren Austausch.

Wichtig

Bei Kranken, die an einer schwereren Form der Demenz leiden, wird der validierende Umgang immer wichtiger und wahrscheinlich eines Tages die Hauptkommunikationsform darstellen.

Insofern stellt die Methode der Validation für Angehörige ein wichtiges Hilfsmittel dar. Auch in der Therapieform, die im nächsten Kapitel vorgestellt wird, dem Selbst-Erhaltungs-Training (kurz: SET), nimmt das einfühlende Verstehen einen zentralen Stellenwert ein.

Gedanken zur Validation

Validation setzt »aktives Zuhören« voraus. Erst wenn man durch aktives Zuhören die Selbstoffenbarung des Kranken erkannt hat, kann man einfühlsam mit ihm umgehen!

Viele Selbstoffenbarungen von Demenzkranken entsprechen den menschlichen Grundbedürfnissen:
- »Ich will mich sicher und geborgen fühlen.«
- »Ich will geliebt werden und dazu gehören.«
- »Ich will nicht einsam sein.«
- »Ich will Wertschätzung durch andere erfahren, will mich wertvoll fühlen können.«
- »Ich will noch wichtig sein.«
- »Ich will das Gefühl haben, die Welt um mich herum zu verstehen.«

- »Ich will Schönes erleben oder mich mit Schönem (z. B. schöne Erinnerungen) beschäftigen.«
- »Ich will mein Leben geregelt wissen, Unerledigtes aufarbeiten.«
- »Ich will Dinge, die mich beunruhigen, aus der Welt schaffen.«
- »Ich will belastende Erinnerungen aufarbeiten können.«
- »Ich will mein Leben so bilanzieren können, dass ich Zufriedenheit mit dem Ergebnis dieser Bilanz empfinden kann.«

Wenn Sie Ihrem kranken Angehörigen aktiv, verständnisorientiert und einfühlsam zuhören, können Sie dann Selbstoffenbarungen hören, die diesen Grundbedürfnissen entsprechen?

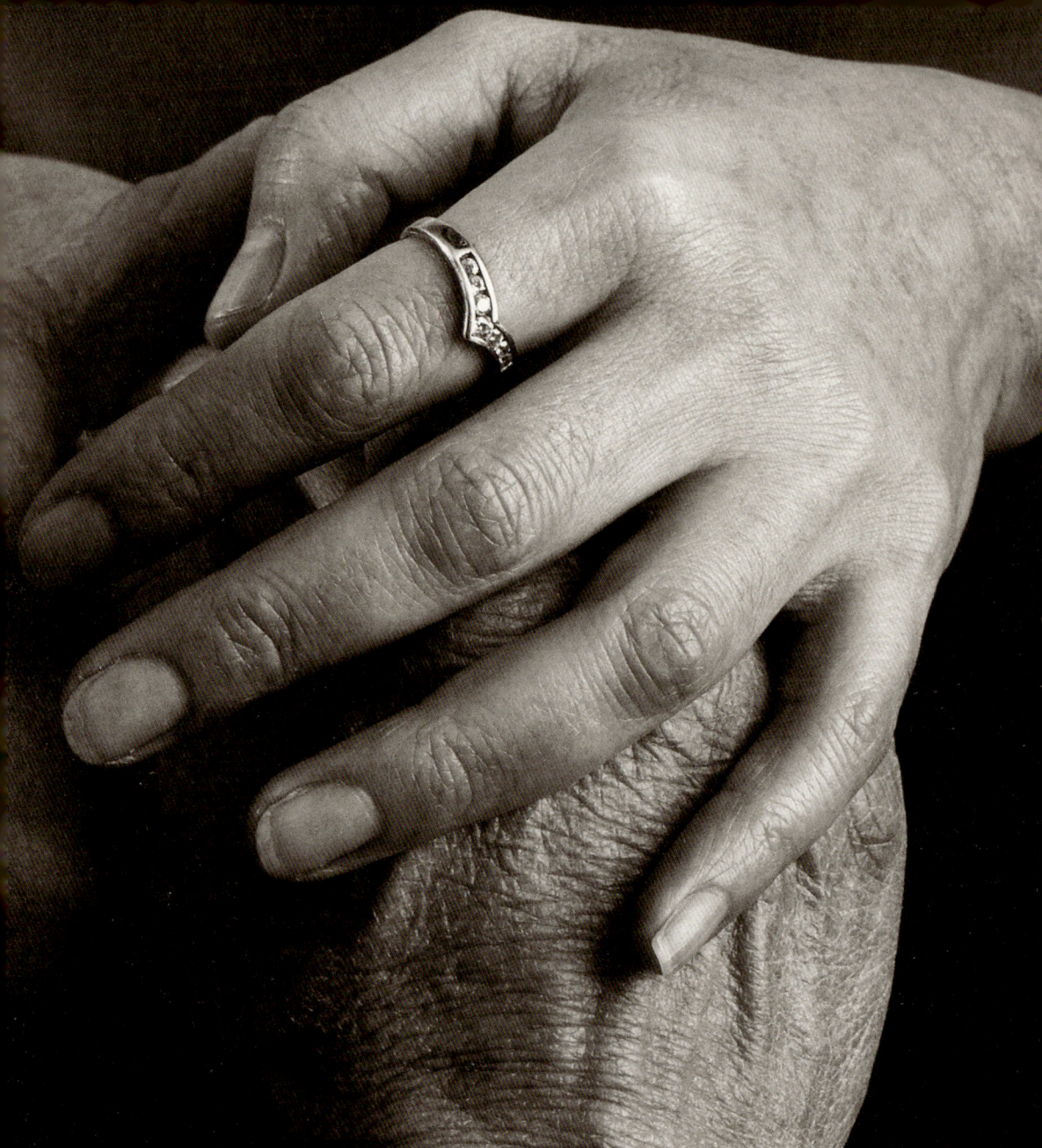

Das Selbstbild bewahren

Das Selbstbild Demenzkranker stimmt meist nicht mehr mit der Realität überein. Woran liegt das? Welche Folgen ergeben sich daraus? Und wie kann ich dem Betroffenen helfen, ein möglichst positives Selbstbild zu bewahren? Um diese Fragen wird es in dem folgenden Kapitel gehen.

Wozu dient die Selbst-Erhaltungs-Therapie (SET)?

Die Selbst-Erhaltungs-Therapie (SET), die ebenfalls zum Konzept der einfühlsamen Kommunikation gehört, stellt den Versuch dar, die Identität des Kranken, d.h. sein Wissen von sich selbst, zu stärken. Die Vorstellung, die durch den Begriff »Therapie« hervorgerufen wird, nämlich, dass es nur ausgebildeten Therapeuten möglich ist, diese Methoden anzuwenden, ist jedoch falsch: Tatsächlich können die beschriebenen Prinzipien auch von mir als Angehörige im Alltag umgesetzt werden.

Doch zunächst gilt es wieder, die psychologischen Grundlagen zu erläutern:

- Was ist denn eigentlich unser Selbst – auch Identität oder »Ich« genannt?
- Warum ist es nötig, dieses Selbstbild immer wieder zu überprüfen und neuen Erfahrungen anzupassen?
- Und warum versuchen Demenzkranke verzweifelt, ein altes, nicht mehr stimmiges Selbstbild aufrechtzuerhalten bzw. warum löst sich das Selbstbild bei Betroffenen im weiteren Krankheitsverlauf regelrecht auf?

Was ist das »Selbst« des Menschen?

In einem ihrer Artikel über die Selbst-Erhaltungs-Therapie zitiert deren Begründerin, Barbara Romero, einen demenzkranken Mann, der in sein Tagebuch schrieb: »Jeden Moment fühle ich, dass ein anderer Teil von mir verloren geht. Mein Leben […] mein Selbst […] fallen auseinander […]. Die meisten Menschen erwarten eines Tages den Tod, aber wer hätte je erwartet, das Selbst zuvor zu verlieren«?

Um nachfühlen zu können, wie bedrohlich der Kranke die Verletzungen seines Selbst erlebt, die durch die Demenzerkrankung verursacht werden, ist es hilfreich, zu verstehen, was das Selbst überhaupt ist, wie es sich im Laufe eines Lebens entwickelt, und

inwiefern es überhaupt verletzlich ist bzw. gar verloren gehen kann:

Das Selbst, das auch das Ich oder die Identität eines Menschen genannt wird, setzt eine sehr komplizierte sich-selbst-betrachtende Fähigkeit des Menschen voraus. Diese Fähigkeit setzt sich aus geistigen und anderen psychischen Aspekten zusammen. Mithilfe dieser Fähigkeit entwirft jeder Mensch ein Bild von sich selbst: Ein Bild von dem, wie er früher war, wie er jetzt ist, woher er kommt, was er will, welche Persönlichkeit er hat, welche Bedürfnisse, Werte, Haltungen, welchen Sinn sein Leben hat etc.

Das Selbstbild bewahren

Wichtig Ein solches Bild von sich selbst entwirft jeder Mensch automatisch, weil er dieses Selbstbild zum Überleben braucht. Er muss wissen, wer er ist, um sich orientieren und in jeder Situation seines Lebens entscheiden und handeln zu können.

Lernfähige Menschen passen ihr Selbstbild immer wieder an

Das Bild von sich selbst ist bei einem gesunden Menschen dynamisch, d. h. es wird ständig weiterentwickelt und zu einem gewissen Grad verändert. So müssen neue Erlebnisse und neues Wissen in dieses Bild eingepasst werden. Sollte dies nicht gelingen, weil das alte Bild und die neuen Erlebnisse nicht zusammenpassen, müssen entweder die neuen Erlebnisse ignoriert und verdrängt werden oder das alte Bild muss geändert werden.

BEISPIEL

Am »alten« Selbstbild festhalten oder ein »neues« entwerfen?

Nehmen wir an, ein Mensch hat das Selbstbild von sich, ein guter, umsichtiger, konzentrierter Autofahrer zu sein. Dieses Bild hat er entworfen, weil er in seiner 50-jährigen Zeit als Autofahrer noch nie einen Unfall verursacht und schon viele brenzlige Verkehrssituationen, in die andere ihn gebracht haben, gut gemeistert hat. Dieser Mensch verursacht nun – durch eigene Unkonzentriertheit – einen kleinen Auffahrunfall. Nun kollidiert also die neue Erfahrung, einen Unfall durch eigenes Fehlverhalten verursacht zu haben, mit dem »alten« Selbstbild, ein guter Autofahrer zu sein, der immer fehlerfrei fährt! Dieser Zustand des Nicht-Zusammenpassens, der in der Psychologie Inkongruenz genannt wird, führt sofort zu Anpassungsprozessen. Diese können in zwei verschiedenen Richtungen verlaufen:

Erlebnis uminterpretieren oder verdrängen. Im einen Fall versucht der Betreffende, das neue Erlebnis so umzuinterpretieren, dass es nun doch zu dem »alten« Selbstbild passt: »Die Straße war glatt, die Bremslichter des Vordermanns haben nicht funktioniert, die eigenen Bremsen haben blockiert« etc. Er kommt also zu dem Schluss, dass nicht seine Unaufmerksamkeit der Grund war, sondern äußere Umstände, die er nicht beeinflussen konnte. Oder aber er verdrängt diese Situation schnell, bezahlt den entstandenen Schaden, erzählt niemandem davon und versucht, die Sache zu vergessen.

Selbstbild anpassen. Die andere Möglichkeit besteht darin, dass er das eigene Selbstbild ändert: »Manchmal scheine ich doch nicht mehr so konzentriert zu sein, wie ich das von früher von mir gewohnt bin!«

In beiden Fällen passen nun neues Erlebnis und Selbstbild wieder zusammen, doch es liegt auf der Hand, dass die zweite Alternative die vernünftigere zu sein scheint: Weil ein Mensch nur dann lern- und entwicklungsfähig ist, wenn er bereit und imstande ist, sein Selbstbild neuen Lebenserfahrungen anzupassen. Erst wenn er einsieht, dass er nicht mehr so konzentriert fährt wie früher, kann er für die Zukunft Vorsichtsmaßnahmen ergreifen und somit verhindern, eines Tages einen schlimmeren Unfall zu verursachen.

Menschen, von denen wir sagen, sie seien offen und tolerant und lernfähig, neigen in einem solchen Konfliktfall zwischen neuen Erlebnissen und altem Selbstbild eher dazu, ihr Selbstbild zu verändern. Menschen, die eher unflexibel, starr und nicht lern-fähig wirken, tendieren wahrscheinlich eher dazu, die neuen Erfahrungen zu igno-rieren oder, wenn dies nicht geht, die neu-en Erlebnisse so umzuinterpretieren, dass sie doch wieder in das alte Bild passen (sie-he Beispiel).

Betroffene können ihr Selbstbild nicht mehr korrigieren

Gerade demenzkranke Menschen tendie-ren im Verlauf ihrer Erkrankung in zuneh-mendem Maße dazu, in dem beschriebe-nen Beispiel die erste Alternative zu wählen: Sie leugnen oder bagatellisieren eigene Fehler, »winden« sich um die Tatsa-chen herum und verdrängen Missge-schicke. Im Umgang mit diesen schwieri-gen Verhaltensweisen mache ich immer wieder die frustrierende Erfahrung, dass es überhaupt nichts bringt, den Kranken zu der besseren Alternative der Selbstbildän-derung zu bewegen. Alle Versuche von »sieh doch ein …«, »akzeptiere doch end-lich …«, »begreife doch, dass du …« führen zu Aggression, Angst, Wut oder Rückzug des Kranken, aber nicht zu der gewünsch-ten Veränderung.

Warum kann der Betroffene seine Defizite nicht anerkennen?

Um verstehen zu können, warum ein de-menzkranker Mensch kein realistisches Bild von sich selbst, seinen Einbußen, Be-einträchtigungen und Problemen mehr entwickeln kann, ist es hilfreich, sich darü-ber klar zu werden, dass alle Erlebnisse, die mit dem eigenen Selbstbild kollidieren, grundsätzlich erst einmal als bedrohlich erlebt werden.

Wichtig
Denn das Gefühl »ich scheine doch nicht (mehr) der zu sein, der ich zu sein glaubte«, führt zunächst einmal zu großer Verunsi-cherung.

Diese bedrohliche, unsichere Situation kann aufgelöst werden, indem das Selbst-bild verändert und an die neuen Erlebnisse angepasst wird. Doch dazu sind mindes-tens zwei Voraussetzungen erforderlich:

▪ Die eine ist ein stabiles Selbstwertge-fühl, und
▪ die andere betrifft die geistigen Fähig-keiten.

Warum ist ein stabiles Selbstwertgefühl Voraussetzung für die Weiterentwicklung meines Selbstbildes? Nur wenn ich die tie-fe Überzeugung habe, dass mein Selbst wertvoll ist und auch bleibt, d.h. dass ich wertvoll bin und auch bleibe, kann ich mich auf das Risiko einlassen und Teile meines Selbstbildes aufgeben. Nur wenn ich also glaube, dass der wichtigste wert-volle Teil meines Selbst übrig bleiben wird, kann ich Veränderungen meines Selbstbil-des zulassen und mir beispielsweise einge-stehen, dass ich nun doch nicht mehr ein so konzentrierter, guter Autofahrer bin wie früher.

Und warum sind geistige Fähigkeiten Voraussetzung für die Weiterentwicklung des eigenen Selbstbildes? Weil mein Selbst auf meinem Wissen basiert, meinem Wissen von der Welt, meinem Wissen von meiner eigenen Biografie, meinem Wissen von mir selbst. Um mein Selbstbild nun zu verändern, muss ich die neuen kollidierenden Erlebnisse verstehen, muss ihre Bedeutung begreifen, und muss diese Bedeutung als neues Wissen aufnehmen und mir merken können. Die Veränderung und Weiterentwicklung des eigenen Selbstbildes setzt also Gedächtnis- und Lernprozesse voraus.

Wichtig
Da beide Säulen der einsichtigen Selbstbildveränderung, nämlich Selbstwertge- fühl und Fähigkeit zu Gedächtnis- und Lernprozessen, durch die Demenzerkrankung zunehmend angegriffen werden, bricht die Fähigkeit, sich selbst realistisch einzuschätzen und Einsicht in die eigenen Defizite und Auffälligkeiten zu haben, immer mehr weg. Für die Angehörigen bedeutet dies eine große Belastung.

Die Demenzerkrankung zerstört jedoch nicht nur die Fähigkeit des Kranken, das Selbstbild weiterzuentwickeln, sondern auch das viel grundlegendere Vermögen, sein altes Selbstbild überhaupt aufrechtzuerhalten. Und dieser Aspekt stellt für den Kranken die größte Bedrohung dar.

Unser Selbstbild beruht auf einem intakten Gedächtnis

Das Selbst, auch als Identität bezeichnet, gründet auch auf den geistigen Fähigkeiten des Menschen, nämlich auf seinem Wissen. Wissen sammeln wir in jedem Moment unseres Lebens, indem wir Informationen aus der Umwelt aufnehmen, ihnen eine Bedeutung beimessen, und sie so »aufbewahren«, dass wir zu einem späteren Zeitpunkt auf diese bewerteten Informationen zurückgreifen können. Die Fähigkeit, Informationen aufzunehmen, sie zu bewerten, sie zu speichern und sie später wieder abzurufen, nennt man Gedächtnis.

Wozu dient das Kurzzeitgedächtnis?
Es gibt verschiedene »Gedächtnisse«: Eines von ihnen ist das Kurzzeitgedächtnis. Es hat mehrere Aufgaben: Zum einen soll es diejenigen Informationen, die wir nur kurzfristig brauchen, solange aufbewahren, bis sie nicht mehr wichtig sind und dann gelöscht werden können. Zum anderen hat es die Funktion, Informationen, die wir uns langfristig merken wollen, die also in das Langzeitgedächtnis übertragen werden sollen, so vorzubereiten und zu überarbeiten, dass sie überhaupt erst ins Langzeitgedächtnis übernommen werden können. Das Langzeitgedächtnis heißt so, weil es Informationen lange, d. h. längstens ein Leben lang, speichern kann. Es wird wiederum unterteilt in ein episodisches Gedächtnis und ein semantisches Gedächtnis.

Das semantische Langzeitgedächtnis speichert unser Wissen
Das semantische Langzeitgedächtnis speichert unser Weltwissen: also etwa das

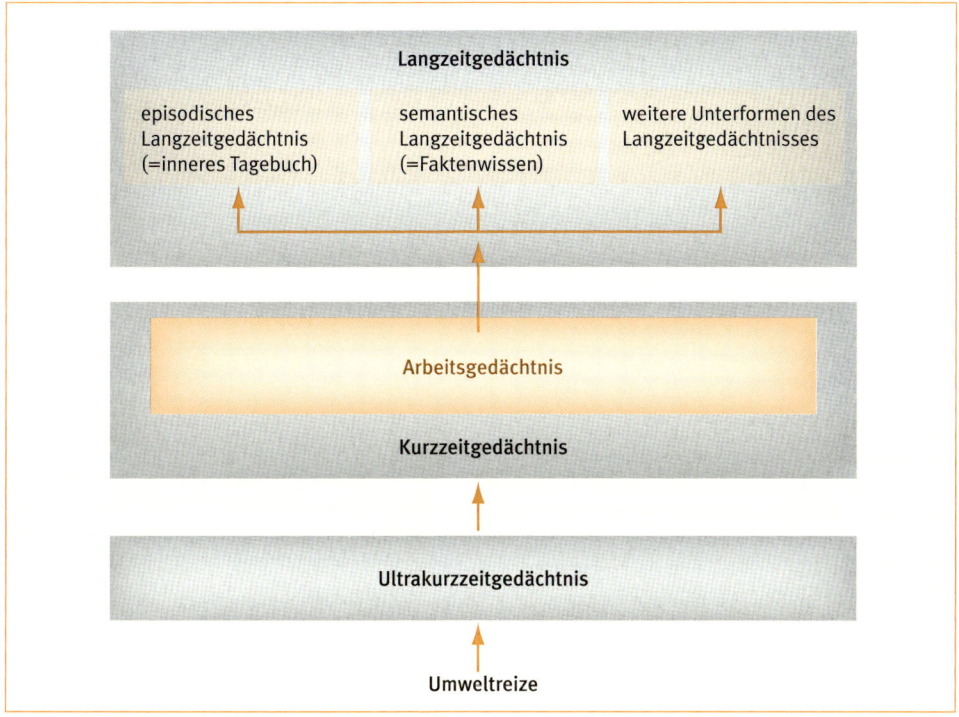

Wie funktioniert unser Gedächtnis?

Wissen, wo genau Spanien liegt, wie viel 5 mal 24 ist, wer Goethe war, in welchem Jahr die Machtergreifung Hitlers stattfand, wie viele Beine ein Marienkäfer hat und welche gesunden Bestandteile in der Milch sind.

Das episodische Langzeitgedächtnis gleicht einem persönlichen Tagebuch

Das episodische Langzeitgedächtnis speichert zeitlich geordnet und nach individueller Wichtigkeit bewertet die persönlichen Erlebnisse und Erfahrungen eines Menschen: Alle für ihn bedeutsamen Erlebnisse seiner Kindheit, seiner Jugend, seines jungen und älteren Erwachsenenlebens hält es fest und sortiert es auf einer Zeitskala.

Wichtig Viele Informationen sind in mehreren Gedächtnissen gleichzeitig gespeichert: So ist ein bestimmtes Gedicht von Goethe vielleicht in meinem semantischen Langzeitgedächtnis gespeichert, doch auch in meinem episodischen Langzeitgedächtnis, weil ich mich vielleicht noch genau an die fürchterliche Situation erinnere, als ich das Gedicht in der Schule aufsagen musste. Semantisches und episodisches Gedächtnis sind also vielfach miteinander verwoben und verquickt.

135

Wie mein Wissen meine Identität formt

Wenn es oben hieß, dass die Identität eines Menschen auf Wissen beruht, dann kann man jetzt genauer sagen: Die Identität eines Menschen beruht auf seinen Gedächtnisleistungen. Alles, was ich aus meinem episodischen Langzeitgedächtnis abrufen kann, macht einen wichtigen Teil meiner Identität aus, nämlich mein Selbstwissen: das Wissen um meine Lebensgeschichte, um meine Fähigkeiten, meine sozialen Rollen, meine Beziehungen, meine Eigenschaften, meine Haltungen und Werte, meine Bedürfnisse, meine Persönlichkeit.

Aber auch auf dem abrufbaren Weltwissen des semantischen Langzeitgedächtnisses beruht ein wichtiger Teil meines Selbst!

Denn auch das, was ich von der Welt weiß, macht mich und meine Identität aus: Mein berufliches Wissen, meine Menschenkenntnis und mein Wissen von den Dingen bestimmen mich und mein Handeln, bestimmen, wie ich Probleme verarbeite, welche Entscheidungen ich treffe, wie ich Anforderungen bewältige, welchen Sinn ich meinem Leben abgewinne, bestimmen, wer ich bin.

Diesem Langzeit-Wissensfundus werden ständig neue Informationen hinzugefügt: Informationen, die im Kurzzeitgedächtnis aufbereitet und verarbeitet und anschließend ins Langzeitgedächtnis übertragen werden. Mit wachsendem Wissensbestand entwickelt sich auch meine Identität ständig weiter.

Neue Erfahrungen hinterlassen keine Gedächtnisspuren mehr

Wie bereits ausführlich beschrieben, gehen Demenzerkrankungen mit Gedächtnisbeeinträchtigungen einher. Dabei ist das Kurzzeitgedächtnis meist viel früher und wesentlich stärker betroffen. Zwar können neue Informationen noch sehr kurzfristig aufbewahrt werden, doch funktioniert der Übertrag ins Langzeitgedächtnis meist nicht mehr: Es gelangen keine Informationen mehr in das Langzeitgedächtnis.

Wenn aber nichts Neues mehr in das Langzeitgedächtnis aufgenommen werden kann, kann ein Mensch seine Lebensgeschichte nicht mehr fortschreiben. Sein inneres Tagebuch hat ab einem bestimmten Zeitpunkt nur noch leere Seiten, weil die Mitschrift abbricht und neue Erlebnisse und Erfahrungen nicht mehr festgehalten werden können.

Wenn der Demenzkranke also auf den letzten beschriebenen Seiten seines inneren Tagebuchs noch als guter Autofahrer beschrieben wird, dann bleibt er in seinem Selbstbild ein guter Autofahrer, auch wenn er jetzt, da in dieses Tagebuch nichts mehr eingetragen werden kann, zunehmend unsicher, unkonzentriert und gefährlich fährt. Neue Erfahrungen können dem Selbstbild nicht mehr hinzugefügt werden! Wenn ein Erlebnis beendet ist, wird es vergessen und hinterlässt keine Spuren in der Identität des demenzkranken Menschen.

Wenn auch die Erinnerungen an früher verloren gehen

Für den Kranken sind jedoch diejenigen Gedächtnisstörungen viel bedrohlicher, die für sein bestehendes Selbstbild, für sein Wissen um die eigene Identität gefährlich werden, nämlich Beeinträchtigungen des Langzeitgedächtnisses. Während Störungen des Kurzzeitgedächtnisses also dazu führen, dass der Kranke keine neuen Erfahrungen mehr speichern kann, kommt es im weiteren Verlauf der Erkrankung durch Beeinträchtigungen des Langzeitgedächtnisses dazu, dass der Kranke auch alte Erfahrungen und Erlebnisse verliert.

Dann weiß er vielleicht nicht mehr, wie viele Geschwister er hat, wie viele Kinder, wo er geboren ist, welchen Beruf er hatte, wer seine Freunde sind, was seine großen und kleinen Ziele im Leben waren.

Es ist nicht schwer nachzuvollziehen, wie verunsichernd dieses Gefühl der Orientierungslosigkeit und Hilflosigkeit für den Betroffenen wohl ist! Dieses Gefühl hat wahrscheinlich auch jener Kranke empfunden, der in sein Tagebuch schrieb, dass sein Leben und sein Selbst auseinander fallen.

Da diese Erlebnisse nicht selten massive psychische Störungen, wie Aggressionen, Depression, Wahnvorstellungen oder Ängste und natürlich auch großes persönliches Leiden hervorrufen, hat Barbara Romero auf der Basis vieler anderer therapeutischer Umgehensweisen und Erkenntnisse eine Umgangsform mit demenzkranken Menschen entwickelt, die sie Selbst-Erhaltungs-Therapie (SET) nennt. Ziel ist, wie der Name es schon darlegt, das bedrohte und gefährdete Selbst des Kranken zu stärken und zu erhalten.

Wichtig

Von den positiven Wirkungen der SET profitiere natürlich auch ich als Angehörige, weil die erwähnten psychischen Reaktionen und Verhaltensweisen des Kranken, die durch sein Gefühl von Selbstverlust verursacht werden, gelindert und reduziert werden können, was auch mich stark entlastet.

Wie SET funktioniert

Wie schon erwähnt, sind die Prinzipien, die der SET zugrunde liegen, nicht völlig neu erfunden. Vielmehr ist die SET eine Zusammenstellung anderer therapeutischer Umgehensweisen und Kommunikationsformen, wie beispielsweise der bereits vorgestellten Validation und der Erinne-

rungstherapie, die Thema des nächsten Kapitels ist und deshalb hier nicht ausführlich beschrieben wird.

Bemerkenswert und innovativ sind also weniger die einzelnen Prinzipien und Methoden der SET, als vielmehr die Erkenntnis des gefährdeten Selbst bei Demenz und die Erfahrung, dass dieser Gefährdung durch eine Kombination folgender Methoden und Verhaltensweisen entgegengewirkt werden kann. Ziel aller dieser Prinzipien ist es, dem Kranken zu helfen, Antworten auf die fundamentalen Fragen zu finden: »Wer war ich einmal?«, »Wer bin ich jetzt?«, »Wie bin ich?« etc.

Die vertraute Umgebung bietet Erinnerungsstützen

Wenn ein Mensch Gefahr läuft, sein Wissen von sich selbst und seinem eigenen Lebensweg zu verlieren, dient ihm eine Umwelt, die keinen Veränderungen unterworfen ist, als Stütze seines Selbst. Vertraute Räumlichkeiten und bekannte und lieb gewonnene Gegenstände am gewohnten Platz geben das Gefühl, sich an einem sicheren Ort der eigenen Lebensgeschichte zu befinden. Andererseits rufen sie Erinnerungen hervor und sind somit häufig Andenken an wichtige Lebenssituationen. In diesem Sinne ist eine konstante Umwelt Träger von identitätsstabilisierenden Elementen.

In einer fremden Umgebung, in der kein Bild, kein Teppich und kein Dekorationsgegenstand an die eigene Geschichte erinnern, verliert ein demenzkranker Mensch, der unter Langzeitgedächtnisstörungen leidet, sich selbst. Dieses Gefühl der eigenen Desorientierung führt häufig zu starken psychischen Reaktionen, wie Angst, Unruhe, Aggression und Misstrauen.

Eine konstante Bezugsperson vermittelt Sicherheit

Was auf die nicht belebte Umwelt zutrifft, gilt natürlich auch für die Menschen im Umfeld: Bekannte oder vertraute Bezugspersonen tragen ebenfalls zu dem Gefühl der Sicherheit und Geborgenheit bei. Da eine konstante Bezugsperson immer in einer ähnlichen Art und Weise auf den Kranken reagiert, stabilisiert sie darüber hinaus auch sein Selbst: Über ihre konstanten Reaktionen erfährt der Kranke immer wieder neu: »So reagiert man auf mich, so bin ich also«. Wenn die Bezugsperson beispielsweise immer wieder über kleine Scherze des Kranken lacht oder schmunzelt, erfährt er durch diese gleichbleibende Reaktion: »Ich bin ein humorvoller Mensch«.

Strukturieren Sie seinen Tagesablauf

Über einen klar strukturierten Tagesablauf gewinnt der Kranke Alltagssicherheit: Das Wissen, was zu welcher Tageszeit an welchem Wochentag wie zu tun ist, entlastet von oftmals als quälend empfundenen Überlegungen und Grübeleien: »Was soll ich jetzt tun?«, »Was kann ich noch?«, »Für was werde ich noch gebraucht?« Dieser Tagesplan sollte klare Beschäftigungs- und Entspannungsphasen beinhalten. Natürlich bemühe ich mich, die Betätigungen an die Vorlieben des Kranken anzupassen, denn sie sollen ihm ja das Gefühl geben, etwas Sinnvolles zu tun und eine wichtige Aufgabe zu haben.

Wieder erfordert es hier großes Feingefühl herauszufinden, welche Aufgaben den Kranken weder über- noch unterfordern und welche ihm Freude bereiten. Auch ist es häufig ein großer Balanceakt, dem Kranken das größtmögliche Maß an Selbstständigkeit zu lassen, ihm aber Unterstützung und Hilfe zukommen zu lassen, wo er sie wirklich braucht. In der Literatur spricht man hier von dem guten Maß an fürsorglicher Autorität.

Diese Konstanz im Tagesablauf dient dem Kranken ebenfalls als Identitätsstütze, zeigt sie ihm doch über seine immer wiederkehrenden Beschäftigungen, wer er ist und wie er ist, beispielsweise: »Ich bin gesundheitsbewusst, weil ich nachmittags immer eine Stunde spazieren gehe«, »Ich bin hilfsbereit, weil ich meiner Frau im Haushalt helfe«, »Ich bin naturverbunden, weil ich täglich Gartenarbeit erledige« etc.

Kunst- und Musiktherapie

Eine andere Möglichkeit, den Kontakt des Kranken zu seinem Selbst aufrechtzuerhalten – in diesem Fall aber zu dem eher emotionalen Bereich des Selbst –, können im Rahmen der SET auch kunst- und musiktherapeutische Ansätze sein. Konkret bedeutet dies, den Kranken anzuhalten, über das Malen von Bildern, Modellieren mit Ton, Basteln, Liedersingen oder -hören oder Spielen von Musikinstrumenten seine Gefühle auszudrücken. Nicht selten wird es für Kranke im Verlauf der Erkrankung nämlich immer schwieriger, Gefühle und Stimmungen verbal mitzuteilen. Über expressive Formen der Kunst ist es dann oftmals noch eher möglich, eigene Emotionen und Bedürfnisse zu äußern. Dies hat nicht nur die Funktion, sich anderen mitzuteilen, sondern hilft auch, sich über sich selbst und den eigenen Gefühlszustand im Klaren zu werden.

Vielleicht ist es mir zu Hause nicht möglich, mit dem Kranken zu malen oder ihn zum Malen anzuregen, aber möglicherweise kenne ich Lieder, die er gerne gesungen hat und sie jetzt noch gerne hört. Vielleicht kann er darüber auch noch zum Mitsingen oder Mitsummen bewegt werden.

> **INFO**
>
> ### Validierender Kommunikationsstil
>
> Auch im Rahmen der SET wird ein einfühlender Kommunikationsstil gepflegt. Die Realität des Kranken wird anerkannt und nicht korrigiert, bei Konflikten versucht man, die Selbstoffenbarungsnachrichten des Kranken zu entziffern, Konflikte werden vermieden, die Gefühle des Kranken wahrgenommen und bestätigt.

Das Selbstbild bewahren

Austausch über den Sinn des eigenen Lebens

Insbesondere im Alter oder bei Krankheit wird vielen Menschen die eigene Endlichkeit bewusst, und sie haben das Bedürfnis, auf die Fragen nach dem Sinn des eigenen Lebens eine befriedigende Antwort zu finden. Aus der Hospizarbeit weiß man, dass Menschen, die sich mit ihrem Lebenssinn befassen, häufig darüber reden möchten. Sie brauchen Zuhörer, die sich diesem oft angstbeladenen Thema stellen, sie brauchen Menschen, die ihnen ihre Sicht auf das eigene Leben bestätigen, sie brauchen jemanden, der ihnen durch Fragen hilft, klar zu sehen.

Auch viele Demenzkranke haben das Bedürfnis, über den Sinn ihres Lebens zu sprechen, über Ängste, Werte, eigene Überzeugungen, Leistungen und Schuld. Dem Wunsch, das eigene Leben zu bilanzieren, um eine Zufriedenheit mit dem Resultat der Bilanz verspüren zu können, steht häufig die Tatsache im Weg, dass sie bereits einen Teil ihres Wissens um die eigene Lebensgeschichte vergessen haben. Daher brauchen sie Menschen, die ihnen helfen, die »Lücken« zu füllen. Mit Erzählungen über das Leben des Kranken und möglicherweise Gesprächen über religiöse oder philosophische Themen kann ich dem Kranken bei der Bearbeitung der für ihn so wichtigen Themen und bei der Bilanzierung seines Lebens helfen.

Das Gefühl, dass das eigene Leben angefüllt war mit »Sinn-vollen« Erlebnissen und Handlungen, stärkt die Identität eines Menschen und verhilft ihm zu größerer Zufriedenheit. Natürlich werde ich dem Kranken derartige Sinn-stiftende Gespräche nicht aufdrängen, wenn er das Bedürfnis nach »tief schürfenden« Themen nicht hat. Doch versuche ich aufmerksam und achtsam zu sein, ob sich hinter irgendwelchen unverständlichen Äußerungen des Kranken möglicherweise dieses Bedürfnis verbirgt.

Mit der Krankheit auseinander setzen

Eng verbunden mit der Frage nach dem Sinn des eigenen Lebens ist oft auch die Beschäftigung mit der eigenen Krankheit. Im Rahmen der SET wird zu Gesprächen über die Krankheit geraten, wenn der Kranke dies wünscht. Hierbei sollte der Schicksals-Charakter der Krankheit im Mittelpunkt stehen, der jede Schuldhaftigkeit ausschließt. Da die Erkrankung nicht verschuldet ist, ist sie auch nicht vermeidbar gewesen. Wenn der Kranke das Bedürfnis hat, über seine Erkrankung zu sprechen, betone ich, dass er für seine Krankheit nichts kann und dass es daher klug und sinnvoll ist, das eigene Schicksal anzunehmen und die Erkrankung zu akzeptieren.

Natürlich werden Demenzkranke, die keine Einsicht in ihre Erkrankung haben, ein solches Gespräch nicht wünschen. Dann scheint es auch weder sinnvoll noch positiv, mit dem Betroffenen über seine Erkrankung sprechen zu wollen.

INFO

SET als stationäre Therapie

Das Konzept der SET wird als stationäres Behandlungsprogramm im Alzheimer Therapiezentrum der Neurologischen Klinik Bad Aibling und in Staffelstein angeboten. Im Rahmen dieses in der Regel 4-wöchigen Programms, an dem der Demenzkranke und eine Angehörige teilnehmen, werden unterschiedliche Maßnahmen für den Kranken und solche für die Angehörige durchgeführt. Diese sollen direkt bzw. indirekt helfen, die Identität des Kranken zu stabilisieren. (Informationen über das Therapiezentrum in Bad Aibling finden Sie im Adressenteil des Anhangs.)

Zuversicht vermitteln

Dass sie vieles nicht mehr so können wie früher, nagt häufig an dem Selbstwertgefühl von Demenzkranken. Zudem macht die Vorstellung, dass die noch vorhandenen Fähigkeiten und Kompetenzen weiter abnehmen könnten, Angst vor der Zukunft: »Wer werde ich sein, was wird von mir übrig bleiben, wenn ich all das nicht mehr kann, was mich doch ausmacht?«

Fragen zum Selbstbild des Betroffenen

- Welche Aspekte seiner Lebensgeschichte machen die Identität und das Selbstbild Ihres demenzkranken Familienangehörigen besonders aus? Welche Erfahrungen, Erlebnisse, Lebensumstände waren ihm immer wichtig?
- Bemerken Sie, dass einige der wichtigen »Kapitel seines inneren Tagebuchs«, also das Wissen um wichtige Lebensereignisse verblassen? Wenn ja: Ängstigt oder verunsichert ihn das?
- Haben Sie das Gefühl, der Kranke möchte das Wissen von seiner Lebensgeschichte unbedingt erhalten? Wenn ja, welche Versuche unternimmt er in dieser Richtung?
- Welche Dinge, Umstände und Verhaltensweisen wirken auf den Kranken identitätsstabilisierend?
- Hat Ihnen das Wissen über die SET Anregungen gegeben, wie Sie die Identität des Kranken stabilisieren könnten? Gibt es da Aspekte, die Sie wirksam umsetzen könnten, z. B. Gestaltung des Wohnumfeldes, Strukturierung des Tagesablaufs, frühere Lieblingsmusik des Kranken beschaffen, Gespräche über den Lebenssinn, Gespräche über seine Lebensgeschichte, Gespräche über Krankheit, Zuversicht, etc.
- Fällt es Ihnen leicht, die »nicht hörbaren« Botschaften zu entschlüsseln?
- Wann fällt es Ihnen leichter, in welchen Situationen ist es schwieriger?
- Wie könnten Sie empathisch auf diese Selbstoffenbarungen reagieren?

HILFREICHE FRAGEN

Das Selbstbild bewahren

Der Umgang mit derartigen Selbst-bedro-henden Ängsten und Selbstzweifeln ist für mich nicht immer leicht. Um das Iden-titätsgefühl des Kranken zu stärken und zu stützen, empfiehlt die SET, dem Kranken Zuversicht zu vermitteln, indem ich ihn in den Dingen und Fähigkeiten unterstütze, die ihn ausmachen. Auf diese Weise kann ich die identitätsstiftenden und -stärken-den Kompetenzen und Beschäftigungen so lange wie möglich aufrechterhalten.

Wie bei jeder Form des Umgangs sind natürlich auch hier Feingefühl und Empa-thie erforderlich. Denn bei aller Vermitt-lung von Zuversicht versuche ich trotzdem auch, die Ängste und Zweifel des Kranken wahrzunehmen und zu akzeptieren. Ich verfolge also nicht das Ziel, dem Kranken seine Gefühle als grundlos auszureden, sondern diese ernst zu nehmen und Hilfe und Unterstützung anzubieten.

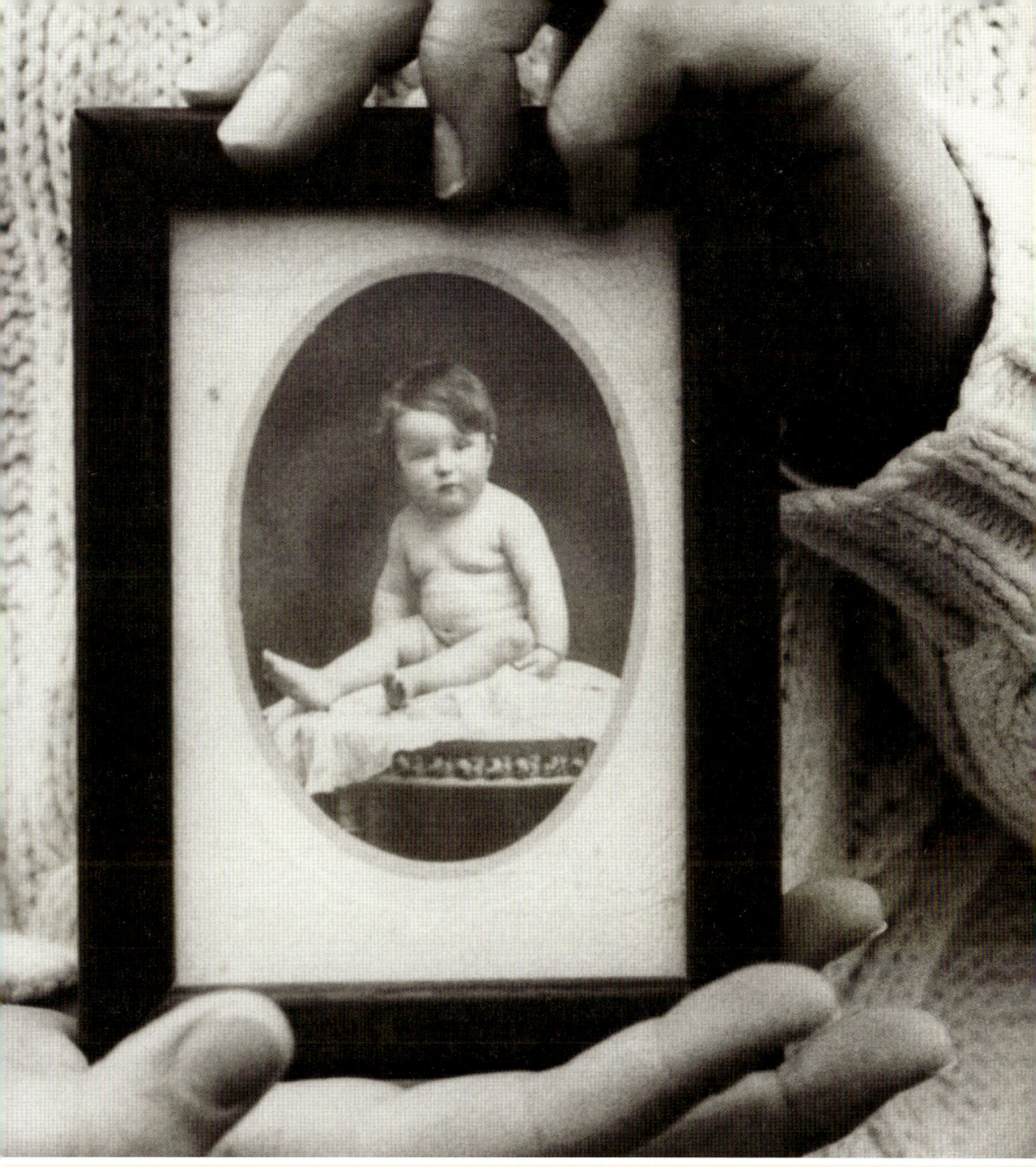

Heilsames Erinnern

Die Demenzerkrankung verringert nicht nur die Merkfähigkeit für aktuelle Ereignisse, sondern nagt – vor allem im späteren Krankheitsstadium – auch beständig an den Erinnerungen an das bisherige Leben. Mit dem Verlust der Lebenserinnerungen geht jedoch auch die Identität eines Menschen verloren. Es ist deshalb sehr wichtig, dass Sie dem Betroffenen helfen, seine Erinnerungen an wichtige Stationen seines Lebens so lange wie möglich zu bewahren. Wie das geht, lesen Sie hier.

Was »erinnern« bedeutet

Umgangssprachlich meint »erinnern« soviel wie: sich eine vergangene Situation noch einmal genau zu vergegenwärtigen. Dieser Bedeutung liegt die Idee zugrunde, dass das Gedächtnis frühere Situationen und Erlebnisse realitätsgetreu speichert, so wie beispielsweise eine Video-Kamera oder ein Fotoapparat ein Urlaubserlebnis festhält. Unter »erinnern« versteht man dann das Betrachten dieses Gedächtnisfilmes oder -bildes mit dem inneren Auge. Wenn der Kommissar in einem Kriminal-Spielfilm zu dem Zeugen sagt: »Bitte versuchen Sie sich genau daran zu erinnern, welche Farbe das Fluchtauto hatte!«, dann meint er damit: »Sehen Sie sich Ihren Gedächtnisfilm noch einmal genau an, und achten Sie besonders auf die Farbe des Fluchtautos!«

Tatsächlich ist es jedoch so, dass unsere Erinnerungen nicht realitätsgetreue Beschreibungen vergangener Situationen sind, sondern wir uns nur einzelne »Ausschnitte« merken, die für uns persönlich eine Bedeutung haben. Sicherlich kennen Sie die Situation, dass jemand ein gemeinsames Erlebnis ganz anders schildert, als Sie es in Erinnerung haben, obwohl Sie doch vermeintlich »das Gleiche« erlebt haben.

Was wir erinnern, bestimmt unser »persönlicher Filter«

Das liegt daran, dass wir eben nicht wie ein Fotoapparat funktionieren, der alle Details – wichtig oder unwichtig – gleichermaßen abbildet, sondern wir haben einen »persönlichen Filter«, der bestimmt, was wir behalten wollen und was nicht. Dieser Filter hängt von unseren Interessen, Persönlichkeitsmerkmalen und unserem Wissen ab und auch von unserem momentanen Zustand: Wenn es uns schlecht geht, nehmen wir unsere Umwelt kaum wahr und kapseln uns ab. Wenn es uns gut geht, sind wir »offen« und lassen alle Eindrücke in uns hineinströmen.

Schon beim Einspeichern wird die Realität also durch ein persönliches Filtersystem verändert. Doch auch Erlebnisse, die bereits gespeichert sind, werden im Laufe der Zeit weiter verändert: Durch neu hinzukommende Erlebnisse werden alte Erinnerungen und Gedächtnisinhalte ständig neu bewertet, also in einem neuen, veränderten Licht betrachtet, dem neuen Wissensstand angepasst und somit verändert. Dies geschieht meist unbewusst.

Wenn Menschen ein wichtiges Ereignis ihrer Biografie, beispielsweise ihren ersten Arbeitstag, wiederholt in ihrem Leben erzählen, verändert sich die Erzählung immer mehr: Die Abweichungen von einer Erzählung zur nächsten sind vielleicht nur gering, doch würde man die Geschichten miteinander vergleichen, die 30 Jahre auseinander liegen, würde die Verschiedenartigkeit der Erinnerungen wahrscheinlich verblüffen!

Durch jeden Rückblick ordnet man die Erfahrungen des Lebens erneut und kann sich so seiner eigenen Identität vergewissern: »Wie erkläre ich mir heute, aus meiner heutigen Sicht auf die Welt, warum mein Leben so und nicht anders verlaufen ist?«

Wie funktioniert »Erinnerungstherapie«?

Der therapeutische Umgang mit dem Erinnern basiert auf der Erfahrung, dass das Erzählen von Erinnerungen eine heilende Wirkung auf den Menschen haben kann. Zwar kann ein Mensch natürlich auch ganz alleine für sich auf sein bisheriges Leben zurückblicken, doch gewinnt das Erinnern eine ganz andere Qualität, wenn man seine Erinnerungen einem anderen Menschen mitteilt.

So scheint es zu den menschlichen Grundbedürfnissen zu gehören, über das eigene Leben zu sprechen. Setzt ein solches Erzählen doch voraus, dass es jemanden gibt, der mir zuhören, meine Geschichte hören will, der sich für mein Leben interessiert. Und dieses Interesse zeigt mir, dass mein Leben wertvoll ist und dass ich wertvoll bin, weil niemand anders meine einzigartige Lebensgeschichte aus meiner jetzigen Sicht erzählen kann.

Wichtig
Man könnte deshalb sagen, dass ein Mensch dann einsam ist, wenn es niemanden gibt, der sich für seine Lebenserinnerungen interessiert.

Der therapeutische Umgang mit Erinnerungen geht jedoch über das Stillen dieses Grundbedürfnisses, einen Zuhörer zu finden, der sich für mein Leben interessiert, hinaus. Denn im therapeutischen Gespräch soll ein Mensch darin unterstützt werden, sich mit seiner eigenen Lebensgeschichte auseinander zu setzen: Dadurch kann ihm bewusst werden, welche Bedeutungen frühere Erlebnisse für ihn hatten und inwieweit sie ihn in seinem späteren Handeln und Tun beeinflusst haben. Durch Nachfragen kann er auf eigene Stärken aufmerksam werden, die ihn im Laufe seines Lebens immer wieder befähigt haben, Probleme zu bewältigen. Durch die Bestätigung seiner Interpretationen kann er in seinen Bedürfnissen, seinem Ich-Gefühl, seinem Selbstvertrauen und seinem Selbstwertgefühl unterstützt und gestärkt werden.

Wie Sie das Erinnern unterstützen können

Wichtig

Die Erinnerungstherapie soll das Selbstwertgefühl des Betroffenen stärken. Denn die Auseinandersetzung mit der eigenen Lebensgeschichte kann das Selbstbild festigen.

Wie bereits im vorangegangenen Kapitel dargestellt, führt der Verlust des Selbstbildes meist zu Gefühlen der Entwurzelung und des Verlorenseins, und wird daher von dem Kranken als massive Lebensbedrohung erlebt. Die Vergewisserung der eigenen Identität ist dagegen ein Anker, der selbst in Zeiten des Umbruchs, der Veränderungen, der Krankheit und des Abschieds Halt und Sicherheit bietet.

Die Erfahrungen durch die Arbeit mit demenzkranken Menschen haben gezeigt, dass es einem Kranken meist nicht möglich ist, ohne Hilfestellung anderer Menschen die fördernde Wirkung der Erinnerungsarbeit zu erfahren. Der Demenzkranke braucht interessierte Zuhörer, die seine Lebensgeschichte hören wollen, die die Botschaften hinter den Geschichten verstehen, die seine früheren Leistungen anerkennen, die ihn durch ihre Fragen und Erinnerungshilfen unterstützen, die positiven Aspekte der vergangenen Erlebnisse zu erkennen.

Mit dem Wissen um die stärkende Kraft der einfühlsamen Kommunikation wird auch deutlich, dass es den Prinzipien der Erinnerungstherapie mit demenzkranken Menschen widerspricht, den Kranken zu korrigieren, ihn mit der Realität zu konfrontieren oder ihn auf Irrtümer hinzuweisen. Vielmehr basiert auch dieser Ansatz auf dem Grundsatz der respektierenden Bejahung.

Tipp

Der Wahrheitsgehalt ist nebensächlich

Wenn der Demenzkranke in meiner Familie sich gerne seine Erfolgserlebnisse ins Gedächtnis ruft und sich vielleicht auch an Erfolge »erinnert«, die nach meinem Dafürhalten seiner Phantasie entspringen und gar nicht stattgefunden haben, dann ist es nicht hilfreich, wenn ich ihm mit der Sachnachricht (siehe Kapitel 4) antworte: »Nein, also das stimmt jetzt aber wirklich nicht!« Der Kranke, der angesichts seiner abbauenden Fähigkeiten seinen Selbstwert bewahren will und in mich das Vertrauen setzt, dass ich ihm dabei helfe, wird sich durch eine solche »Abfuhr« zurückgewiesen fühlen. Die Selbstoffenbarungsnachricht, die hinter seiner »Phantasieerinnerung« steht, lautet vielleicht: »Ich konnte viele Erfolge in meinem Leben verzeichnen, weil ich immer fleißig und gewissenhaft war. Und darauf kann ich heute noch stolz sein!« Doch diese Nachricht habe ich nicht verstanden. Insofern fühlt er sich sogar zu Recht unverstanden.

Wie kann ich dem Demenzkranken nun konkret helfen, mithilfe von Erinnern, sein Identitätserleben zu stärken?

Führen Sie gemeinsam ein Tagebuch ✕

Die demenzbedingten Beeinträchtigungen des Kurzzeitgedächtnisses führen dazu, dass neue Erlebnisse nicht mehr in das Langzeitgedächtnis übertragen werden können: Das episodische Langzeitgedächtnis, das bereits im vorherigen Kapitel mit einem inneren Tagebuch verglichen wurde, bleibt ab einem bestimmten Krankheitsstadium leer.

Das Führen eines echten Tagebuchs kann diesem Verlust an weiterer Lebensgeschichte entgegenwirken. In dieses Tagebuch können Sie wichtige Ereignisse und alltägliche Verrichtungen notieren. Man kann die Eintrittskarte, die an das schöne Konzert erinnert, oder Fotos einkleben, die Torte vom letzten runden Geburtstag hinein zeichnen oder eine Situation malen. Wie das episodische Gedächtnis ist auch das Tagebuch ein sehr individuelles Gedächtnis, das nicht einen sachlichen Bericht beinhalten soll, sondern die Erlebnisse enthalten sollte, an die sich der Kranke gern erinnert.

Wichtig

Neben der Funktion der Gedächtnisstütze kann es auch sehr beziehungsfördernd sein, wenn ich gemeinsam mit dem Demenzkranken das Tagebuch führe: Man ruft sich abends noch einmal gemeinsam den Tag in Erinnerung, bespricht wichtige Erlebnisse, klärt Situationen.

Für einen Kranken, der seine Defizite noch realisiert, stellt ein solches äußeres Gedächtnis eine große Sicherheit dar: Er kann noch einmal nachlesen, was in letzter Zeit geschehen ist, und verliert so den Kontakt zu dem Teil seiner Lebensgeschichte nicht, den er nicht mehr in seinem inneren Tagebuch, dem episodischen Langzeitgedächtnis, festhalten kann.

Legen Sie ein Erinnerungsalbum an ✕

Die Identität eines Menschen macht sich an den wichtigen Schlüsselerlebnissen seines Lebens fest. Verliert er diese wichtigen Eckpunkte seines Lebens aus seiner Erinnerung, ist er desorientiert und hilflos.

Aus diesem Grund empfiehlt die Autorin Jennie Powell, Angehörigen ein Erinnerungsalbum für den Kranken – im Optimalfall gemeinsam mit ihm – anzulegen, das ihn darin unterstützt, sich an die wichtigen Eckpunkte seines Lebens zu erinnern.

Ein Erinnerungsalbum ist ein kleines Fotoalbum, das chronologisch die wichtigsten Ereignisse, Orte und Personen im Leben des Kranken dokumentiert. Die Dokumente können Fotos, Urkunden, Zeugnisse, Zeitungsausschnitte, Eintrittskarten etc. sein. Am günstigsten ist es, so Powell, wenn man ein 10 mal 15 Zentimeter großes Fotoalbum verwendet. Hier kann man auf die eine Hälfte einer Doppelseite die Fotografie oder eine andere Erinnerungsstütze einkleben, auf der anderen sollte eine genaue Beschreibung des Bildes gegeben werden.

Diese genaue Beschreibung hat zwei Funktionen: Zum einen kann sich der Kranke selbst der Bildinhalte vergewissern, wenn sein Gedächtnis schwächer und er sich hinsichtlich der Details unsicher wird. Zum anderen können so fremde Personen, die den Kranken erst kennen lernen, durch die genauen Beschreibungen im Erinnerungsalbum erfahren, was die Bilder darstellen und welche Bedeutung sie für den Kranken haben.

Damit ein Erinnerungsalbum seine Funktionen erfüllen kann, sollte es chronologisch die wichtigsten Informationen über das Leben des Kranken enthalten: Wann und wo wurde er geboren, was waren die Eltern von Beruf und wie waren sie? Gibt es Geschwister, wie viele, wo leben sie jetzt? Welche Schulen hat er besucht, welche Berufsausbildung absolviert, wo gearbeitet? Wer war Partnerin bzw. Partner, welchen Beruf hatte sie bzw. er? Hat er

Das Erinnerungsalbum hilft Pflegern, den Betroffenen kennen zu lernen

Das Erinnerungsalbum ist auch in solchen Situationen von Bedeutung, in denen ich die Betreuung bzw. Pflege nicht leisten kann, und daher andere Personen diese Aufgabe übernehmen. Wenn ich beispielsweise selbst für einige Zeit ins Krankenhaus muss oder zur Kur, wenn ich beruflich stark belastet, oder aus irgendwelchen anderen Gründen verhindert bin, die Fürsorge für den Kranken zu leisten, wird er in dieser Zeit meist durch Sozialstationen, in Kurzzeitpflegeheimen, Tagesstätten oder anderen Institutionen versorgt.

Für die Menschen, die hier arbeiten, ist der Kranke zunächst eine fremde Person. Sie kennen ihn weder näher, noch sind sie über seine Familienverhältnisse informiert. Sie wissen nicht, wen sie da vor sich haben, kennen nicht seine Bedürfnisse und Wünsche, sind nicht vertraut mit seiner Lebensgeschichte! Das genaue Wissen über einen Menschen, der an einer Demenz erkrankt ist, ist aber die Grundlage für eine gute und vertrauensvolle Fürsorge. Nur wenn ich einen Menschen kenne, verstehe ich seine

Selbstoffenbarungsnachrichten, nur wenn ich weiß, wer er ist, kann ich validierenden Umgang mit ihm pflegen, seine Bedürfnisse erkennen, seine Sorgen begreifen und ihn so in seinem Sinne betreuen und pflegen.

In den meisten Lehrbüchern für Kranken- und Altenpflegeberufe wird betont, von welch zentraler Bedeutung es für die Pflege ist, den Patienten und seine Lebensgeschichte zu kennen. Dennoch ist es leider noch häufig traurige Realität, dass Schwestern und Pfleger demenzkranke Patienten betreuen, von denen sie gerade einmal Namen und Alter kennen und wissen, welche Medikamente sie einnehmen müssen. Auch wenn die Pflegepersonen dies selbst als großes Problem erkennen, ist es ihnen meist kaum möglich, daran etwas zu ändern. Bei einem demenzkranken Menschen kann erschwerend hinzukommen, dass es ihm selbst gar nicht mehr möglich ist, den Pflegenden sein Leben zu erzählen. Ein mitgebrachtes Erinnerungsalbum kann hier eine wichtige Grundlage für eine individuelle Pflege und personenzentrierte Fürsorge sein.

geheiratet, wann und wo? Hat er Kinder bzw. Enkel, wie viele, wo leben sie jetzt? Wer sind die Schwieger-Kinder? Mit was hat er sich gerne beschäftigt? Was waren seine »großen Leistungen«, worauf war er immer stolz? etc.

Gespräche über das bisherige Leben ✕

Ich mache vielleicht immer wieder die Erfahrung, dass der Demenzkranke sehr oft, vielleicht sogar ausschließlich über die Vergangenheit spricht. Mit dem Wissen um die Gedächtnisbeeinträchtigungen, die durch eine Demenzerkrankung verursacht werden, wird dieses Verhalten verständlich: Da in erster Linie Kurzzeitgedächtnisleistungen gestört sind, kann er neuere Erlebnisse und jüngere Ereignisse nicht mehr abspeichern. Was bleibt, sind die Erinnerungen an lange zurückliegende Geschehen. Das ständige Bedürfnis, über diese alten Erinnerungen zu sprechen, lässt sich aus psychologischer Hinsicht auf vier Gründe zurückführen:

▪ Wenn sich der Kranke aufgrund seiner Kurzzeitgedächtnisstörungen an kurz zurückliegende Ereignisse nicht mehr erinnern kann und dennoch das kommunikative Bedürfnis hat, sich mit anderen zu unterhalten, bleibt ihm keine andere Möglichkeit als über das zu sprechen, was er noch weiß: alte Erinnerungen.

▪ Es gibt dem Kranken das gute Gefühl, dass er auch noch Stärken hat, wenn er über Dinge spricht, die er noch weiß.

▪ Es vermittelt dem Kranken Sicherheit, wenn er sich über das Erzählen alter Erinnerungen seiner Lebensgeschichte vergewissern kann.

▪ Manch ein Kranker wird wohl zum häufigen »Auffrischen« der alten Erinnerungen motiviert, weil er Angst hat, die alten Erinnerungen könnten ihm auch noch verloren gehen – und mit ihnen sein Selbst.

Es ist für den Kranken daher eine große Unterstützung und Förderung, wenn ich mich immer wieder auf diese Reisen in die – möglicherweise selbst erschaffene – Vergangenheit des Kranken einlasse und ihn dazu anrege, von früher zu erzählen. Über solche Anregungen können sogar Kranke, die von sich aus gar kein Gespräch mehr beginnen und beinahe völlig verstummt sind, zur Kommunikation aktiviert werden.

Welche Themen sind besonders geeignet?

Folgende Themen, die alte Erinnerungen bei Demenzkranken wachrufen können, werden zum Beispiel von Powell empfohlen:

Kindheit: aufregende Erlebnisse – Verhältnis zu den Eltern, Großeltern und Geschwistern – Krankheiten – ein schönes Erlebnis – Schulzeit – Lieblingslehrer – bester Freund/Freundin – Kleidung – Freizeitbeschäftigungen – Spiele – Haustiere – Lieblingsspielzeug – Ängste.

Junges Erwachsenenalter: erste Tätigkeit nach der Schule – erster Verdienst – Freizeitbeschäftigungen – Tanzveranstaltungen – erste Liebe – Urlaube – Beruf.

Bestimmte Utensilien, wie alte Fotos, alte Haushaltsgegenstände oder andere persönliche Dinge von früher können das Erinnern noch erleichtern. Eine große Erinnerungsstütze sind möglicherweise auch alte Volkslieder oder Schlager von früher.

Musik aus früheren Zeiten

Musik spricht direkt die Emotionen des Menschen an, ohne dass hierfür bestimmte Sprach- und Denkleistungen erforderlich wären. Daher ist der Einsatz von Musik bei der einfühlsamen Kommunikation mit Demenzkranken besonders geeignet. Dies gelingt natürlich nur dann, wenn ich weiß:

- welche Lieder in der Kindheit des Kranken und in seiner Schulzeit gesungen wurden,
- ob in seiner Familie musiziert wurde,
- ob der Kranke in einem Chor mitgesungen hat,
- ob er selbst ein Instrument gespielt hat,
- ob ihm Kirchenbesuche und die dazugehörige Orgelmusik etwas bedeutet haben,
- ob er bei Wanderungen gesungen hat,
- ob er gerne tanzen ging,
- ob er ins Kino oder auf Volksfeste ging,
- ob zu bestimmten Familienfesten besondere Musik gespielt wurde und
- ob er in der letzten Zeit gerne Musik hörte und welche Stilrichtung insbesondere.

Musik kann unterschiedlichste Gefühle hervorrufen, je nachdem in welcher früheren Lebenssituation sie gehört wurde. Das bedeutet aber auch, dass Musik bei einem Demenzkranken nicht nur angenehme und schöne Gefühle anrühren kann, sondern möglicherweise auch Sehnsucht oder Trauer wachruft. Natürlich gehören auch traurige Gefühle zum Leben und sollen daher beim gemeinsamen Erinnern nicht ausgeklammert werden, doch tragen belebende, fröhliche Gefühle sicherlich eher zum Wohlbefinden des Kranken bei.

Durch Musikhören können Erinnerungen wachgerufen werden, über die es möglicherweise viel zu erzählen gibt. So kann Musik auch einen Zugang zu bereits vergessen geglaubten Erinnerungen schaffen. Geistliche Musik ruft manchmal religiöse oder spirituelle Gefühle hervor und kann so zu Besinnung und innerer Gelassenheit führen.

In jedem Fall kann der Kontakt mit spezieller, für den Kranken bedeutungsvoller, Musik zu seiner Entspannung und Aktivierung beitragen.

Musik kann zu Tanz und Bewegung animieren

Über Musik kann man den Kranken möglicherweise zu Bewegungen aktivieren, indem man gemeinsam tanzt bzw. tänzerische oder einfache rhythmische Bewegungen macht. Neben dem Spaß, den solche rhythmischen Bewegungen bereiten können, lassen sich durch sie häufig auch innere Unruhezustande reduzieren. Zudem unterstützt dies die Koordinationsfähigkeit des Kranken.

Körperliche Bewegungen sind für demenzkranke Menschen demnach nicht nur wichtig, um die Beweglichkeit der Gelenke und die Dehnbarkeit der Sehnen zu erhalten, sondern auch, um die koordinativen Fähigkeiten zu stabilisieren. Tänzerische

Übungen sind hierfür besonders empfehlenswert, weil sie sehr wirksam alle koordinativen Teilfähigkeiten trainieren, und der Einsatz von Musik zudem positiven Einfluss auf die Stimmung hat.

Natürlich gilt auch hier, dass keine Aktivierungsform positive Auswirkungen auf den Demenzkranken hat, wenn er sie ablehnt und keinen Spaß daran findet. Jeglicher Zwang ist grundsätzlich kontraproduktiv

---

INFO

Was versteht man unter Koordinationsfähigkeit?

Unter Koordinationsfähigkeit versteht man in der Sportwissenschaft eine sehr komplexe Fähigkeit des Menschen, die sich aus verschiedenen Teilfähigkeiten zusammensetzt, nämlich aus:

- Gleichgewichtsfähigkeit = Fähigkeit, den eigenen Körper im Gleichgewicht zu halten,
- Antizipationsfähigkeit = Fähigkeit, eine zukünftige Situation vorauszusehen, z. B. zu wissen, wo der Partner stehen wird, wenn er einen bestimmten Tanzschritt ausgeführt haben wird,
- Differenzierungsfähigkeit = Fähigkeit, Entfernung, Geschwindigkeit, einzusetzende Kraft realistisch und situationsgerecht einzuschätzen,
- Kopplungsfähigkeit = Fähigkeit, verschiedene Bewegungen miteinander zu koppeln, z. B. Arm- und Beinbewegungen,
- Orientierungsfähigkeit = Fähigkeit, sich im Raum orientieren zu können,
- Reaktionsfähigkeit = Fähigkeit, schnell auf plötzlich eintretende Ereignisse zu reagieren,
- Rhythmusfähigkeit = Fähigkeit, einen sinnvollen und angepassten Rhythmus einzelner Bewegungen zu finden,
- Umstellungsfähigkeit = Fähigkeit, sich flexibel auf neue Situationen einstellen zu können.

So kompliziert dies im Einzelnen klingen mag, so wichtig sind diese Fähigkeiten für jede kleinste Alltagshandlung. Koordination ist daher grundlegend für eine selbstständige Lebensführung im höheren Lebensalter, denn wenn sich die koordinativen Fähigkeiten eines älteren Menschen verschlechtern, steigt nicht nur die Sturzgefahr, sondern es erhöht sich auch die Wahrscheinlichkeit, dass alltägliche Situationen nicht mehr richtig eingeschätzt werden können (z. B. Abstand eines herannahenden Autos) und man nicht mehr richtig reagieren kann.

Da im Alter die Koordinationsfähigkeit des Menschen nachlässt, ist eine Förderung dieses Bereichs für alle älteren Menschen wichtig. Dies gilt auch im Speziellen für Demenzkranke, weil es durch die Beeinträchtigungen der Wahrnehmung, der Informationsverarbeitungsgeschwindigkeit und der motorischen Fähigkeiten zwangsläufig zu einer deutlichen Verschlechterung der koordinativen Fähigkeiten kommt.

Heilsames Erinnern

und bewirkt das Gegenteil vom eigentlichen Ziel. Die Wünsche und Bedürfnisse des Kranken sollten immer gültiger Orientierungspunkt sein: zeigt der Kranke Unbehagen, hat er keine Lust oder keinen Spaß an einer Beschäftigung, sollten diese Anzeichen keinesfalls übergangen werden.

HILFREICHE FRAGEN

Fragen zum Thema »heilsames Erinnern«

Haben Sie selbst schon einmal die wohltuende, stärkende, befreiende oder gar heilende Kraft gespürt, die man erleben kann, wenn man einer anderen – interessierten – Person (schöne und auch weniger schöne) Geschichten aus seinem Leben erzählt?

Beim erinnerungstherapeutischen Umgang mit demenzkranken Menschen sind aktives Zuhören und Einfühlsamkeit oberste Prinzipien. Es geht nicht um den »Wahrheitsgehalt« einer Erinnerung. Von Bedeutung sind die Gefühle und Bedürfnisse »hinter« der Erzählung.

Erzählt Ihr demenzkranker Familienangehöriger gerne Geschichten aus seinem früheren Leben? Wenn ja: Was für Geschichten sind das? Wie lautet die Selbstoffenbarungsbotschaft dieser Geschichten? Wie könnten Sie darauf reagieren?

Welche erinnerungstherapeutischen Methoden könnten Sie bei dem Kranken umsetzen? Könnten Sie:
- ein Tagebuch mit ihm führen?
- ein Erinnerungsalbum mit ihm/für ihn anlegen?
- ihn häufiger über sein Leben befragen?
- gemeinsam mit ihm Musik hören, die eine wichtige Bedeutung in seinem Leben hatte?
- ihn über seine Musikbiografie befragen?
- ihn zu einem Senioren-Tanznachmittag begleiten?

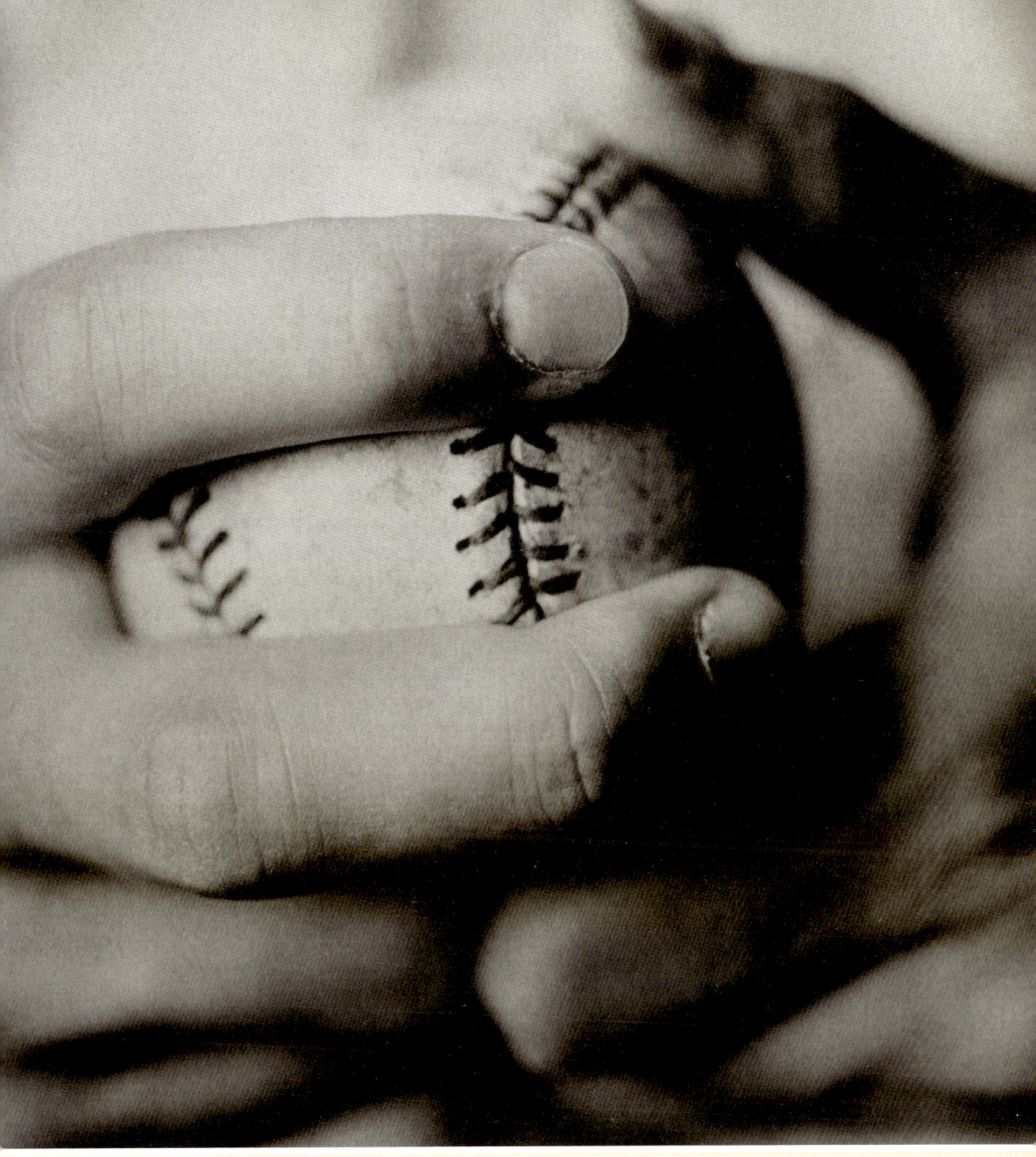

Beschäftigung und Entspannung

Optimal wäre es für den Demenzkranken, wenn er in genau dem richtigen Maß an Alltagsaktivitäten teilnehmen kann, geistig, seelisch und körperlich unterstützt und ange-
regt, jedoch nicht überfordert wird, und auch Spaß, Spiel, geselliges Miteinander, Bewegung und Entspannung nicht zu kurz kommen. Wie sich dieser Idealzustand – mal mehr,
mal weniger – realisieren lässt, wird im nächsten Kapitel besprochen.

Sorgen Sie für Beschäftigung!

Tagesstrukturierung und sinngebende Beschäftigungen stärken das Identitätsgefühl eines Menschen. Dabei ist es jedoch oft gar nicht so einfach zu entscheiden, inwieweit man den Kranken zu Beschäftigungen motivieren und in tägliche Erledigungen einbinden soll, und ab wann man ihm Aufgaben abnehmen oder sogar bestimmte Tätigkeiten unterbinden muss.

Im Umgang mit einem demenzkranken Menschen ist es daher in erster Linie wichtig herauszufinden, was er noch kann und was ihm Spaß macht und zu welchen Dingen er nicht mehr in der Lage ist. Denn Überforderung und das damit einhergehende Gefühl des Misserfolgs und Versagens sollten auf jeden Fall vermieden werden.

Natürlich hängt es sehr stark von dem Kranken und seinen (früheren) Interessen ab, welche Beschäftigungen ihm heute Spaß machen und ihn positiv stimulieren. Grundsätzlich sind solche Betätigungen gut für ihn, die ihn zwar in körperlicher, geistiger, sozialer und psychischer Hinsicht anregen, aber dennoch in lockerer, spielerischer Atmosphäre durchgeführt werden – ohne Zwang, Druck oder Konflikte.

INFO

Wie funktioniert aktivierende Fürsorge?

Die Interventions-Gerontologie ist die Wissenschaft von der Aufrechterhaltung bzw. Förderung der Alltagsfähigkeiten des älteren Menschen durch geeignete Maßnahmen. Durch zahlreiche interventionsgerontologische Forschungen konnte gezeigt werden, dass eine anregende Umwelt eine wichtige Voraussetzung für die Unterstützung und den Erhalt der Kompetenzen älterer Menschen ist.

Anregend bedeutet aber in gewissem Sinne auch fordernd: Es ist einem älteren Menschen also nicht gedient, wenn ihm alle Aufgaben, Arbeiten und Alltagsverpflichtungen abgenommen werden. Zum einen vermittelt dies dem Betroffenen schnell, dass er nicht mehr gebraucht wird. Zum anderen verhindert es aber auch, dass er sich mit den ihn umgebenden Dingen geistig auseinander setzen muss: Er muss keinen Arbeitsschritt mehr durchdenken, nichts mehr planen, keine Entscheidungen mehr fällen, kein Problem mehr lösen. Was auf den ersten Blick wie eine Erleichterung aussieht, ist auf den zweiten Blick eher schädlich. Viel hilfreicher ist die aktivierende Fürsorge.

Möchte man aktivierende Fürsorge für einen Menschen ermöglichen, setzt dies eine genaue Kenntnis seiner Fähigkeiten und Fertigkeiten voraus. Seine Stärken und Ressourcen werden im Rahmen aktivierender Fürsorge durch geeignete Aufgaben und Beschäftigungen gefördert und gestützt, während solche Dinge, die der Betreffende nicht mehr kann, vermieden werden. Im Vordergrund stehen also Beschäftigungen, die der Demenzkranke erfolgreich durchführt und die ihm das Gefühl vermitteln, gebraucht zu werden.

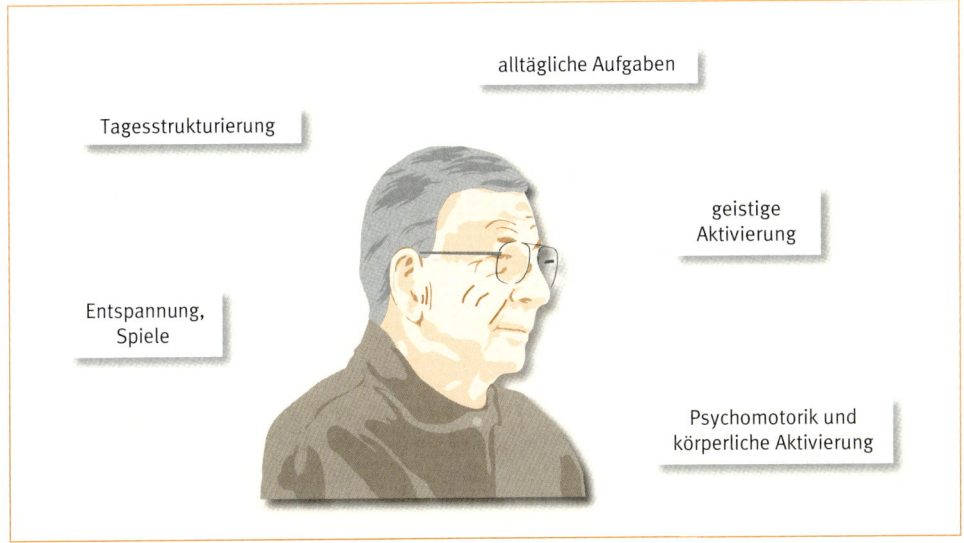

alltägliche Aufgaben

Tagesstrukturierung

geistige
Aktivierung

Entspannung,
Spiele

Psychomotorik und
körperliche Aktivierung

Idealerweise sollte der Betroffene in allen fünf dargestellten Bereichen gefördert bzw. eingebunden werden.

In alltägliche Aufgaben einbinden

Jeder Mensch hat das Grundbedürfnis, gebraucht zu werden. Neben seinen sozialen Kontakten vermitteln ihm auch seine alltäglichen Aufgaben, dass sein Leben einen Sinn hat und dass er gebraucht wird. Dies gilt natürlich auch für Demenzkranke. Auch sie benötigen ihre alltäglichen Beschäftigungen, um die Bestätigung zu bekommen, dass sie eine wichtige Rolle innehaben, dazugehören und gebraucht werden. Vielleicht neige ich als fürsorgliche Angehörige dazu, dem demenzkranken Familienmitglied alle Arbeiten abnehmen zu wollen, um ihn zu schonen, oder weil es einfach schneller geht, wenn ich es selber erledige.

Für den Kranken ist es jedoch viel förderlicher, ihm »seine« Aufgaben zu lassen – im Sinne einer aktivierenden Fürsorge. Wichtig ist natürlich, dass seine Aufgaben seinen Fähigkeiten und Interessen entsprechen. Es ist außerdem sehr unterstützend für den Kranken, wenn die Aufgaben nach einem festen, unveränderten, ritualisierten Schema durchgeführt werden. Festgelegte Tagesstrukturen stellen ja einen wichtigen Beitrag einer »konstanten Umwelt« dar, wie sie im Rahmen der Selbst-Erhaltungs-Therapie (Kapitel 6) für den Kranken gefordert wird. Denn diese festen Strukturen geben dem Kranken Sicherheit und das Gefühl, eine wichtige Rolle innezuhaben, auf die sich andere verlassen und die ihm selbst daher Wichtigkeit verleiht.

Gedächtnistraining

Über Gedächtnistraining bei Demenzerkrankungen wurde in Fachkreisen viel diskutiert. Einige Fachleute lehnen es völlig ab, weil sie zum einen befürchten, dass dem Kranken durch die Beschäftigung mit Gedächtnistrainingsaufgaben erst deutlich wird, wie schwer seine Leistungsprobleme sind. Zum anderen sehen sie die Gefahr, dass der Kranke die Hoffnung hegt, durch intensives Gedächtnistraining seine Erkrankung zu heilen, und daher verbissen übt, sich völlig überfordert und schließlich resigniert aufgibt. Andere sehen in der Gedächtnisaktivierung eine sinnvolle Aufgabe für den Kranken, durch die er nur profitiert, die ihm das Gefühl gibt, etwas für sich zu tun, durch die er noch vorhandene Fähigkeiten stabilisieren und somit möglicherweise den Verlauf des Krankheitsprozesses verlangsamen kann.

Bei einigen Demenzkranken sind Gedächtnisaufgaben nicht geeignet

Die Erfahrung hat gezeigt, dass es tatsächlich Demenzkranke gibt, für die Gedächtnisaktivierung nicht sinnvoll, möglicherweise sogar wirklich »schädlich« ist. Dies sind zum einen Menschen, die sich noch nie in ihrem Erwachsenenleben mit derartigen Aufgaben – wie sie im Gedächtnistraining eingesetzt werden – beschäftigt haben, und daher für sich persönlich keinen Sinn in einer solchen Beschäftigung sehen. Zum anderen profitieren auch diejenigen Demenzkranken nicht von solchen Aufgaben, die sich – aus welchen persönlichen Gründen auch immer – nicht mit ihren Gedächtnisstörungen auseinandersetzen möchten bzw. diese nicht akzeptie-

ren können. Häufig steht hinter dieser Haltung Angst. Auch bei ihnen würde Gedächtnisaktivierung möglicherweise wirklich schädliche Folgen haben. Denn durch das Üben würde ihnen vor Augen geführt, was sie gar nicht sehen wollen, weil sie Angst haben, es nicht aushalten zu können: ihre Demenzerkrankung. Und zum dritten scheint Gedächtnistraining auch für diejenigen – meist schon sehr alten – Kranken keinen positiven Effekt zu haben, die von sich selbst sagen, für solche Aktivierungen schon zu »müde« zu sein. Diese Haltung muss nicht unbedingt Zeichen von Resignation oder Hoffnungslosigkeit sein, son-

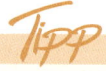

Vermeiden Sie unbedingt Druck und Zwang

Als Angehörige habe ich natürlich das Bedürfnis, den Kranken auf die bestmögliche Weise zu fördern und deshalb fällt es mir möglicherweise schwer einzusehen, dass für ihn (bestimmte) aktivierende Beschäftigungs- und Therapieformen nicht die richtigen sind – weil er sich durch sie unter Druck gesetzt und überfordert fühlt. Wieder muss ich mir dann in Erinnerung rufen, dass psychische und geistige Bereiche beim Menschen sehr eng verwoben sind, und dass der Demenzkranke daher von einer geistigen Aktivierungsform sowieso nicht profitieren wird, wenn die Durchführung zur psychischen Belastung für ihn wird. Diese Einsicht wird mir erst dann leichter fallen, wenn ich die Krankheit als ein unabwendbares Schicksal akzeptiert habe.

dern kann einfach Ausdruck eines großen Ruhebedürfnisses sein und des Gefühls, einfach genug von Aktivität zu haben.

Für viele ist Gedächtnistraining jedoch positiv

Für viele Kranke ist Gedächtnisaktivierung dagegen eine durchaus angenehme und stimulierende Beschäftigung. Dabei ist es jedoch sehr von Bedeutung, wie das Gedächtnistraining angeleitet wird. Vorrangigstes Ziel sollte immer die Freude am Üben sein. Daher ist eine spielerische Atmosphäre ebenso wichtig wie die Orientierung am Erfolgserlebnis. Um in jedem Fall Erfolgserlebnisse erzielen zu können, muss

der Schwierigkeitsgrad der Übungen individuell an den Kranken und seine Beeinträchtigungen angepasst sein. Natürlich darf der Kranke auch hinsichtlich der Dauer des Übens nicht überfordert werden. Sinnvoll ist daher ein Abwechseln von Aktivierung und Entspannung.

Am sinnvollsten sind gedächtnisaktivierende Maßnahmen, wenn sie als Gruppenangebot durchgeführt werden, wie es häufiger in Senioren- oder Gemeindezentren geschieht. Jedoch sollte die Leitung der Gruppe unbedingt erfahren sein im sensiblen und einfühlsamen Umgang mit demenzkranken Teilnehmern.

Gymnastik, Bewegung und Geselligkeit

Zwischen dem psychischen Erleben eines Menschen und seiner Haltung und seinen Bewegungen besteht ein enger Zusammenhang. Die Gefühle drücken sich in der Haltung aus: Ein Mensch, der fröhlich ist, lächelt, ein Mensch der zufrieden mit sich ist, hat einen aufrechten Gang, ein Mensch der niedergeschlagen ist, lässt – im wahrsten Sinne des Wortes – den Kopf hängen und blickt eher zu Boden.

Wichtig

Doch es ist nicht nur so, dass sich psychisches Erleben durch körperliches Verhalten ausdrückt! Es lassen sich auch psychische Zustände durch körperliche Aktivierungen und Bewegungsübungen beeinflussen!

An dieser Erkenntnis setzt die psychomotorische Übungsbehandlung an: Bewegung und körperliche Aktivierung wird als Stimulation angesehen, die emotionales Verhalten, Wahrnehmung und Denken fördern kann.

Körperliches Aktivieren, Bewegung, Gymnastik etc. unterstützen also nicht nur das körperliche Wohlbefinden, sondern stärken auch die geistige Beweglichkeit und verbessern das psychische Erleben. Körperliche Aktivierung ist daher für einen demenzkranken Menschen, dessen geistige und psychische Gesundheit ja ohnehin schon »gefährdet« ist, sehr sinnvoll – wenn diese Aktivierung ihm Freude bereitet. Alle Formen von Bewegung in Geselligkeit, möglicherweise sogar in der Natur, sind hier besonders empfehlenswert: Wandern, der Besuch einer Gymnastik- oder Tanzgruppe, Tischtennis- oder Federballspielen oder Kegeln. Im Mittelpunkt sollte auch hier stehen, dass die Aktivierung Spaß macht und den Kranken psychisch stärkt.

Entspannung und Spiele

Ein wichtiger Gegenpol zu Aktivität und Beschäftigung ist die Entspannung. Der umgangssprachliche Gebrauch des Begriffes Entspannung gibt vor, dass es ganz einfach sei, sich schnell mal zu entspannen. Wenn die Fahrlehrerin zu ihrem Fahrschüler sagt: »Jetzt entspannen Sie sich erst einmal und dann fahren wir los«, geht sie sicherlich davon aus, dass die gemeinsame Fahrt in den nächsten Minuten beginnen kann, er bis dahin also »entspannt« ist. Tatsächlich ist Entspannung für den Menschen, der durch Eile, Anforderungen und wachsende Ansprüche häufig unter Druck steht, eher selten zu erreichen. Denn Entspannung stellt sich nicht von selbst ein, wenn wir sie gerade bräuchten. Sie lässt sich nur erreichen, wenn sie regelmäßig »gepflegt« und geübt wird. Dabei gehört Entspannung zu den Grundbedürfnissen des Menschen! Wenn dieses Grundbedürfnis nach Entspannung nicht erfüllt wird, kann es zu drastischen Störungen, wie Schlafstörungen, Konzentrationseinbußen, depressiven Symptomen, Appetitstörungen, bis hin zu körperlichen Erkrankungen kommen.

Auch demenzkranke Menschen stehen häufig unter massivem Druck! Denn für jemanden, der unter zunehmenden Gedächtnisstörungen leidet, wird es immer schwieriger, sich in der Welt zurechtzufinden! Bereits die alltägliche Orientierung in Raum, Zeit und aktueller Situation kostet immer mehr Energie. Das Einkaufen im Supermarkt um die Ecke kann eine Reihe großer Anstrengungen bedeuten: Den Weg zu finden, die richtigen Dinge mitzubringen und nichts zu vergessen, Bekannte und Nachbarn wiederzuerkennen und sich an ihren Namen zu erinnern, den richtigen Geldbetrag an der Kasse zu bezahlen und den Heimweg wiederzufinden.

Insofern ist es nachvollziehbar, dass Demenzkranke häufig sehr angespannt sind und sich nur noch sehr schwer entspannen können. Da diese Unfähigkeit zur Entspannung die allgemeine Situation des Kranken erheblich beeinträchtigen kann, ist es sinnvoll, auch den Aspekt des Entspannens bei der Tagesplanung zu berücksichtigen.

> **INFO**
>
> ### Was ist eigentlich »Entspannung«?
>
> Unter Entspannung versteht man den Zustand, in dem der körperliche, geistige und seelische Spannungszustand reduziert wird. So hat man festgestellt, dass die Spannung in den Muskeln, die auch Muskeltonus genannt wird, nicht nur bei körperlicher Arbeit steigt, sondern auch bei Unruhe, Unsicherheit und Angst. Andererseits lässt auch die seelische Anspannung nach, wenn man es schafft, die Spannung in den Muskeln aufzulösen. Wieder einmal zeigt sich, dass Körper und Geist bzw. Seele ganz eng zusammen hängen.

Welche Entspannungsmethoden gibt es?

Man unterscheidet zwei Untergruppen von Entspannungsverfahren: die unreguliert-zufälligen Entspannungsmethoden und die reguliert-systematischen Entspannungsverfahren. Zu der ersten Gruppe gehören einfache, alltägliche entspannende Unternehmungen, wie beispielsweise Musikhören, Spazierengehen, einen Ausflug machen, Malen, ein Musikinstrument spielen, Dösen oder sich ausruhen. Mit dem Begriff der reguliert-systematischen Entspannungsverfahren sind entspannende Methoden gemeint wie Yoga, autogenes Training, Muskelentspannung, Meditationsformen etc.

Die unreguliert-zufälligen Entspannungsmethoden entsprechen also eher Freizeitbeschäftigungen, die den individuellen Bedürfnissen des Betreffenden entspringen. Sie haben jedoch den Nachteil, dass sie gerade bei großer Anspannung versagen können. Jeder kennt solche Situationen des Angespanntseins, in denen das Auflegen der Lieblings-Entspannungs-Musik und der bequeme Sessel oder ein Spaziergang, die sorgenvollen Gedanken und die innere Unruhe einfach nicht vertreiben können. Die Unruhe ist so stark, dass sie sich »unreguliert-zufällig« nicht in den Griff kriegen lässt. In diesem Fall helfen häufig Entspannungsmethoden, die »reguliert-systematisch« sind. Ein Nachteil dieser Methoden ist jedoch, dass man sie erst – in der Volkshochschule oder einer anderen Bildungsstätte – lernen muss.

Wichtig

Bei der Wahl der geeigneten Entspannung sollten natürlich das Interesse und die Bedürfnisse des Kranken im Mittelpunkt stehen. Die Wichtigkeit von regelmäßiger Entspannung, die für den Kranken einen angenehmen Ausgleich zu den Anstrengungen des täglichen Lebens darstellt, kann jedoch gar nicht überbetont werden.

Sehr entspannend für uns beide – den Kranken und mich – kann auch ein gemeinsamer Abendspaziergang vor dem Zu-Bett-Gehen sein: Während des ruhigen Gehens kann man Abstand von den Aufregungen des Tages bekommen, denn durch die Dunkelheit stellt sich der Organismus auf die Schlafphase ein, so dass man müde wird. Das Gegenteil von Ruhe und Entspannung ruft dagegen Fernsehen direkt vor dem Schlafengehen hervor. Für Demenzkranke, die ohnehin schon gefährdet sind, ihren Tag-Nacht-Rhythmus zu verändern, ist spätabendliches Fernsehen daher meist nicht empfehlenswert. Denn einerseits wirkt das Flimmern des Fernsehapparates dem natürlichen Müdewerden entgegen. Andererseits beschäftigen nervenaufreibende Inhalte den Geist noch in der Nacht, was bei Demenzkranken zu nächtlicher Unruhe und Verwirrtheit führen kann.

Tagesstrukturierung und -planung

Vielen demenzkranken Menschen fällt es schwer, ihren Tag zu strukturieren. Sie haben vielleicht noch das Gefühl, dass sie etwas zu erledigen haben, wissen aber häufig nicht mehr, was es ist. Manchmal kennen sie noch ihre Aufgaben, doch können sie diese zeitlich nicht mehr richtig planen. Und ein anderes Mal wissen sie genau, was sie jetzt zu tun haben, doch ist es ihnen nicht möglich, die einzelnen Handlungsschritte, aus denen sich die Tätigkeit zusammensetzt, zeitlich und logisch richtig zu koordinieren. So muss ich, wenn ich beispielsweise einen Kuchen backen will, wissen, dass ich zuerst eine große Schüssel, eine Waage und die Zutaten holen, dann das Mehl abwiegen, dann die anderen Zutaten zufügen und dann mit dem Rührgerät die Zutaten verrühren muss. Auch wenn ich durchaus in der Lage bin, die einzelnen Handlungsschritte auszuführen, ist es mir dennoch nicht möglich, den Kuchen zu backen, wenn ich die Reihenfolge der Teilschritte zeitlich nicht richtig koordinieren kann.

Wichtig All diese Schwierigkeiten führen bei demenzkranken Menschen häufig zu großer Verunsicherung, Ruhelosigkeit und dem ängstlichen Gefühl, gar nichts mehr zustande zu bringen. Völlige Untätigkeit und Anteilnahmslosigkeit können die Folgen sein.

Erstellen Sie jeden Morgen den Tagesplan

Ich kann dem Demenzkranken in meiner Familie sehr helfen, wenn ich ihn darin unterstütze, seinen Tag zu strukturieren. Dies kann mit unterschiedlichen Hilfsmitteln geschehen. Powell schlägt neben dem üblichen Terminkalender auch die Möglichkeit einer täglichen »Zu-erledigen-Liste« vor. Mit genauen Zeitangaben kann da genau aufgelistet sein, was wann zu tun ist. Dies funktioniert natürlich nur dann, wenn der Kranke noch auf die Liste bzw. in den Kalender sehen kann und wenn er in der Lage ist, die Auflistung zu lesen, zu verstehen und die dort aufgelisteten Aufgaben auszuführen.

Als Angehörige mache ich hierbei wahrscheinlich die Erfahrung, dass der Tagesplan besser nicht schon am Vorabend besprochen werden sollte, da dies dazu führen kann, dass der Kranke nachts unruhig wird, weil ihn die morgigen Aufgaben beschäftigen. Das kann sogar soweit führen, dass der Kranke nachts aufsteht, um die eine oder andere Arbeit gleich zu erledigen. Besser ist es dann, morgens den Tag zu strukturieren.

Wenn ich nicht im selben Haushalt lebe wie der Kranke, kann ich vielleicht telefonisch morgens mit dem Kranken seinen Tagesplan durchgehen und ihn bitten, sich alles aufzuschreiben.

Gelingt es jedoch nicht mehr, dass der Betroffene selbst auf dem Tagesplan nachsehen kann, was jetzt zu tun ist, und kann er die Tätigkeiten nicht mehr alleine ausführen, dann braucht er ganz konkrete Hilfe bei der Erledigungen, indem er jeden einzelnen Handlungsschritt nacheinander vorgegeben bekommt.

Wichtig Dies erfordert von mir natürlich viel Zeit und Geduld. Und vielleicht denke ich mir oft – zu Recht –, dass das alles viel schneller gehen würde, wenn ich die Arbeit selbst erledigen würde. Doch ist das Gefühl, nichts mehr zustande zu bringen, keine Aufgaben mehr zu tun zu haben, nicht mehr gebraucht zu werden, für den Betroffenen eine der stärksten Kränkungen.

Anleitung, Geduld und Strukturierung können dagegen den Selbstwert stabilisieren und zur Verbesserung der allgemeinen Situation beitragen.

Was tun bei Antriebslosigkeit?

Viele Demenzkranke können sich allein nicht mehr beschäftigen. Dies muss aber weder zwingend daran liegen, dass es einfach gar nichts mehr gibt, was sie gerne unternehmen würden, noch daran, dass sie gar nichts mehr zustande bringen könnten. Ursache für ihre Unfähigkeit, eine Tätigkeit zu beginnen, können auch Antriebs- und Motivationsstörungen und allgemeine geistige Beeinträchtigungen sein.

Dass depressive Krankheitszeichen wie Antriebs- und Motivationsstörungen im Rahmen einer Demenzerkrankung relativ häufig auftreten, wurde bereits in Kapitel 2 beschrieben. Diesen depressiven Störungen sollte man unbedingt entgegenzuwirken versuchen, da sie für den Kranken selbst nicht selten einen großen Leidensdruck darstellen. Neben der medikamentösen Behandlung durch geeignete Antidepressiva kann auch die Motivation von außen sehr hilfreich sein.

Manchmal fehlt nur ein äußerer »Anstoß«

Wenn man sich einmal näher mit dem Problem der Antriebsminderung beschäftigt, dann stellt man nämlich fest, dass viele Menschen, die unter dieser Störung leiden, sehr wohl wissen, was sie jetzt tun könnten oder wollten. Sie können nur nicht damit beginnen! Es ist, als könnten sie sich den Startschuss nicht geben. Kommt dieser »Anstoß« von außen, so dass die anfängliche Hemmschwelle überwun-

Die Balance zwischen Aktivierung und Ruhe finden

Obwohl es einerseits also wichtig ist, einen demenzkranken Menschen immer wieder zu bestimmten Tätigkeiten, Aufgaben und Beschäftigungen zu motivieren, ist natürlich auch hier Vorsicht geboten! Das richtige Maß an Motivation zu finden, bedeutet, einen Drahtseilakt zu vollziehen zwischen den beiden Extremen »die Untätigkeit akzeptieren« und »zu Aktivitäten motivieren«: So ist es zum einen nicht empfehlenswert, den Kranken völlig sich selbst und seiner Untätigkeit bzw. Antriebslosigkeit zu überlassen und keinen Versuch der Aktivierung mehr zu unternehmen, zum anderen ist es aber auch nicht fördernd, ihn unentwegt motivieren zu wollen – möglicherweise so-gar zu Tätigkeiten, die er nicht tun möchte, bzw. die er nicht mehr ausführen kann.

Beide Extreme sind für den Kranken und sein Wohlbefinden schädlich: Das ausnahmslose Akzeptieren von Untätigkeit und Apathie führt häufig zu starker Reizverarmung, Isolation und völligem sozialen Rückzug. Durch fortwährende Aktivierung kommt es andererseits schnell zur Überforderung und den damit verbundenen Misserfolgserlebnissen, zu Unruhe und möglicherweise Aggressionen. Das richtige Maß an Aktivierung und gemeinsamen Beschäftigungen kann dagegen anregen, Spaß machen, die Stimmung heben, entspannen und das Gefühl vermitteln, etwas Sinnvolles getan zu haben.

den werden kann, sind sie zum einen meist sehr wohl in der Lage, die Handlung erfolgreich auszuführen, und zum anderen hinterher zufrieden mit sich selbst, die Tätigkeit durchgeführt zu haben.

Vorschläge machen

Doch auch allgemeine geistige Beeinträchtigungen können den Grund dafür darstellen, dass der Kranke von sich aus keine Beschäftigung beginnt: So hat er möglicherweise vergessen, was er in einer ähnlichen Situation wie der jetzigen früher immer getan hat, oder er kann sich nicht erinnern, was ihm Spaß gemacht hat, oder er hat einfach keine Idee, was er tun könnte. Die Motivation von außen kann auch in diesem Falle helfen, eine geeignete Beschäftigung zu finden.

Das richtige Maß finden

Das richtige Maß zu finden – auch dies klingt in der Theorie ganz einfach, und ist in der Realität häufig eine der schwierigsten und psychisch belastendsten Aufgaben! Ausschlaggebend sollten immer die psychischen Reaktionen des Kranken sein: Wirkt er mit seinem Alltag zufrieden, dann spricht dies dafür, dass sowohl das Ausmaß an Anregungen und Aktivität als auch das an Ruhe und Untätigkeit seinen Bedürfnissen entsprechen.

Auch bezüglich dieser Problematik kann mir der Austausch mit anderen Angehörigen, die von ihren Erfahrungen berichten, helfen. So kann man gemeinsam im Gespräch eine Lösung erarbeiten.

(Gefährliche) Tätigkeiten verhindern

Viele Demenzkranke können nicht einsehen und verstehen, dass sie gewisse Dinge nicht mehr leisten können. Daher lassen sie nicht locker und bestehen darauf, bestimmte Aufgaben und Arbeiten weiterhin zu übernehmen, obwohl ich oftmals schon von vorne herein weiß, dass sie scheitern werden.

So kann es vorkommen, dass der Demenzkranke unbedingt einen Brief an eine Verwandte schreiben will, obwohl er schon seit einiger Zeit gar nicht mehr schreiben kann. Dennoch lässt er nicht nach und versucht stundenlang verbissen, den Brief zu verfassen, bis er schließlich völlig erschöpft und niedergeschlagen aufgibt. Im psychischen Erleben des Kranken hinterlässt diese frustrierende Situation möglicherweise tiefe Selbstwert-kränkende Spuren!

Vielleicht besteht der Kranke auch darauf, bestimmten Tätigkeiten wie bisher nachzugehen, obwohl er dazu gar nicht mehr in der Lage ist, und bringt dadurch andere Menschen in Gefahr. Dies ist beispielsweise dann der Fall, wenn er nach wie vor Auto fahren möchte, obwohl er dies mit seiner Demenzerkrankung nicht mehr kann.

Wie kann ich solche Situationen verhindern? Wie es schon häufiger betont wurde, helfen Appelle an die Einsicht des Kranken kaum! Für Einsicht sind geistige Verarbeitungsschritte von Nöten, zu denen ein demenzkranker Mensch kaum mehr imstande ist. Wirksamer sind daher praktische Lösungen. Die Autorin Jennie Powell, die bereits in Kapitel 7 vorgestellt wurde, schlägt daher vor, pragmatisch zu handeln. Pragmatisch heißt, dass der Kranke tut, was er tun soll, bzw. unterlässt, was er unterlassen soll, ohne dass ich ihn zu überzeugen versuche oder mich auf Diskussionen einlasse.

Lenken Sie ab

Eine pragmatische Lösung ist beispielsweise das Ablenken. In der oben geschilderten Situation, in welcher der Demenzkranke unbedingt einen Brief schreiben will, könnte ich sagen: »Ach, du kannst doch deinen Brief morgen schreiben! Jetzt würde ich viel lieber noch ein Stündchen mit Dir spazieren gehen!« Die Situation, in welcher der Kranke unbedingt mit dem Auto zum Einkaufen fahren möchte, könnte ich bewältigen, indem ich vorschlage: »Kannst du nicht später einkaufen? Ich wäre dir nämlich sehr dankbar, wenn du mir jetzt ein wenig beim Kochen hilfst!« Durch das Ablenken wird zwar die problematische Situation erst einmal nur verschoben, doch ist die Wahrscheinlichkeit, dass der Kranke durch diese Ablenkung vergisst, was er eigentlich wollte, sehr hoch.

Andere Gründe vorschieben

Eine andere pragmatische Möglichkeit ist es, einen anderen Grund vorzuschieben, der gegen die geplante Tätigkeit des Kranken spricht. Gegen das beabsichtigte Briefschreiben könnte ich einwenden: »Ich glaube ja, Tante Irmi würde sich viel mehr über einen Anruf von Dir freuen. Da hört sie endlich Deine Stimme mal wieder. Das ist doch viel persönlicher als ein Brief!« Der geplanten Autofahrt könnte ich entgegen halten: »Ich finde, wir sollten nicht mehr soviel Auto fahren! Bei den Umweltverschmutzungen könnten wir unseren Beitrag zur Schonung der Umwelt leisten, indem wir versuchen, so weit wie möglich auf das Autofahren zu verzichten. Zum Einkaufen könnten wir ja beispielsweise zusammen mit dem Bus fahren!« Wichtig ist in diesen Beispielen, dass der Grund für den Verzicht der beabsichtigten Beschäftigung »extern« sein muss, also nichts mit der Krankheit zu tun haben darf.

Erledigen Sie es gemeinsam

Bei manchen Tätigkeiten, die der Kranke nicht mehr ausführen kann und dennoch immer wieder versucht, kann ich als Angehörige möglicherweise Hilfestellungen geben. Unter dem Vorwand, dass es gemeinsam doch viel schneller gehe, und man so noch mehr Zeit für eine angenehme Unternehmung habe, kann ich dem Kranken anbieten, ihm die Tätigkeit abzunehmen, wenn er mir genau sage, wie er es haben will.

Anfänglich habe ich als Angehörige bei diesem pragmatischen Umgang mit dem

Kranken vielleicht ein ungutes Gefühl. Ich fühle mich, als wäre ich unehrlich bzw. als würde ich meinen kranken Familienangehörigen belügen und betrügen. In diesem Fall ist es jedoch wichtig, mir immer wieder vor Augen zu halten, dass meine Absicht, die ich mit diesen pragmatischen Lösungen verfolge, ja nicht etwa darin besteht, den Kranken zu übervorteilen. Mein Ziel ist es doch vielmehr, einem Menschen Frustrationen und Selbstwert-kränkende Erlebnisse zu ersparen, die er nicht mehr verarbeiten könnte.

Wichtig

Wenn manche pädagogischen Theorien davon ausgehen, dass auch frustrierende Erlebnisse für einen Menschen wichtig sind, um sich weiterzuentwickeln, dann setzt dies aber doch die Lern- und Weiterentwicklungsfähigkeit des Betroffenen voraus. Ein demenzkranker Mensch ist aber kaum mehr in der Lage zu lernen! Er wird aus den belastenden Erfahrungen keinen Nutzen für sich ziehen können, keine Einsicht gewinnen, sondern nur eine weitere Kränkung erfahren.

Ethische Bedenken

Doch trotz pragmatischer Tricks stehe ich nicht selten vor dem ethischen Problem, inwieweit ich überhaupt das Recht habe, in das Selbstbestimmungsrecht des Kranken einzugreifen und hinter seinem Rücken zu entscheiden, was gut und was nicht gut für ihn ist. Während einige Situationen leichter zu entscheiden sind, lasten andere schwer auf mir und lassen mich schwer an der Verantwortung tragen.

So fällt es mir wahrscheinlich leichter, eine Tätigkeit des Kranken zu verhindern, mit der er auch andere Menschen gefährdet. Wie aber soll ich mich entscheiden, wenn er alleine das Haus verlassen möchte, und die Möglichkeit besteht, dass er ohne fremde Hilfe nicht mehr nach Hause findet? Zwar gibt es für solche Fälle einige technische Hilfsmittel, die der Demenzkranke mit sich tragen kann, wie beispielsweise ein mobiles Telefon oder ein kleines Kärtchen, auf dem sein Name und seine Anschrift stehen. Doch auch diese Mittel können versagen.

Was für alle Problembereiche gilt, die im Zusammenhang mit einer Demenzerkrankung entstehen, gilt auch für diese Situationen: Es gibt kein Patentrezept, und die Lösungen hängen immer sehr stark von der Persönlichkeit des Kranken ab – und natürlich auch von meiner Persönlichkeit. Was mir bei meiner Entscheidung aber sicherlich hilft, ist das Wissen um den Willen und die Persönlichkeit des Kranken: War der Kranke sein Leben lang sehr sicherheitsbedürftig, und haben ihn unbekannte Situationen schnell geängstigt, dann wird es wahrscheinlich in seinem Sinne sein, in jedem Fall zu verhindern, dass er sich verläuft. Denn es ist anzunehmen, dass das Gefühl, nicht zu wissen, wo er ist und wie er nach Hause finden kann, ihn stark verängstigen und belasten würde.

Ist der Kranke dagegen immer freiheitsliebend und risikofreudig gewesen und hat er Abhängigkeit und das Gefühl, kontrolliert zu werden, immer schon gefürchtet, könnte ich durch meine Entscheidung eher das Risiko in Kauf nehmen, dass sich der Kranke verläuft – weil ich annehme, dass es seinem früheren, »mutmaßlichen« Willen entspräche, seine Freiheit und Unabhängigkeit zu bewahren.

Das Wissen um den früheren Willen des Kranken kann mir auch in anderen Situationen die Entscheidung erleichtern. Dieses Thema soll daher später (siehe Kapitel 10) eigens behandelt werden.

siehe Kapitel 10

Was Sie zum Thema »Beschäftigung und Entspannung« bedenken sollten

▌ Haben Sie das Gefühl, meistens ein »gutes Mittelmaß« zwischen Motivieren und In-Ruhe-Lassen bei dem Kranken zu finden?

▌ Können Sie sich vorstellen, den Demenzkranken auf spielerische Weise zu aktivieren (Puzzle, Spiele, Geschicklichkeits-Spiele, Gymnastik ...)?

▌ Gibt es Situationen, in denen Sie Ihren demenzkranken Familienangehörigen von einer bestimmten Tätigkeit abhalten müssen, während er selbst nicht einsieht, dass er diese Tätigkeit nicht mehr ausüben sollte? Wenn ja:
  – Welche Möglichkeiten fallen Ihnen spontan ein, um ihn vom dieser Tätigkeit abzubringen?
  – Welche dieser Möglichkeiten würde wahrscheinlich gar nicht funktionieren?
  – Welche der Möglichkeiten würden wahrscheinlich Konflikte und Streit provozieren?
  – Mit welcher der Möglichkeiten würden Sie sich wahrscheinlich am besten fühlen?
  – Mit welcher der Möglichkeiten würde es wahrscheinlich Ihrem Angehörigen am besten gehen?

▌ Würde der Kranke, wenn er noch in der Lage dazu wäre, freiheitsentziehenden Maßnahmen (z. B. dass er im Haus eingeschlossen wird) zustimmen, die ihn selbst vor Unfällen und Verletzungen schützen? Ist er eher ein sicherheitsbedürftiger Mensch (gewesen)? Oder wäre ihm seine Freiheit so wichtig, dass er lieber das Risiko eines Unfalls, einer Verletzung oder der Gefahr, sich zu verirren, tragen würde, als sich durch freiheitsentziehende Maßnahmen schützen zu lassen?

▌ Würde der Kranke, wenn er noch dazu in der Lage wäre, lebensverlängernden oder unterstützenden Maßnahmen, wie beispielsweise einer Ernährungssonde, zustimmen, oder würde er es ablehnen?

▌ Wissen Sie um den »mutmaßlichen Willen« des Kranken?

▌ Glauben Sie, dass Sie nach diesem »mutmaßlichen Willen« handeln könnten, selbst wenn der Wunsch des Kranken nicht Ihren eigenen Vorstellungen entspricht?

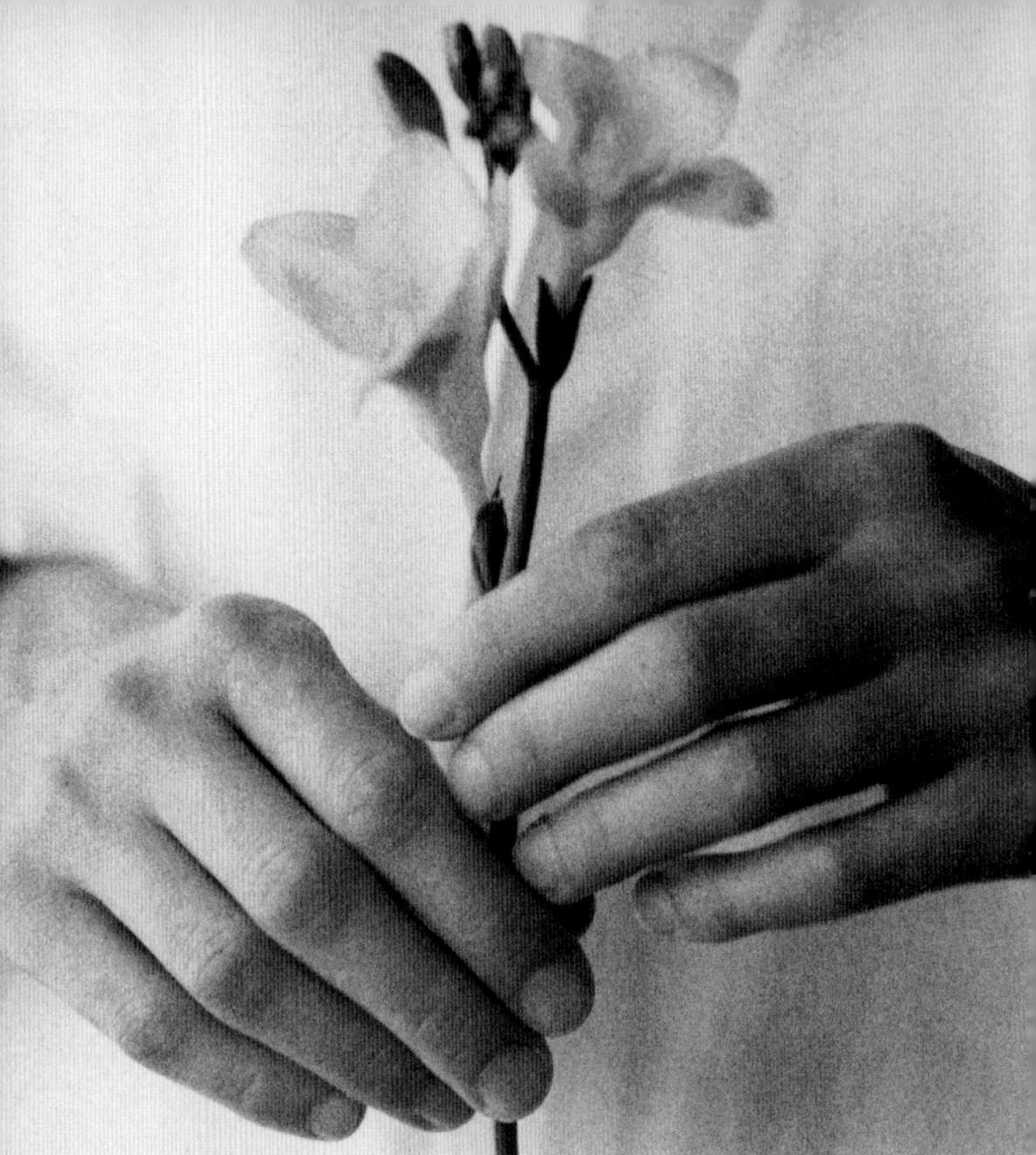

Sorgen Sie auch gut für sich selbst!

In den vorangegangenen Kapiteln ging es fast nur darum, was Sie alles tun könnten oder sollten, damit es Ihrem demenzkranken Angehörigen möglichst gut geht. Bei all der Sorge um den anderen kann es leicht passieren, dass Sie sich selbst »ganz vergessen«. Aber weder Ihrem Angehörigen noch Ihnen ist damit gedient, wenn Sie sich durch seine Pflege völlig verausgaben und ständig über Ihre Kräfte gehen. Deshalb wird im Folgenden beschrieben, wie Sie bei aller Fürsorge für den anderen auch gut für sich selbst sorgen können.

Die eigenen Bedürfnisse erkennen

Wie in vorangegangenen Kapiteln beschrieben wurde, wird es im Kontakt mit einem demenzkranken Menschen immer wichtiger, hinter seinen Äußerungen die versteckten Selbstoffenbarungen und Gefühle wahrzunehmen, sie zu akzeptieren und auf sie zu reagieren. Dieses bedingungslose Annehmen des Kranken und seiner Welt, die sich von meiner Welt immer stärker entfremdet, ist eine große Leistung, die mir viel abverlangt.

Aber nicht nur die dauernde Anforderung, sich empathisch auf die Realität des anderen und seine häufig schwer nachvollziehbare Gefühlswelt einzulassen, zehrt an meinen Kräften. Auch seelische Anspannung, körperliche Überlastung, Schlafstörungen, Mangel an Sozialkontakten oder Schuldgefühle können meine Situation erschweren und mich zunehmend belasten. Bei all diesen Belastungen geraten meine eigenen Bedürfnisse und Wünsche häufig immer stärker in den Hintergrund. Vor lauter Sorge um den anderen kommt die Sorge um mich selbst zu kurz.

Ständige Überforderung macht krank

Mögliche Folgen sind Muskelverspannungen, Kreislaufregulationsstörungen, Migräne, Rückenschmerzen, Magen- und Darmprobleme oder Schlafstörungen. Häufig stellen sich auch psychisch-emotionale Beeinträchtigungen ein, wie anhaltender Ärger oder Unzufriedenheit, Antriebslosigkeit, depressive Verstimmungen, Angst oder gar Panik, Erschöpfungsgefühle, Nervosität, Konzentrationsschwäche und quälender Selbstzweifel.

Vielleicht verändere ich mich aufgrund meiner starken Belastung auch in meinem Verhalten anderen Menschen gegenüber: Ich werde ungeduldiger, aufbrausender, aggressiver oder ziehe mich selbst immer stärker zurück, bis ich schließlich Beziehungen oder Freundschaften aufgebe und mich isoliere.

Alkohol und Tabletten »helfen« nur kurzfristig

Ein vermeintliches Abschalten von der ständigen Anspannung und Belastung versprechen Alkohol und Drogen. Möglicherweise greife ich häufiger auf diese Mittel zurück: ein erhöhter Alkohol-, Nikotin- und Tablettenkonsum stellt sich ein. Was kurzfristig scheinbar Entspannung bringt, verschlechtert jedoch langfristig meine Situation umso stärker: erhöhter Alkohol- und Drogenkonsum schwächen insbesondere das Immunsystem, verschärfen die psychischen Probleme, verursachen zusätzliche Schuldgefühle und verhindern häufig das Finden anderer, besserer Lösungswege.

Sorgen Sie auch gut für sich selbst!

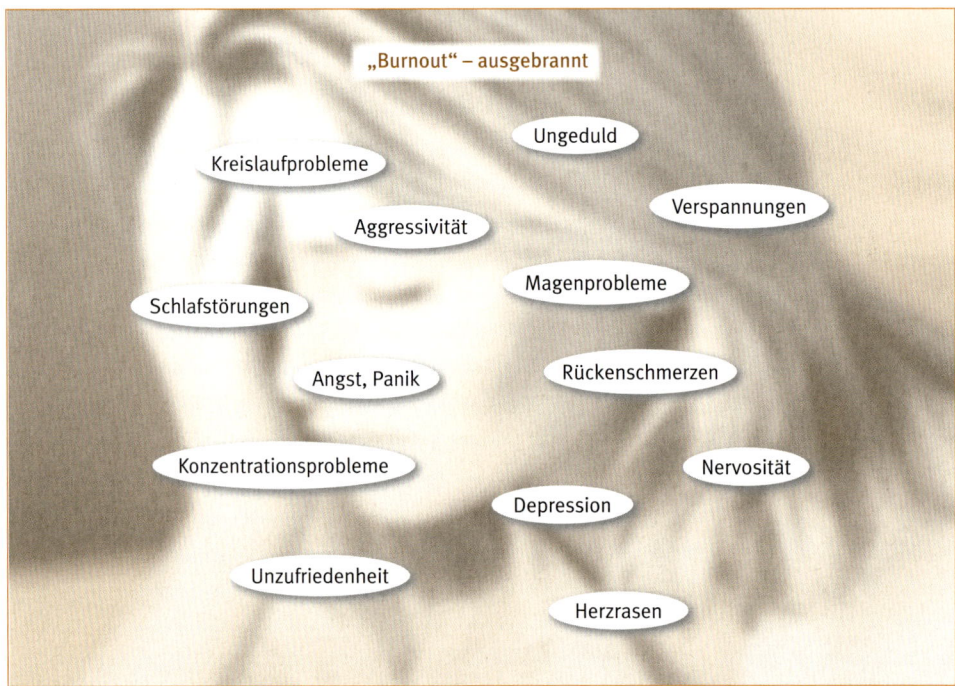

„Burnout" – ausgebrannt

Ungeduld

Kreislaufprobleme

Verspannungen

Aggressivität

Magenprobleme

Schlafstörungen

Angst, Panik

Rückenschmerzen

Konzentrationsprobleme

Nervosität

Depression

Unzufriedenheit

Herzrasen

Lassen Sie es nicht soweit kommen, dass Sie sich völlig »ausgebrannt« fühlen! Wenn Sie die genannten Symptome verstärkt bei sich beobachten, sind dies Alarmzeichen, dass Sie dringend Erholung und Unterstützung brauchen.

Überschießende Reaktionen

Wenn meine Belastung überhand nimmt und sich zur andauernden Überforderung aufschaukelt, kann es sogar zu gewalttätigen Reaktionen gegen den Kranken kommen. Dabei ist Gewaltanwendung gegen abhängige Menschen eine Verhaltensweise, die ich sicherlich als Unrecht empfinde und strikt ablehne. Und dennoch kann es zu Situationen kommen, in denen ich vielleicht »aus der Haut fahre«, mich nicht mehr unter Kontrolle habe und dem Kranken schlimme Behandlungen androhe, ihn anbrülle oder gar schlage.

Wichtig

Wenn ich so etwas schon einmal erlebt habe, sollte ich dies als Warnzeichen dafür ansehen, dass ich dringend Hilfe von außen und Freiräume brauche, um wieder zu Kräften zu kommen.

Der völlig falsche Umgang mit solchen Situationen ist es dagegen, wenn ich mich aufgrund von Schuld- und Schamgefühlen zurückziehe, mich isoliere und mir selbst einfach ganz fest vornehme, dass so etwas nie wieder passiert. Denn die Erfahrungen zeigen, dass mich die nächste überfordernde Situation, die ja mit Sicherheit wieder eintreten wird, erneut an meine Grenzen bringen wird, und eine erneute gewalttätige Reaktion wahrscheinlich ist.

Burnout – alle Kräfte sind verbraucht

Alle geschilderten körperlichen und psychischen Symptome bauen sich meist im Laufe der Zeit langsam und teilweise unbemerkt auf. Es sind dies die typischen Erscheinungen, die sich auch bei Menschen in sozialen Berufen einstellen, die sich nicht mehr von ihrer Arbeit und ihrem Klientel distanzieren können. In der Psychologie fasst man diese Symptome unter dem Begriff Burnout – Ausgebrannt – zusammen. Der Begriff macht auf sehr bildhafte Weise deutlich, was mit den Betroffenen passiert: Vor lauter Fürsorge und Pflege haben sie eigene Bedürfnisse ignoriert, sich selbst vernachlässigt und sind völlig kraft- und energielos. Spätestens dann brauchen sie selber Hilfe und können für einen anderen Menschen keine Pflege- und Unterstützungsleistungen mehr erbringen.

Wichtig

Um all diese negativen Entwicklungen zu vermeiden, ist es für mich sehr wichtig, mich selbst nicht zu vergessen und auch für mein eigenes Wohlergehen zu sorgen und mir die nötigen Freiräume zu verschaffen, die ich zur Erholung brauche.

Planen Sie freie Zeit für sich ein

Es ist falsch, für sich und seine eigenen Bedürfnisse nie Zeit einzuplanen und zu hoffen, dass irgendwo schon mal ein bisschen Zeit übrig bleibt! Eigene Freiräume muss ich mir selbst schaffen und erhalten. Das erfordert meist einige Organisation und Planung. Und auf den ersten Blick scheinen mir diese Organisations- und Planungsleistungen noch mehr Arbeit und Belastung zu bereiten, aber auf lange Sicht zeigt sich der Vorteil: Nur so habe ich die Chance, selbst gesund und bei Kräften zu bleiben! Und meine Gesundheitsförderung und -erhaltung dient ja nicht nur meinem eigenen Wohle, sondern auch dem des Kranken: Er ist auf mich angewiesen. Wenn ich wegen Krankheit oder Erschöpfung »ausfalle«, kommt es auch für den Kranken sicherlich zu einer Krisensituation!

Deshalb muss ich lernen, mir ohne Schuldgefühle und ohne schlechtes Gewissen regelmäßig freie Zeit für mich selbst zu nehmen, in der ich meine eigenen Bedürfnisse befriedigen, eigenen Interessen nachgehen kann und nur an mich denke! Vielleicht hilft mir dabei ja die Erkenntnis, dass ich es ja nicht nur für mich, sondern auch für den Demenzkranken tue.

Welche Grundbedürfnisse oft zu kurz kommen

Nun haben Menschen zwar sehr unterschiedliche Bedürfnisse, aber in einer Reihe von »Grundbedürfnissen« gleichen sich wohl alle Menschen. Die Theorie der

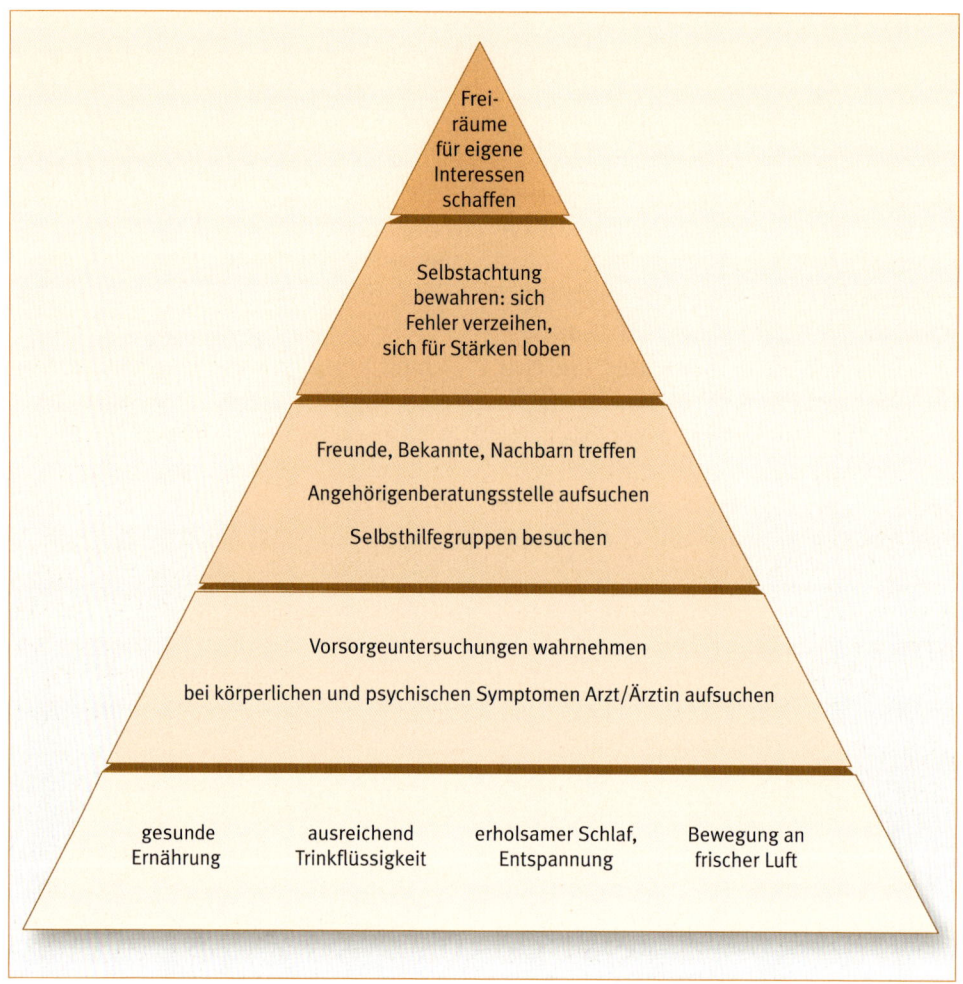

Die Abbildung zeigt, welche Grundbedürfnisse bei pflegenden Angehörigen häufig zu kurz kommen. Achten Sie daher besonders darauf, diese Bedürfnisse zu befriedigen.

Grundbedürfnisse nach Maslow wurden bereits in Kapitel 5 vorgestellt. Dort wurde anhand dieses Modells die Bedürfnislage des Kranken beschrieben, die sich häufig in seinen Selbstoffenbarungen widerspiegelt.

In den folgenden Ausführungen soll Maslows Theorie der menschlichen Grundbe-

dürfnisse noch einmal herangezogen werden. Dieses Mal wird mit ihrer Hilfe jedoch aufgezeigt, dass auch bei mir diese Grundbedürfnisse häufig unerfüllt bleiben!

Körperliche Grundbedürfnisse

Hierzu zählen die Grundbedürfnisse, sich zu ernähren, ausreichend Ruhe und Bewegung zu haben. Ich muss darauf achten, genügend gesunde und schmackhafte Nahrung und ausreichende Flüssigkeitsmengen zu mir zu nehmen.

Das klingt banal, aber die Erfahrungen zeigen, dass bei Angehörigen, die mit dem demenzkranken Familienmitglied in einem Haushalt leben, oft bereits bei diesen Basisbedürfnissen die Vernachlässigung beginnt: Weil der Kranke selbst nur noch Süßspeisen wie Joghurt oder Kuchen zu sich nehmen möchte, die Zubereitung einer Mahlzeit Zeit und Energie kostet, und man dafür eigens einkaufen gehen müsste, begnügt man sich auch nur mit einem Joghurt oder einer Tütensuppe.

Auch in dem Bedürfnis nach Ruhe und Entspannung kommen viele Angehörige zu kurz. Insbesondere wenn ich mit dem Kranken zusammenlebe, wird mein Nachtschlaf häufig durch seine Unruhe oder sein Umherwandern möglicherweise mehrmals in der Nacht unterbrochen.

Ebenso bleibt mein Bedürfnis nach Bewegung an frischer Luft vielfach unerfüllt, weil ich durch eine 24-Stunden-Betreuung angebunden bin und nicht mehr aus dem Haus komme.

Sicherheitsbedürfnisse

Hierunter kann man insbesondere das Bedürfnis nach Schutz vor Krankheit und Schmerz verstehen. Weil ein Großteil meiner Aufmerksamkeit durch den Kranken und seine Situation aufgesogen wird, tendiere ich dazu, mein Grundbedürfnis nach Gesundheitsförderung und -erhaltung zu vernachlässigen: Schmerzen ignoriere ich bzw. therapiere mich durch Schmerzmittel

selbst, verschiebe Vorsorgeuntersuchungen »auf später« und lehne Therapievorschläge, die Zeit und Selbstaufmerksamkeit erfordern – wie beispielsweise eine Kur – ab.

Soziale Bedürfnisse

Das menschliche Grundbedürfnis nach Gesellschaft und Kontakt zu anderen Menschen kommt bei mir oft zu kurz: Weil ich nicht mehr aus dem Haus komme und Bekannte und Freunde nicht mehr einlade – vielleicht sogar aus Scham über die Demenzerkrankung oder weil Besuche den Betroffenen aus dem Tritt bringen – vereinsame ich. Gerade in einer Situation, in der ich dringend mit anderen Menschen sprechen müsste, in der ich von mir und meiner Situation, meinen Problemen und Ängsten, meinen Belastungen und Schuldgefühlen erzählen müsste, habe ich keinen Ansprechpartner.

Selbstverwirklichungsbedürfnisse

Die Spitze der Bedürfnispyramide von Maslow bilden die Bedürfnisse, sich selbst zu verwirklichen, sich selbst zu finden, entsprechend der eigenen Persönlichkeit und den eigenen Fähigkeiten zu leben. Auf meine Situation als Angehörige übertragen hieße das vielleicht, dass meine Selbstverwirklichungsbedürfnisse darin bestehen könnten, Zeit für mich selbst zu haben, um eigene Interessen zu verfolgen, Schönes zu erleben, eigenen Gedanken nachzugehen, eigene Lebensthemen zu durchdenken.

Doch Zeit für sich selbst ist genau die Ressource, an der es mir am meisten mangelt! Durch die Demenzerkrankung meines Familienangehörigen habe ich mich zunehmend von meinen Interessen und Lebensthemen entfernt, sodass ich manchmal selbst gar nicht mehr genau weiß, was mir Spaß machen würde, wenn ich Zeit dafür hätte, was meine Bedürfnisse sind, wer ich überhaupt bin.

INFO

Geltungsbedürfnisse: Mir fehlt Anerkennung!

Unter Geltungsbedürfnissen hat Maslow auf der einen Seite die Anerkennung durch andere Menschen verstanden, andererseits aber auch das Bedürfnis nach Selbstachtung und einem stabilen Selbstwertgefühl.

Als Angehörige eines demenzkranken Familienmitglieds habe ich kaum die Chance, meine Geltungsbedürfnisse zu erfüllen: Viele Menschen aus meinem sozialen Umfeld wissen nichts oder nur wenig von Demenzerkrankungen und können sich daher kaum vorstellen, welche Folgen die Erkrankung meines Familienangehörigen für mich hat. Bei ihren kurzen Besuchen zeigt sich der Kranke »mit einer guten Fassade«, d. h. von seiner besten, gesellschaftsfähigen Seite, weshalb sich ihnen die Situation gar nicht »so schlimm« darstellt, wie ich sie vielleicht geschildert habe. Kinder, Nachbarn oder Verwandte, die zu Besuch kommen, sagen mir dann Sätze wie: »Also, ich weiß gar nicht! Dein Mann sieht gar nicht aus, als ob er krank wäre!«, »Deine Mutter ist doch eine gepflegte Frau! Das kann doch gar nicht sein, dass sie in die Hose macht!«, »Der Vati kann doch noch so schön von früher erzählen! So schlecht kann sein Gedächtnis ja wohl nicht sein!«, »Die Mutti sagt, sie würde noch ihren ganzen Haushalt alleine führen! So viel Arbeit hast du doch dann gar nicht mit ihr!« usw.

Sicherlich entspringen die »unqualifizierten Äußerungen« nicht der Boshaftigkeit dieser Menschen! Doch immerhin führt ihre Unwissenheit dazu, dass ich für die Schwerstarbeit, die ich leiste, und die belastenden Gefühle – wie Trauer, Aggression und Schuldgefühle –, die ich immer wieder aushalten muss, keinerlei Anerkennung bekomme. Niemand sagt einmal: »Ich bewundere dich für deine Geduld, mit der du mit dem Kranken umgehst!«, »Ich verstehe deine Verzweiflung! Es ist wirklich eine sehr schwere Situation für dich!«, »Ich habe allerhöchste Achtung vor dir und deinen Leistungen!«.

Doch die Anerkennung durch andere ist ja nur eine Seite der Geltungsbedürfnisse. Die andere Seite besteht aus Selbstachtung. Das Gegenteil von Selbstachtung bilden Selbstzweifel und Schuldgefühle. Und genau diese Selbstachtungs-Killer, Selbstzweifel und Schuldgefühl, plagen mich regelmäßig und belasten mich: Immer wieder fühle ich mich schlecht und schuldig aufgrund der negativen Gedanken, mit welchen ich hin und wieder über den Kranken nachdenke, wegen meiner regelmäßig wiederkehrenden Wutausbrüche, angesichts meines Wunsches, einfach alles hinzuschmeißen und »abzuhauen«, aufgrund der Angst, nicht genug für den Kranken zu tun, wegen der Momente, in denen ich gegen den Willen des Kranken handeln muss oder angesichts der Zeiten, in denen ich die Betreuung des Kranken einem anderen Menschen übertragen habe.

Das heißt, nicht nur durch andere Menschen erhalte ich als Angehörige selten Anerkennung und »Geltung« – nicht einmal ich selbst zolle mir Anerkennung und Achtung!

Vielleicht stehe ich als Angehörige auch unter dem enormen Druck einer Mehrfachbelastung, gehe neben der Betreuung meines demenzkranken Familienangehörigen einem Beruf oder einer anderen Beschäftigung nach, versorge noch andere Familienmitglieder, führe neben dem Haushalt des Kranken noch einen eigenen Haushalt, erledige die Geldangelegenheiten des Kranken, wasche seine Kleidung etc.

Die eigenen Bedürfnisse befriedigen

Schon Ludwig Feuerbach stellte fest: »Der Mensch ist, was er isst«! Tatsächlich beeinflusst die Ernährung gravierend unsere körperliche, seelische und geistige Leistungsfähigkeit. Die Zusammensetzung der Nahrung wirkt beispielsweise auf hormonelle Regelkreise, die wiederum von großer Bedeutung für die Nervenkraft sind.

Wie wichtig gesunde, ausgewogene Ernährung ist, führt auch die Autorin Ingeborg Münzing-Ruef vor Augen, wenn sie in ihrem Kursbuch gesunde Ernährung aufzeigt, dass es tatsächlich »keine Funktion von Gehirn und Nerven ohne die Mitwirkung von Vitaminen« gibt.

Ernähren Sie sich gesund

Gerade als Angehörige lebe ich in einer körperlich und psychisch belastenden Situation: Damit ich »die Nerven behalten« kann, muss ich meine Nerven ausreichend versorgen! Ausgewogene Ernährung beinhaltet sowohl Kohlehydrate (Getreide, Getreideprodukte, Obst, Kartoffeln), Fette (am besten ungesättigte Fettsäuren, z. B. gutes Pflanzenöl), Eiweiß (mageres Fleisch, Fisch, Getreide, Kartoffeln, Milchprodukte), Vitamine, Mineralstoffe und Spurenelemente (Obst, Gemüse, Fisch, Fleisch, Milchprodukte), Ballaststoffe (Leinsamen, Kleie, Hülsenfrüchte, Obst, Gemüse) und Wasser (ein gesunder Mensch sollte 1,5 bis 2 Liter Trinkflüssigkeit am Tag zu sich nehmen).

Wenn ich – aus welchen Gründen auch immer – nicht mehr selbständig für eine gesunde, ausgewogene Ernährung sorgen kann, muss ich mir dringend Hilfe und Unterstützung holen. Dabei sollte ich alle Möglichkeiten in Betracht ziehen: Nachbarn, Freunde, Verwandte, soziale Dienste, Gemeindehelfer, professionelle Anbieter und Dienstleister etc. Die Organisation und Mobilisation möglicher Helfer ist natürlich nicht immer einfach. Deshalb helfen mir Angehörigenberatungsstellen bei der Planung dieser Unterstützungsleistungen. Von den Aufgaben der Angehörigenberatungsstellen handelt das letzte Kapitel ausführlich.

Sorgen Sie auch gut für sich selbst!

Für erholsamen Schlaf sorgen

Mein Schlaf wird oft gestört. Die Gründe dafür sind sehr unterschiedlich: Oft ist die Ursache die nächtliche Unruhe des Kranken, der die Nacht zum Tage macht und nachts in der Wohnung herumpoltert. Dass es bei Demenzerkrankungen häufig zu einer Umkehr des Tag-Nacht-Rhythmus kommt, wurde bereits im zweiten Kapitel behandelt. Hierbei handelt es sich zwar um eine Folge der hirnorganischen Veränderungen, doch kann es in manchen Fällen durchaus helfen, den Kranken tagsüber durch ausreichend Bewegung und Beschäftigung so zu ermüden, dass er nachts schlafen kann.

Schwaches Licht anlassen

Wandert der Kranke dennoch nachts in der Wohnung umher, kann es schon sehr hilfreich sein, wenn ich in einem separaten Raum schlafe. Wenn ich im Flur, Diele und vielleicht auch in einigen Räumen nachts ein kleines Licht anlasse, findet sich der Kranke möglicherweise besser zurecht, kann sich orientieren und verhält sich dadurch leiser. Den Weg zur Toilette sollte ich auf jeden Fall – zumindest durch eine schwache Lichtquelle – beleuchten. Vielleicht ist es für den Kranken auch hilfreich, wenn die Toilettentür durch ein Türschild oder ein entsprechendes Symbol als solche gekennzeichnet ist. Denn viele Demenzkranke sind – insbesondere wenn sie nachts aus einem Traum erwachen und zur Toilette wollen – völlig orientierungslos. Je schneller sie sich durch externe Hilfen in den Räumlichkeiten zurechtfinden, desto ruhiger bleiben sie.

> **INFO**
>
> #### Medikamente für den Demenzkranken
>
> Sollte mich das nächtliche Verhalten des Kranken trotz aller räumlicher Vorkehrungen und Bemühungen dennoch dauerhaft um meinen Nachtschlaf bringen, ist es angeraten, diese Unruhe medikamentös zu behandeln. Da es jedoch einige Medikamente gibt, die einem demenzkranken Menschen besser nicht verabreicht werden sollten, weil sie die geistigen Leistungen eher noch verschlechtern bzw. andere Nebenwirkungen haben, die die gesundheitliche Situation des Kranken deutlich beeinträchtigen kann, sollte ich gerontopsychiatrische Fachärzte konsultieren, die Erfahrungen in der Behandlung von demenzkranken Menschen haben.

Eigene seelische Anspannung

Auf der anderen Seite können meine Schlafstörungen ja durchaus auch andere Ursachen haben. Häufig sind Ein- oder Durchschlafprobleme Zeichen psychischer Anspannung oder allgemeiner Überforderung. Deshalb ist es ja so wichtig, dass ich beizeiten lerne, alle nur erdenkliche Hilfe zu aktivieren, um eine Überforderung abzuwenden und Freiräume für mich selbst zu schaffen. Wenn ich überhaupt keine Zeit mehr für mich und meine Interessen habe, gerate ich nämlich sehr schnell in einen Teufelskreis, in dem Überforderung, mangelnde Entspannung, Stress und die Unfähigkeit, Ruhe zu finden, sich gegenseitig immer mehr verstärken. Am Ende steht das völlige Ausgebranntsein, das Burnout.

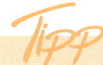

Chronifizierung vermeiden

Lassen sich die Schlafstörungen auch durch solche Auszeiten nicht lindern, sollte ich mit meinem Arzt darüber sprechen. Denn eine Chronifizierung von Schlafstörungen sollte dringend vermieden werden. Von chronifizierten Schlafstörungen spricht man, wenn der Organismus das gestörte Schlafverhalten bereits schon »erlernt« hat, im Sinne einer schlechten Angewohnheit. Sind Schlafstörungen erst einmal chronifiziert, ist ihre Behandlung häufig wesentlich langwieriger.

Entspannung finden

Linderung versprechen auch Entspannungsverfahren, die ohne viel Aufwand erlernt werden können. Volkshochschulen und andere Bildungsträger bieten hierfür Kurse an. Darüber hinaus kann man Audio-Kassetten (oder Video-Kassetten) kaufen, die mit Anleitungen zu Entspannungsübungen besprochen sind. Wenn ich regelmäßig – ca. 10 Minuten pro Tag – Entspannungsübungen durchführe, stärke ich dadurch meine Fähigkeit, von den Belastungen und Anforderungen des Tages abzuschalten, zur Ruhe zu kommen, mich wieder selbst wahrzunehmen und zu spüren.

Regelmäßige Bewegung

Auch regelmäßige Bewegung und sportliche Aktivitäten tragen zur psychischen Entspannung und Erholung bei. Damit sind natürlich nicht Leistungssport und enormes Fitnesstraining gemeint, sondern eher spielerische Bewegungsformen, wie spazieren gehen (am besten abends vor dem Zubettgehen), Federballspielen, Tischtennisspielen, Tanzen, Radfahren, Schwimmen etc.

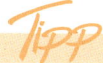

Die eigene Gesundheit ernst nehmen

Ich verbringe wahrscheinlich sehr viel Zeit in Arztpraxen – aber meist nur als Begleitperson meines kranken Familienangehörigen. Meine eigene Gesundheitsförderung und -erhaltung gerät dabei häufig in Vergessenheit: Ich ignoriere nicht selten Symptome wie Schmerzen, Schwindel, Schlafstörungen, Gewichtsverlust, Herzstechen oder andere körperliche Probleme, oder behandle sie mit eigenen, nicht immer empfehlenswerten Mitteln, ohne diesen Symptomen auf den Grund zu gehen. Dabei führen psychisch belastende Lebenssituationen nachweislich zu einer Schwächung der körpereigenen Abwehrkräfte und erhöhen somit das Krankheitsrisiko. Vorsorgemaßnahmen, regelmäßige Kontrolluntersuchungen und eine gründliche Ursachenabklärung bei gesundheitlichen Problemen sollte ich für mich selbst genauso wichtig nehmen wie für den Kranken!

Sorgen Sie auch gut für sich selbst!

Demenz ist immer noch ein Tabu

Im Verlauf der Demenzerkrankung meines Familienmitgliedes bin ich in zunehmendem Maße von Isolation betroffen. Da der Kranke oft der einzige Mensch ist, mit dem ich noch Kontakt habe, und er mit der Zeit aufgrund seiner geistigen Beeinträchtigungen kaum mehr die Rolle eines interessierten und anregenden Gesprächspartners einnehmen kann, laufe ich Gefahr, völlig zu vereinsamen. Ich kann mich nicht mehr über wichtige Dinge austauschen, kann niemandem meine eigenen, oft belastenden Gefühle erzählen und bekomme keinen Rat und keine Anregung durch andere Menschen mehr.

Der Grund für diesen sozialen Rückzug kann zu einem gewissen Anteil auch darin bestehen, dass ich mich schäme: Weil ich mich vielleicht für die Verhaltensweisen und Störungen meines demenzkranken Familienangehörigen schäme, vermeide ich immer mehr den Kontakt mit Freunden, Bekannten, Nachbarn und Verwandten. Weil bestimmte Krankheiten, wie z. B. auch Demenzerkrankungen, mit einem gesellschaftlichen Tabu belegt sind, fühlen sich die betroffenen Kranken und ihre Angehörigen häufig diskriminiert, schämen sich und ziehen sich deshalb zurück.

Wenn ich mich diesem gesellschaftlichen Druck beuge, trifft es mich aber doppelt bzw. dreifach schwer: Zum einen ist meine Situation ohnehin schon belastend, zum anderen stehe ich mit dieser Belastung allein da, weil ich mich niemandem mitteilen kann, und zum dritten muss ich versuchen, eine intakte Fassade nach außen auf-

rechtzuerhalten, damit Nachbarn, Bekannte oder Freunde nichts von der Demenzerkrankung meines Angehörigen merken. Dass ein solches Leben fast übermenschliche Kräfte erfordert und übergroßes Leiden mit sich bringt, liegt auf der Hand! Deshalb machen es sich immer mehr Institutionen zur Aufgabe, die Bevölkerung über Demenzerkrankungen aufzuklären. Denn nur umfangreiche Aufklärung kann helfen, dieses gesellschaftliche Tabu abzuschaffen, und die Situation von Demenzkranken und ihren Angehörigen zu erleichtern!

Gehen Sie offen mit dem Thema Demenz um

Bis Demenz kein Tabuthema mehr ist, wird es sicherlich noch viele Angehörige Mut und Kraft kosten, offen und offensiv mit der Erkrankung ihres Verwandten umzugehen. Doch liegt in dieser Offenheit eine große Chance: Nur wenn ich den Menschen in meiner Umgebung von meiner Situation, meinen Problemen, meinen Ängsten und meinem Unterstützungsbedarf berichte, können sie die Bereitschaft entwickeln, mir zu helfen. Wenn ich ihnen aber verschweige oder verheimliche, wie es mir geht, kann ich nichts von ihnen erwarten! Die Erfahrung zeigt, dass die größte Hilfe manchmal von Menschen kommt, von denen ich es vorher nie gedacht hätte.

Lassen Sie sich helfen

Es ist also ratsam, nicht vorschnell zu glauben, dass man von einem bestimmten Menschen sowieso keine Hilfe erwarten kann. Manche Menschen laufen zu Höchstform auf, wenn man sich ihnen anvertraut und Hilfe von ihnen erbittet! Deswegen sollte ich allen Menschen aus meinem Umfeld eine Chance geben – und Zeit! Denn auch Nachbarn, Freunde und Bekannte müssen sich erst an die neue Situation gewöhnen und lernen, mit dem Kranken umzugehen. Daher sollten sie so früh wie möglich über die Erkrankung meines Familienangehörigen informiert werden, damit sie die Möglichkeit haben, sich daran zu gewöhnen, die Entwicklungen mitzuerleben und in ihre Helferrolle hineinzuwachsen.

Konkreten Hilfsbedarf formulieren

Natürlich gibt es auch viele Menschen, die einfach hilflos sind. Sie würden ja gerne helfen wollen, wissen aber nicht wie! In diesem Fall ist es gut, wenn ich mir genau überlege, in welchen Bereichen ich Unterstützung brauche. Die Alzheimer-Gesellschaft empfiehlt sogar, eine Liste anzufertigen mit ganz konkreten Hilfewünschen. Wer fragt, wie er helfen kann, kann sich aus der Liste etwas heraussuchen.

Nun ist es für mich gar nicht so einfach, in dieser belastenden und überfordernden Situation, die sich ja ständig verändert, konkreten Hilfsbedarf zu benennen. Ich bin erfüllt von dem Gefühl, dass mir einfach alles zu viel ist. Daher haben es sich Angehörigenberatungsstellen auch zur Aufgabe gemacht, die benötigten Hilfen mit dem Angehörigen gemeinsam zu erarbeiten. Dazu mehr im nächsten Kapitel.

Kontakte pflegen

Der Kontakt mit Freunden, Bekannten, Verwandten und Nachbarn ist für mich jedoch nicht nur wichtig, um konkrete Hilfe zu erhalten, sondern auch, um durch sie die Möglichkeit zu haben, von der Demenzerkrankung meines Familienmitgliedes einmal abzuschalten und Kraft zu tanken: Einmal über etwas ganz anderes sprechen, zusammen lachen, Schönes erleben, gemeinsam einen Abendspaziergang machen oder ins Schwimmbad gehen.

Wichtig

Soziale Kontakte zu anderen Menschen sind natürlich auch deshalb wichtig für mich, damit ich über mich und meine Situation und meine – vielfach kaum aushaltbaren – Gefühle sprechen kann. Wut, Aggression, Trauer, Angst, Verzweiflung und Schuldgefühle sind normale emotionale Reaktionen in meiner Situation! Ich brauche mich ihrer nicht zu schämen!

Und wenn ich diese Gefühle hin und wieder bei einem anderen Menschen »rauslassen« kann und sie nicht immer in mich

Sorgen Sie auch gut für sich selbst!

»hineinfressen« muss, ist das für mich sehr erleichternd und erlösend! So betont auch die moderne Pflegeforschung, dass professionellen Pflegern regelmäßig die Möglichkeit gegeben werden muss, über ihr Verhältnis zu den Kranken, über ihre Gefühle und ihre Umgehensweise zu sprechen. Dies ist eine wesentliche Maßnahme, um ihr »Ausbrennen« zu verhindern. Und was für professionelle Pfleger gilt, gilt natürlich auch für mich als pflegende Angehörige!

Freunden und Bekannten – die ja selbst insofern Außenstehende sind, als sie nicht zur Familie gehören – fällt es übrigens häufig leichter, Verständnis und Empathie für mich aufzubringen und mich zu trösten als nähere Verwandte. Verwandten, die in die Familienstruktur involviert sind, fällt es

dagegen manchmal richtig schwer, mir ein aktiver und empathischer Zuhörer zu sein. Das hat sicherlich viele Gründe: Einer ist möglicherweise darin zu suchen, dass sie selbst Angst vor einer Demenzerkrankung haben, und es nicht aushalten können, dass ein Verwandter an dieser Krankheit leidet. Deshalb tendieren sie vielleicht dazu, die Krankheit zu ignorieren und sie mir »ausreden« zu wollen. Vielleicht schämen sie sich aber auch für ihren demenzkranken Familienangehörigen, oder sie fühlen sich hilflos angesichts dieser Erkrankung. Die Erfahrung zeigt aber, dass auch die anderen Verwandten lernen können, mit der Situation »Demenz in der Familie« verantwortungsvoll umzugehen – wenn auch sie sich Informationen und Beratung holen!

Selbsthilfegruppen besuchen

Ich mache wahrscheinlich sehr bald die Erfahrung, dass nur die Menschen meine Probleme wirklich nachvollziehen können, die selbst erleben, was ich gerade erlebe. Menschen, die noch nie mit einem Demenzkranken zusammengelebt haben, können sich so leicht kein realistisches Bild von meiner Situation machen.

Wichtig
In der Ähnlichkeit der Erfahrung liegt die besondere entlastende und unterstützende Kraft einer Selbsthilfegruppe. Manche Probleme muss man sich gegenseitig gar nicht detailliert schildern: Schon nach wenigen Worten wissen die anderen sehr genau, was ich meine – schließlich haben sie Ähnliches auch schon erlebt.

Das Wissen, dass es anderen Menschen, ähnlich ergeht, stärkt mich außerdem in meiner Erkenntnis, dass es offensichtlich kein persönliches Problem ist, das mich bedrückt. Es zeigt mir, dass es nicht etwa an meinem eigenen Versagen oder meinen Schwächen liegt, sondern dass meine Probleme insofern »ganz normal« sind, als andere Angehörige von Demenzkranken die gleichen Probleme haben!

Die Teilnehmer können sich gegenseitig bestärken in ihrem Mut, offen und offensiv mit der Demenzerkrankung des Familienangehörigen umzugehen. Durch das Wir-Gefühl der Gruppe verliere ich den Eindruck, eine einsame Einzelkämpferin zu sein und gewinne die Kraft, mich für meine eigenen Interessen und Bedürfnisse einzusetzen. Darüber hinaus können die Teilnehmer Erfahrungen austauschen und sich gute Ratschläge und Tipps geben: Wie kann man schnell einen Platz in der Tagespflege bekommen? Welche Erfahrungen haben einzelne mit dem MDK (= Medizinischer Dienst der Krankenkassen)? Welche Maßnahmen der Wohnungsanpassung haben sich bewährt? etc.

Bewahren Sie Ihre Selbstachtung

Erfolgreiche Verständigung setzt einerseits voraus, dass ich meinen Gesprächspartner genau so akzeptiere, wie er nun einmal ist, und andererseits, dass ich mich selbst ebenfalls genau so annehme, wie ich nun einmal bin! Dieser kommunikationspsychologische Grundsatz war bereits Thema von Kapitel 4 und wurde dort plakativ auf den einfachen Nenner gebracht: »du bist o.k., ich bin o.k.«

Das klingt ja auch ganz plausibel! Und was so einleuchtend klingt, müsste doch auch ganz leicht zu befolgen sein! Doch leider trifft auch auf dieses Grundprinzip zu, was schon Goethe über alles Leichte (in Faust) feststellte: »Zwar ist es leicht, doch ist das Leichte schwer«.

Gerade die Fähigkeit, sich selbst zu akzeptieren und zu achten sollte selbstverständlich für jeden Menschen sein. Doch scheint es eine der schwierigsten Lebensaufgaben zu sein, diese Grundeinstellung zu sich selbst zu gewinnen und zu erhalten. Immer wieder gerät jenes Fundament durch Selbstzweifel und überzogene Ansprüche an sich selbst ins Wanken – insbesondere in Zeiten, in denen psychische und körperliche Belastungen an den Kräften zehren. In Krisensituationen setzt daher nicht selten ein Teufelskreis ein: Selbstachtung und -akzeptanz schwinden, dadurch verschlechtern sich unsere kommunikativen Beziehungen, wodurch sich die Krise verschärft und Selbstakzeptanz und -achtung noch weiter schrumpfen.

Deshalb ist es für mich besonders wichtig, die Achtung und die Akzeptanz meiner eigenen Person zu hüten und zu pflegen, wie ein zartes Pflänzchen! Wie kann ich also die Achtung vor mir selbst stärken?

Sich Selbstkritik »abgewöhnen«

Im Umgang mit einem Demenzkranken kommt es immer wieder einmal zu Situationen, in denen ich trotz »besseren Wissens« Dinge tue oder denke, die ich – rückblickend betrachtet – bedaure:

- »Obwohl ich weiß, dass der Kranke es nicht absichtlich macht, fahre ich trotzdem regelmäßig aus der Haut, wenn er mir zum zehnten Mal dieselbe Frage stellt«,
- »Obwohl ich mir vorgenommen habe, ruhig und geduldig zu bleiben, reagiere ich noch immer manchmal ungehalten und schroff, wenn er einfach nicht begreift, was ich ihm sage«,
- »Obwohl er mir leid tut, verspüre ich immer wieder den Wunsch, alles hinzuwerfen, ihn jemand anderem anvertrauen und wieder frei sein zu wollen«,

Sorgen Sie auch gut für sich selbst!

▪ »Obwohl ich ihn liebe, bin ich immer wieder wütend auf ihn« etc.

Diese oder ähnliche Gedanken kennt wohl jeder Angehörige! Nicht selten führen sie zu Schuldgefühlen, Selbstzweifel und einem schlechten Gewissen!

Wichtig
Doch statt mich selbst zu kritisieren, wäre es viel angemessener, wenn ich mir eingestehen könnte, dass solche Reaktionen und Gefühle nur allzu menschlich sind! Auf belastende Lebenssituationen reagieren Menschen nun einmal auch gefühlsmäßig, und diese Gefühle lassen sich nicht abschalten!

Nur wenn ich diese »negativen« Gefühle an mir selbst akzeptiere, kann ich lernen, ihnen Raum zu geben, ohne einem anderen Menschen oder mir selbst Gewalt anzutun. Deshalb ist es so wichtig zu akzeptieren, dass kein Mensch perfekt ist und sich daher auch kein Mensch unter Druck setzen sollte, perfekt sein zu wollen! Wenn ich Übermenschliches von mir verlange, werde ich mich selbst niemals akzeptieren können, weil ich die selbst gesetzten Ziele nie erreiche!

Sich »Fehler« verzeihen

Wenn ich den Demenzkranken einmal schroff anrede oder die Geduld verliere, ist es zwar sicherlich gut, wenn ich mich anschließend bei ihm entschuldige, doch hinterher sollte ich es halten wie der Kranke selbst: das Gewesene schnell vergessen. Denn es ist wichtig, dass ich mir selbst verzeihen und »alte Geschichten« loslassen kann. Wer sich selbst eigene Fehler ewig nachträgt und sich nicht vergeben kann, bindet sehr viel seiner Energie an die Vergangenheit, die er sowieso nicht mehr ändern kann. Erst wer einen Schlussstrich hinter Vergangenes setzt, hat seine ganze Kraft für die Gegenwart.

Zur Selbstakzeptanz gehört auch die Bereitschaft, geduldig mit sich selbst zu sein! Ich sollte daher akzeptieren, dass der Umgang mit einem demenzkranken Menschen eine völlig neue Situation für mich ist! Es wird zwar immer wieder einmal die Meinung geäußert, dass Demenzkranke wie kleine Kinder sind, doch das ist nicht wahr! Die Kommunikation und der Umgang mit einem kleinen sich noch entwickelnden und lernenden Kind ist mit der Beziehung zu einem Demenzkranken, der ja seinen Erfahrungsschatz und die Spuren seines ganzen Lebens in sich trägt, aber sich nicht mehr weiterentwickeln und lernen kann, nicht zu vergleichen. Das Verhalten in dieser Situation muss daher von mir völlig neu gelernt werden. Und dies erfordert sehr viel Geduld mit mir selbst!

Sich Hilfe holen und Freiräume schaffen

Möglicherweise fühle ich mich besonders dadurch überbeansprucht, dass ich rund um die Uhr von dem demenzkranken Familienmitglied gebraucht werde, weil der Kranke einerseits tatsächlich bei vielen alltäglichen Verrichtungen Hilfe, Unterstüt-

Eigene Leistungen anerkennen und sich selbst loben

Die Selbstachtung eines Menschen beruht auch auf seiner Fähigkeit, eigene Leistungen als solche anzuerkennen und sich selbst für sie zu loben. Leider wurde den meisten von uns die wertvolle Fähigkeit, sich selbst zu loben, schon in der Kindheit abtrainiert – mit Hilfe solch dummer Redewendungen wie »Eigenlob stinkt«!

Dabei baut Lob uns auf und hilft uns, die eigene Kraft zu erkennen! Deshalb sollte ich es mir zur guten Angewohnheit machen, mich selbst zu loben:

- für jeden Konflikt mit dem Kranken, den ich vermieden habe,
- für jede schwierige Situation, die ich mit Geduld ertragen habe,
- für jede phantasievolle Ablenkung, mit der ich den Kranken beruhigt habe,
- für jede Hilfestellung, die ich ihm gegeben habe,
- für jeden schönen und angenehmen Moment, den ich dem Kranken bereitet habe,
- für jeden Augenblick meiner Solidarität und Loyalität mit einem kranken Menschen,
- und auch für jeden Freiraum, den ich mir selbst geschaffen habe,

- für jeden Moment, in dem ich auch für mich selbst sorge,
- für jede Situation, in der ich einmal nur an mich selbst denke und
- für die vielen weiteren gemeisterten Momente und Situationen meines alltäglichen Lebens, die meine ganze Kraft, Phantasie, Geduld, Ausdauer, (Eigen-)Liebe und mein Verständnis erfordern.

Die meisten Menschen, denen in psychotherapeutischen Sitzungen empfohlen wird zu lernen, sich selbst zu loben, lehnen dies strikt ab, weil sie meinen, dass »man das doch nicht macht!« Vielleicht würde es uns leichter fallen, diesen heilsamen Rat zu befolgen, wenn wir nicht schon in der Kindheit verlernt hätten, wie wichtig es für jeden Menschen und seine psychische Gesundheit ist, sich selbst und die persönlichen Eigenschaften wohlwollend und wertschätzend zu betrachten.

Wie viel leichter hätten wir es doch, wenn wir schon in Kinderjahren gehört hätten: »Aufrichtiges Eigenlob duftet, und zwar ganz wunderbar nach Selbstachtung und Selbstakzeptanz!«

zung oder zumindest Anleitung braucht, und er andererseits zunehmend ängstlicher wird, wenn ich nicht anwesend bin. Dieses Gefühl, 24 Stunden am Tag für den Kranken verfügbar sein zu müssen, trägt außerordentlich stark zu meiner Erschöpfung bei. Deshalb ist es so wichtig, dass ich lerne und zulasse, andere Personen in die Betreuung des Kranken mit einzubeziehen, damit Freiräume für mich geschaffen werden.

Leider machen die Mitarbeiter von Angehörigenberatungsstellen immer wieder die Erfahrung, dass Angehörige die Entlastungsmöglichkeiten, die ihnen aufgezeigt werden, nicht annehmen. Als Begründung sagen sie, sie würden ein schlechtes Gewissen und Schuldgefühle bekommen, wenn sie ihren kranken Verwandten oder Partner einer anderen Person anvertrauten, weil sie ja wüssten, dass es ihm nicht gefällt, von jemand anderem betreut zu werden. Täten sie es dennoch, hätten sie das Gefühl, ihn im Stich zu lassen.

Es ist kurzsichtig, Hilfe abzulehnen

Da ein solches Gefühl bei mir meist tief verwurzelt ist, fällt es oft sehr schwer, diese Haltung zu korrigieren. Es ist jedoch eines der wichtigsten Ziele der Angehörigenberatung mir die Augen dafür zu öffnen, wie kurzsichtig es von mir ist, immer, d.h. ohne Erholungspausen, für meinen demenzkranken Familienangehörigen zuständig sein zu wollen! Denn wenn eine Pflegeperson nicht regelmäßig die Möglichkeit hat, Abstand von der Pflegesituation zu bekommen, um wieder Kraft zu schöpfen, droht ihr das Burnout, d.h. der Zusammenbruch. Und wie Studien aus der Pflegeforschung zeigen, gilt das für alle Menschen – auch für diejenigen, die glauben, besonders stark, widerstandsfähig und unempfindlich zu sein.

Wenn ich aber erst einmal einen derartigen Zusammenbruch erlitten habe, kommt es meist zu einer Situation, die ich dem Demenzkranken eigentlich ersparen wollte: Weil ich – vielleicht sogar ganz akut – ins Krankenhaus oder eine andere Heilbehandlungs-Einrichtung muss, ist es erforderlich, dass der Demenzkranke in einer Pflegeeinrichtung untergebracht werden muss. Und wenn es sich hierbei um einen akuten Notfall handelt, bleibt mir gar keine Zeit mehr, mir verschiedene Pflegeheime anzusehen, ein gutes auszusuchen und den Kranken auf diese Umstellung vorzubereiten. Die Erfahrungen zeigen, dass sowohl der Kranke als auch ich aufgrund der mangelnden Vorbereitungsmöglichkeit nur

schlecht mit dieser neuen Situation zurechtkommen.

Es ist ein Zeichen von Stärke, Hilfe anzunehmen

Weil ich selbst die tragende Säule bin, mit der die Betreuung des Kranken zu Hause steht und fällt, muss ich lernen, auch für mich selbst zu sorgen. Und diese Selbstsorge beinhaltet auch, die Verantwortung für den Kranken abgeben zu können, um regelmäßig für mich selbst Freiräume zu schaffen, in denen ich meinen eigenen Interessen und Bedürfnissen nachgehen kann: spazieren gehen, Musik hören, nichts tun, schlafen oder sich in ein Café setzen.

Um Verantwortung abgeben zu können, muss ich in der Lage sein, Hilfe annehmen zu können oder – was häufig noch schwerer ist –, sich Hilfe zu holen! Das fällt mir insbesondere dann schwer, wenn ich mich selbst als einen Menschen ansehe, der immer alles allein schafft. Wenn ich meine, dass es ein Zeichen von Schwäche ist, um Hilfe zu bitten oder Hilfe anzunehmen.

Wichtig
Tatsächlich spricht es jedoch von ausgesprochener Stärke, Mut und sozialer Kompetenz, wenn ich meine eigenen Grenzen erkenne, mich selbst genügend wertschätze, um mir Hilfe zu holen, und in der Lage bin, »Gutes« anzunehmen.

Wenn alle Menschen außer Stande wären, sich Hilfe zu holen und Gutes anzunehmen, gäbe es keine Hilfe und Mitmenschlichkeit mehr!

Notieren Sie, was Sie für sich gemacht haben

Das Führen eines tabellarischen Tagebuchs, in dem ich täglich notiere, wie, ob und welche meiner Bedürfnisse ich befriedigt habe, kann mir helfen, mir immer wieder ganz bewusst Zeit für mich zu nehmen. Nebenstehend finden Sie eine Tabelle, die als Kopiervorlage dienen kann. Sinnvoll ist es hierbei, wenn ich abends den Tag Revue passieren lasse und mir überlege: Habe ich genug getrunken, mich ausreichend und ausgewogen ernährt? Wie viele Stunden habe ich geschlafen? Habe ich gut geschlafen? Habe ich ausreichend soziale Kontakte gehabt? Habe ich mich bewegt? Was war heute nicht so gut? Was war wirklich gut bzw. schön?

Für jeden Tag steht eine ganz Zeile zur Verfügung, die nun stichpunktartig ausgefüllt werden kann. Am Ende jeder Zeile ist Platz, um ein kurzes Fazit des Tages festzuhalten. In dieses Fazit kann ich gute Vorsätze aufschreiben: Was will ich ab morgen anders/besser machen? Was werde ich so beibehalten, weil es mir wirklich gut tut? In der untersten Zeile soll ein Wochenfazit gegeben werden, das mir zeigt, wie gut ich für mich sorge. Natürlich ist es nicht notwendig, dass Sie das vorgegebene Formular benutzen. Eine andere Form des Tagebuchführens ist selbstverständlich auch hilfreich, doch sollten Sie auch dabei körperliche Bedürfnisse, Sicherheitsbedürfnis, soziales Bedürfnis, Geltungsbedürfnis und Selbstverwirklichungsbedürfnis beachten.

Wichtig

»Lieben Sie sich jetzt – warten Sie nicht, bis Sie es richtig können. [...] Wenn Sie heute nicht bereit sind, sich selbst zu lieben, dann werden Sie sich auch morgen nicht lieben, denn die Entschuldigung, die Sie heute benutzen, werden Sie auch morgen noch haben.« (Zitat von Louise L. Hay, einer amerikanischen Lebensberaterin)

Wie fürsorglich sind Sie mit sich selbst?

▌ Welche Ihrer Bedürfnisse werden nicht erfüllt?

▌ Was könnten Sie tun, um Abhilfe zu schaffen?

▌ Wie können Sie besser für sich sorgen, damit Ihre Grundbedürfnisse erfüllt werden?

▌ Versuchen Sie einmal wie beschrieben Tagebuch über die Erfüllung Ihrer Bedürfnisse zu schreiben.

▌ In welchen Bereichen sollten Sie Ihre Selbstfürsorge noch verbessern?

▌ Bräuchten Sie dafür Hilfe von anderen?

▌ Welche konkrete Hilfe oder Unterstützung wäre das genau?

▌ Können Sie einen »Katalog« mit Dingen anlegen, die andere Menschen Ihnen abnehmen könnten, um Ihnen mehr Freiräume für sich zu verschaffen?

▌ Wer käme dafür in Frage?

▌ Würden/werden Sie diese Personen fragen bzw. um Hilfe bitten?

▌ Würden Sie einer anderen Person helfen, die Sie um Hilfe und Unterstützung bittet, weil sie einen demenzkranken Angehörigen zu versorgen hat?

▌ Haben Sie das Gefühl, es ist Ihre Pflicht, ganz alleine für Ihren Angehörigen sorgen zu müssen?

HILFREICHE FRAGEN

Was habe ich heute für mich getan?

	Ruhen und Schlafen		Essen und Trinken		Bewegung/ Sport	soziale Kontakte schöne Erlebnisse Hobbys	Was war nicht so gut?	Fazit
	Std.	gut/ schlecht	Was wurde wann gegessen?	Liter				
Mo								
Di								
Mi								
Do								
Fr								
Sa								
So								
Wochenfazit								

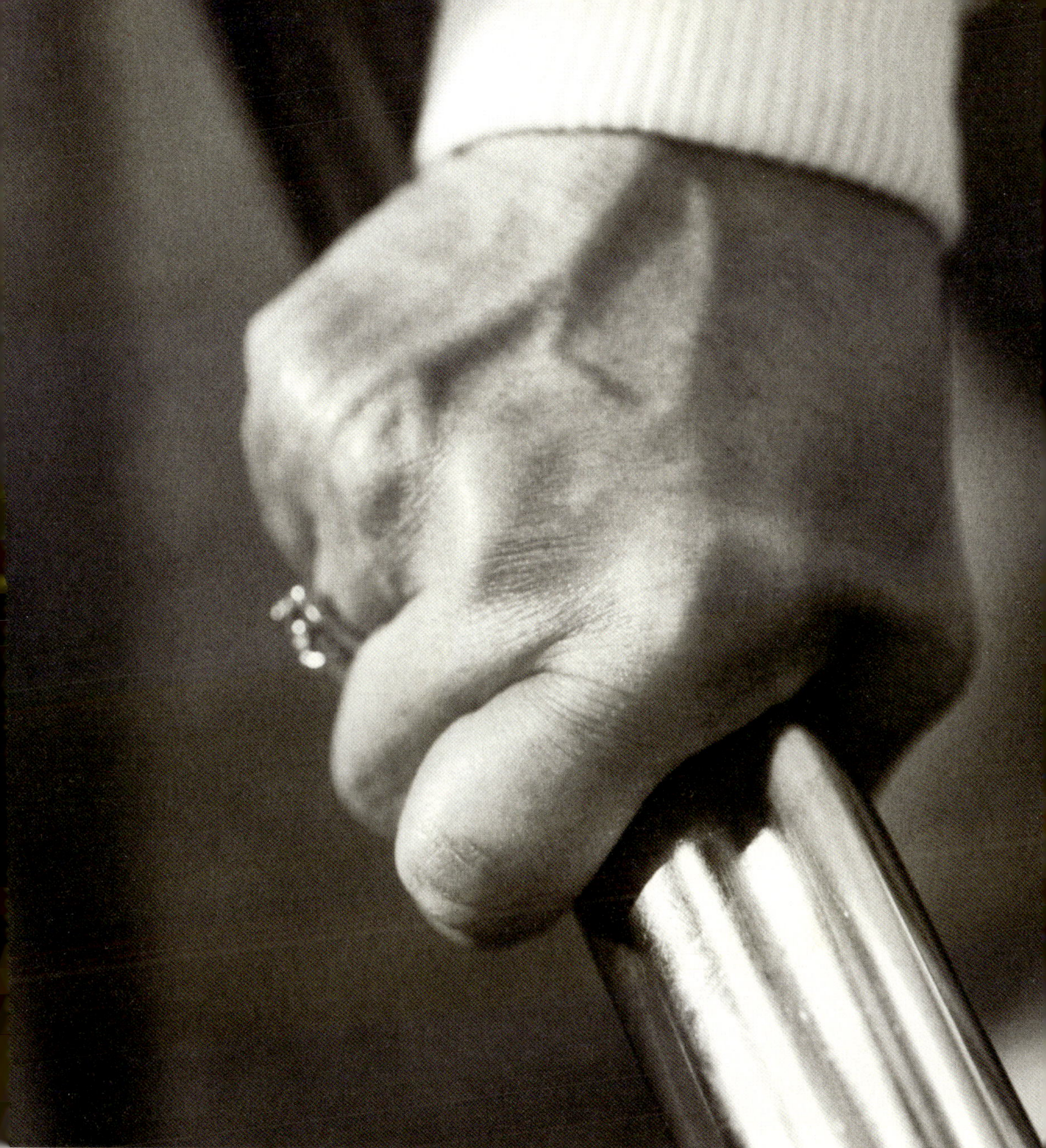

Wo finde ich Hilfe?

Mit der Pflege eines demenzkranken Angehörigen haben Sie eine schwere Aufgabe übernommen. Aber zum Glück werden Sie damit nicht allein gelassen. Es gibt verschiedene Einrichtungen der freien und öffentlichen Wohlfahrtspflege, in denen Sie in allen relevanten Angelegenheiten beraten und unterstützt werden. Welche Hilfsmöglichkeiten es gibt und welche rechtlichen Schritte bei der Pflege wichtig sind, schildert dieses Kapitel.

Welche vorsorgenden Maßnahmen gibt es?

Viele Menschen glauben, dass sie keine Vorsorge treffen müssen für den Fall, dass sie aufgrund einer Krankheit oder eines Unfalls nicht mehr selbst für sich entscheiden können, weil sie davon ausgehen, ihr Ehepartner, ihre Kinder oder Geschwister könnten in einer solchen Situation die Entscheidung für sie fällen. Ohne besondere Voraussetzungen ist dies jedoch nicht so einfach möglich: Hat der Angehörige nämlich keine eindeutige, schriftlich niedergelegte Willensbekundung des Betreffenden vorzuweisen, ist er nicht ermächtigt, für ihn zu verfügen. Dies gilt grundsätzlich auch für mich als Angehörige eines demenzkranken Menschen.

Wichtig
Daher ist es wichtig und äußerst sinnvoll, dass ich den Demenzkranken in meiner Familie darin bestärke und unterstütze, hinreichende Vorsorgemaßnahmen zu treffen – und zwar am besten in einem frühen Krankheitsstadium, in dem er noch selbstbestimmt Stellung zu den wichtigen Fragen seines Lebens nehmen kann.

Angehörigenberatungsstellen klären darüber auf, welche Vorsorgemaßnahmen überhaupt in Frage kommen, und helfen bei der Wahl derjenigen Maßnahme, die für den individuellen Einzelfall am sinnvollsten scheint.

Grundsätzlich gibt es drei juristische Instrumente, über die Beratungsstellen informieren und bei deren Realisierung sie behilflich sein können, nämlich:

- die Vorsorgevollmacht,
- die Betreuungsverfügung und
- die Patientenverfügung.

Vorsorgevollmacht

Mit einer Vorsorgevollmacht erteile ich einer Vertrauensperson die Erlaubnis und die Macht, mich zu einem zukünftigen Zeitpunkt zu vertreten und in meinem Auftrag zu handeln. Diesen zukünftigen Zeitpunkt kann ich selbst bestimmen. So kann ich beispielsweise festlegen, dass die von mir genannte Person erst dann die Genehmigung hat, für mich zu handeln, wenn durch ein fachärztliches Attest oder eine Beurteilung meine eigene Geschäftsunfähigkeit bestätigt wird.

Die Ermächtigung kann sich – im Falle so genannter Spezialvollmachten – nur auf spezielle von mir bestimmte Aufgabenbereiche beziehen, wie beispielsweise die Verfügung über meine Konten oder meine Vertretung bei gesundheitsbezogenen Entscheidungen. Demgegenüber erlaube ich im Rahmen einer Generalvollmacht meine Vertretung in allen Bereichen und Fragen des Lebens. Beide Vollmachten (Spezial- und Generalvollmachten) können eine Einzelperson oder mehrere Personen bevollmächtigen.

Es gibt aber Situationen, in welchen die bevollmächtigte Person trotz Generalvollmacht nicht ermächtigt ist, Entscheidungen zu fällen, die mich betreffen, nämlich wenn es um Fragen

- lebensgefährlicher medizinischer Eingriffe,
- Unterbringung in eine geschlossene Institution oder
- Organspenden

geht. Auch erkennen Banken eine Vollmacht meist nur dann an, wenn die Unterschrift in der Bank selbst oder durch einen Notar beglaubigt wurde. Grundsätzlich ist eine notarielle Beurkundung einer Vollmacht nicht erforderlich, außer wenn es auch um die Verfügung von Grundstücken geht.

Wichtig Wenn die Vorsorgevollmacht meines demenzkranken Familienangehörigen »rechtswirksam« sein soll, setzt dies voraus, dass er zum Zeitpunkt des Erteilens voll geschäftsfähig ist. Sein behandelnder Arzt kann – wenn er dies gewissenhaft geprüft hat – bestätigen, dass der Kranke zum Zeitpunkt der Unterschrift die Tragweite seines Handelns verstanden hat und voll testierfähig war.

Ich sollte mit dem Demenzkranken besprechen, ob eine solche Vorsorgevollmacht für ihn in Frage kommen könnte. Diese Entscheidung wird ihm dann leicht fallen, wenn ein wirkliches Vertrauensverhältnis zwischen ihm und mir besteht.

So eine Vollmacht hat zwar den Vorteil, dass sie mir die Möglichkeit zum schnellen, unbürokratischen Handeln in Notfall gibt. Es darf jedoch auch nicht verschwiegen werden, dass eine Vollmacht durchaus auch eine gewisse Gefahr des Missbrauchs in sich birgt, weil sie mir als Bevollmächtigte – je nach Formulierung – weitreichende Befugnisse einräumen kann. Es gibt natürlich eine ganze Reihe von Möglichkeiten für meinen demenzkranken Familienangehörigen sich vor möglichem Missbrauch der Vollmacht zu schützen. Hierfür ist es dringend geraten, sich in Beratungsstellen (oder bei einem Rechtsanwalt oder einem Notar) Informationen einzuholen.

Betreuungsverfügung

Am 1. Januar 1992 ist das Betreuungsrecht in Kraft getreten und hat damit das Entmündigungsverfahren abgelöst. Von einer Betreuung sind erwachsene Menschen betroffen, die ihre Angelegenheiten des täglichen Lebens entweder gar nicht mehr oder nur noch teilweise erledigen können – aufgrund einer psychischen Krankheit oder einer körperlichen, einer geistigen oder einer seelischen Behinderung. Was heißt das konkret? Wenn ein Mensch aufgrund einer Erkrankung, die zu geistigen Beeinträchtigungen führt – wie dies bei einer Demenzerkrankung der Fall ist – beispielsweise nicht mehr in der Lage ist, seine Geldgeschäfte zu führen, dann bestellt das Vormundschaftsgericht einen Betreuer. Neben den Aufgabenkreisen der Vermögens-, Renten- und Wohnungsverwaltung gibt es auch die Bereiche Gesundheitsvorsorge und Aufenthalt.

Als Betreuerin bin ich die gesetzliche Vertreterin des Kranken – aber nur für die Aufgabenkreise, die vom Gericht festgelegt wurden. Das Gericht wird übrigens keinen Betreuer bestellen, wenn der Kranke mir eine Vorsorgevollmacht erteilt hat und das Gericht Kenntnis von dieser Vollmach hat. Gibt es keine solche Vollmacht, ist die Einrichtung einer Betreuung erforderlich.

Wichtig
Bei der Wahl eines Betreuers berücksichtigt das Gericht in erster Linie Verwandte und Bekannte des Kranken. Ist aber aus diesem Kreise aus familiären, beruflichen oder sonstigen Gründen niemand in der Lage oder nicht bereit, die Betreuung zu übernehmen, wird ein Berufsbetreuer eingesetzt.

Da der Wunsch des Kranken auch für das Gericht von großer Bedeutung ist, ist es sinnvoll, für den Betreuungsfall eine so genannte Betreuungsverfügung zu verfassen. Auch demenzkranke Menschen können in

noch »guten Tagen« eine solche Betreuungsverfügung abfassen, in der sie bestimmen können, wen sie sich als Betreuer wünschen und wen sie hingegen überhaupt nicht als Betreuer wollen. Sie können darin auch festlegen, welche Wünsche von einem Betreuer respektiert werden sollen. Die schriftlich abgefasste Verfügung sollte eine Person des Vertrauens erhalten, die diese im Betreuungsfall dem Gericht übergibt.

Während ein Betreuer vom Gericht kontrolliert wird, ist dies bei einer bevollmächtigten Person, also der Person, die eine Vorsorgevollmacht erhalten hat, nicht der Fall. Diese »Freiheit« des Bevollmächtigten kann für den Demenzkranken von Vorteil sein, wenn die bevollmächtigte Person wirklich vertrauensvoll im Sinne des Kranken handelt. Hierbei werden ihr weniger bürokratische Hürden in den Weg gelegt und sie ist weniger formalen Kontrollen ausgesetzt. Diese »Freiheit« kann sich jedoch für den Kranken auch nachteilig auswirken, wenn der Bevollmächtigte nicht vertrauenswürdig ist und die ihm übertragene Macht für eigene Zwecke ausnutzt. Die Erteilung einer Vollmacht setzt daher – wie bereits erwähnt – ein besonderes Vertrauensverhältnis voraus. Besteht jedoch der Verdacht, dass eine bevollmächtigte Person die Vollmacht missbraucht, kann das Vormundschaftsgericht eine Kontrollperson einsetzen, die das Recht und die Pflicht hat, die Entscheidungen der Bevollmächtigten zu kontrollieren.

Patientenverfügung

So lange ein demenzkranker Mensch Grund, Verlauf und Folgen von medizinischen Untersuchungen und Behandlungen verstehen und nach dem eigenen Willen Entscheidungen über seine medizinische Behandlung treffen kann, muss sich jeder Arzt an seine Willensbekundungen halten. Entscheidet sich beispielsweise ein Mensch, der in einem frühen Stadium an einer Demenz erkrankt ist, gegen eine Grippeimpfung, dann darf kein Arzt ihm diese Spritze verabreichen. Das darf der Mediziner selbst dann nicht, wenn er davon überzeugt ist, dass aufgrund des allgemeinen Gesundheitszustandes des Patienten eine solche Impfung dringend erforderlich ist. Dennoch ist für ihn die Situation ganz klar und eindeutig: Wenn der Patient die Behandlung nicht will, wird sie nicht durchgeführt! Gäbe er ihm die Spritze dennoch, würde er sich strafbar machen.

Mutmaßlicher Wille des Kranken

Wesentlich schwieriger ist die Situation für Arzt und Angehörige aber, wenn der Demenzkranke eigentlich gar nicht mehr entscheidungs-, bzw. einwilligungsfähig ist und die Folgen von Behandlungen und Behandlungsverzicht nicht mehr überblicken kann. In diesem Fall muss man sich nämlich nach dem so genannten mutmaßlichen Willen des Kranken entscheiden. Dann gilt es also zu überlegen, welchen Willen der Kranke äußern würde, wenn er die ganze Situation noch verstehen würde und eine Entscheidung aus freiem Willen treffen könnte.

Um diese schwierige Situation zu vermeiden und um zu verhindern, dass der Demenzkranke medizinischen Untersuchungen und Behandlungen unterzogen wird, die er nicht möchte, kann er in Zeiten, in denen er noch selbstbestimmt entscheiden kann, eine Patientenverfügung abfassen. In dieser Patientenverfügung bestimmt er, auf welche Behandlungen und Untersuchungen er unter welchen Umständen verzichten möchte, welche Behandlungen unter welchen Umständen abgebrochen und welche fortgeführt werden sollen. Kombiniert er eine Patientenverfügung mit einer Vorsorgevollmacht und einer Betreuungsverfügung, kann er dadurch festlegen, welche Person seinem mutmaßlichen Willen Ausdruck verleihen soll, wenn er selbst es nicht mehr kann. Bei speziellen Fragen empfiehlt es sich, die Patientenverfügung gemeinsam mit dem behandelnden Arzt auszufüllen.

Klären Sie die rechtliche Seite möglichst frühzeitig

Diese drei juristischen Instrumente zur Vorsorge können auch kombiniert werden. In jedem Fall sollte ich, falls dies noch möglich ist, mit dem Kranken über diese verschiedenen Möglichkeiten sprechen, um die beste Lösung für seine bzw. unsere individuelle Situation zu finden. Solche Gespräche geben mir größere Sicherheit, sodass mir später Entscheidungen leichter fallen werden. Hilfe beim Abfassen solcher

Verfügungen bzw. Vollmachten geben Angehörigenberatungsstellen.

Vordrucke

Empfehlenswert ist es beispielsweise für Bayern, die Vordrucke vom Bayerischen Staatsministerium der Justiz zu nutzen. Sie sind veröffentlicht in der Broschüre: »Vorsorge für Unfall, Krankheit und Alter durch Vollmacht, Betreuungsverfügung, Patientenverfügung« und kann entweder im Internet unter der Adresse »www.justiz.bayern.de« heruntergeladen oder im Buchhandel gekauft werden.

Als Angehörige wird es mir vielleicht schwer fallen, mit dem Kranken über das Thema »Vorsorge« zu sprechen. Denn zum einen ist die Beschäftigung mit der letzten Lebensphase und der Möglichkeit, selbst einmal entscheidungsunfähig zu sein, bei vielen Menschen sehr stark mit Angst besetzt und ruft daher große Abwehr hervor. Zum anderen verbinden viele Kranke mit diesen Vorsorgemaßnahmen noch immer den Gedanken an Entmündigung und Entrechtung, weshalb sie häufig misstrauisch auf derartige Vorschläge der Angehörigen reagieren.

Diesen Abneigungen kann ich teilweise dadurch begegnen, dass ich die »Vorsorge« als gemeinsames Projekt ankündige: Der Kranke und ich machen uns Gedanken über mögliche Vorsorgemaßnahmen und verfassen beide jeweils für sich die entsprechenden Vollmachten bzw. Verfügungen – zur gegenseitigen Absicherung. Möglicherweise können noch weitere Familienangehörige oder Freunde zu solchen Vorsorgemaßnahmen motiviert werden. Durch das gemeinsame Besprechen und Handeln verliert die Abfassung von Vollmachten und Verfügungen die Bedrohlichkeit. Denn es zeigt dem Kranken, dass auch andere Menschen sich Gedanken um ihre Zukunft machen und für solche möglichen Situationen vorsorgen wollen, in denen sie nicht mehr selbständig Entscheidungen für sich treffen können.

Welche Hilfen bieten Beratungsstellen?

Angehörigenberatungsstellen bieten ein vielfältiges Hilfsangebot an, um mich bei der Betreuung des Demenzkranken zu unterstützen und zu entlasten und helfen auch bei der Suche nach einer geeigneten Unterbringung für den Demenzkranken, wenn ich die Pflege vorübergehend oder langfristig nicht mehr leisten kann. Meistens gibt es in den Beratungsstellen auch angeleitete Gruppen, in denen sich Angehörige austauschen und sich gegenseitig mit Rat und Verständnis zur Seite stehen.

Einstufung in eine Pflegestufe

1994 wurde das Gesetz zur sozialen Absicherung des Risikos der Pflegebedürftigkeit – das Pflegversicherungsgesetz – verabschiedet. Das Ziel dieser Sozialversicherung ist es, Menschen zu helfen, die aufgrund einer Krankheit oder Behinderung bei den Verrichtungen des täglichen Lebens Hilfe benötigen. Zu diesen Verrichtungen gehören insbesondere Hilfen bei der täglichen Körperpflege, also beim Waschen, Duschen oder Anziehen, Hilfe bei der Mobilität und Hilfe beim Essen und Trinken sowie Hilfe bei der Haushaltsführung.

Die Voraussetzung für die Inanspruchnahme dieser Hilfen ist die Einstufung in eine der drei Pflegestufen, die je nach Schwere der Erkrankung erfolgt:

- Pflegestufe 1 erhalten diejenigen Menschen, die »erheblich pflegebedürftig« sind,
- Pflegestufe 2 bekommen »Schwerpflegebedürftige« und
- Pflegestufe 3 »Schwerstpflegebedürftige«.

Wichtig

Je höher die Pflegestufe, desto größer der Umfang der Leistungen. Welche dieser drei Kategorien einem Menschen zugeordnet wird, hängt von der Dauer der Zeit ab, die täglich für seine Pflege bzw. Versorgung benötigt wird.

Sie müssen das Pflegegeld beantragen

Wer Leistungen der Pflegeversicherung beziehen möchte, muss dies bei seiner Krankenkasse beantragen. Die Krankenkassen schicken daraufhin zu einem vereinbarten Zeitpunkt eine Person des Medizinischen Dienstes der Krankenkassen (MDK) in den Haushalt des Kranken, um den Hilfebedarf zu begutachten. Hierbei versucht der MDK festzustellen, bei welchen Verrichtungen der Betreffende Hilfe und Unterstützung braucht, und schätzt ab, wie viel Zeit dafür täglich erforderlich ist. Und von diesen Einschätzungen hängt es ab, ob der Kranke überhaupt in eine Pflegestufe eingestuft wird, und wenn, in welche.

Für mich ist es möglicherweise sehr wichtig, dass der Kranke eine Pflegestufe bekommt, weil ich das Pflegegeld brauche, um Hilfs- und Unterstützungsangebote bezahlen zu können, die ich ohne die Leistungen der Pflegeversicherung nicht finanzieren könnte, wie beispielsweise Pflegehilfsmittel, ambulante Hilfen durch eine Sozialstation, teilstationäre Tagespflege, stationäre Kurzzeitpflege oder eine stundenweise Betreuung durch einen Besuchsdienst.

Wie Sie gewährleisten können, dass der MDK richtig einstuft

Dennoch rutschen gerade demenzkranke Menschen häufig durch das Netz der Pflegeversicherung, d.h. sie bekommen keine Pflegestufe, obwohl die Angehörigen das Gefühl haben, sie sorgen sich 24 Stunden um ihren Kranken. Die Pflegeversicherung tritt erst in Kraft, wenn ein Demenzkranker die Verrichtungen in den Bereichen Körperhygiene, Mobilisation und Ernährung ohne Anleitung und Überwachung nicht mehr leisten kann, oder wenn die Pflege in diesen Bereichen sogar vollständig übernommen werden muss.

Außerdem bemühen sich viele demenzkranke Menschen, sich von ihrer besten Seite zu zeigen, wenn der MDK zu ihnen nach Hause kommt. Sie geben sich also alle Mühe, so kompetent und leistungsfähig wie möglich zu wirken, sodass der Gutachter oftmals ein völlig falsches Bild von der tatsächlichen häuslichen Situation bekommt.

Lassen Sie sich von einer Beratungsstelle unterstützen

Aus diesen Gründen ist es für mich empfehlenswert, bei der Beantragung einer Pflegestufe für den Kranken die Profis einer Angehörigenberatungsstelle zu Rate zu ziehen. Hier erhalte ich besondere Unterstützung bei den formalen Angelegenheiten und Tipps, wie ich den tatsächlichen täglichen Zeitaufwand bei der Pflege und Betreuung dokumentieren und nachweisen kann. Darüber hinaus ist es in vielen Fällen ratsam, wenn eine Mitarbeiterin der Beratungsstelle oder eine Fachkraft der Sozialstation (falls bereits eine solche Institution in die Betreuung und Pflege eingeschaltet ist) ebenfalls anwesend ist, wenn der MDK zur Begutachtung den Kranken zu Hause aufsucht.

Auf diese Weise können manche Aussagen des Kranken ins rechte Licht gerückt werden, so dass der MDK sich ein realistisches Bild vom Hilfsbedarf des Kranken machen kann.

Unterstützung organisieren

Wie schon oft erwähnt, ist es für mich meist gar nicht so leicht, mir in Belastungssituationen Hilfe zu holen. Zum einen bin ich es vielleicht gar nicht gewöhnt, um Hilfe zu bitten oder mir Unterstützung zu holen, und bin daher sehr unsicher, wie ich es anstellen soll. Zum anderen scheinen mir die Überlegungen, welche konkrete Hilfe und Unterstützung ich wann und wie oft benötige, und wer als Helfer dafür überhaupt in Frage käme, zunächst eine zusätzliche Anstrengung für mich zu sein.

Möglicherweise denke ich daher schnell: »In der Zeit, die ich brauche, mir Hilfe von anderen zu organisieren, habe ich meine Aufgaben schon dreimal selbst erledigt!« Zwar mag dies für die einzelne Situation ja tatsächlich zutreffen, doch ist diese Haltung auf Dauer falsch! Vielleicht ist es wirklich mühsam und aufwendig sich Unterstützung zu organisieren, und eventuell kommt es auch anfänglich zu einigen Schwierigkeiten mit den »neuen« Helfern, Unterstützern und Dienstleistern. Doch je besser sich das »Hilfsprogramm« eingespielt hat und alle Beteiligten sich an ihre Rolle gewöhnt haben, desto mehr wird für mich spürbar, dass ich tatsächlich dadurch entlastet werde und Freiräume für mich gewinne.

Einen Helferkreis aufbauen

Weil die Erfahrungen zeigen, dass Angehörige von Demenzkranken häufig Probleme haben, sich aus eigenem Antrieb Hilfe zu organisieren, haben es sich Angehörigenberatungsstellen auch zum Ziel gemacht, Hilfe zur Selbsthilfe anzubieten: Gemeinsam mit mir stellt die Mitarbeiterin zunächst Überlegungen an, in welchen Aufgabenbereichen ich wie entlastet werden könnte. Als Ergebnis dieser Überlegungen kann eine Liste mit ganz konkreten Aufgaben aufgestellt werden, bei denen ich mir Hilfe und Unterstützung wünsche. Anschließend gilt es festzustellen, wer aus dem Verwandten-, Bekannten-, Freundes- und Nachbarkreis grundsätzlich für welche Hilfs- bzw. Unterstützungsleistung in Frage käme und gefragt werden könnte. Schritt für Schritt werde ich bei der Organisation und Planung meines »Helferkreises« begleitet.

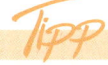

Besuchsdienst

Angehörigenberatungsstellen vermitteln auf Wunsch einen Besuchsdienst. Menschen, die im Besuchsdienst arbeiten, sind Laienhelfer, die im Umgang mit demenzkranken Menschen geschult sind. Sie übernehmen stundenweise die häusliche Betreuung des Kranken. In dieser Zeit kann ich unbesorgt das Haus verlassen und Erledigungen machen oder eigenen Interessen nachgehen. Besuchsdienste arbeiten zwar ehrenamtlich, doch bekommen sie eine geringe stündliche Aufwandsentschädigung, die bis zu einem Betrag von 460 Euro im Jahr von der Pflegekasse übernommen werden, wenn der Kranke eine Pflegestufe hat.

Eine geeignete Unterbringung finden

Wenn die häusliche Pflege und Betreuung des Demenzkranken entweder endgültig nicht mehr oder nur zeitweilig aufrechterhalten werden kann, stehe ich vor der schwierigen Frage, wo der Kranke untergebracht werden kann.

Über die verschiedenen Unterbringungsmöglichkeiten informiert die Angehörigenberatungsstelle und berät, welche Unterbringungsform in der jeweiligen Situation des Betroffenen sinnvoll erscheint. Diese Möglichkeiten sind im Einzelnen:
- die Kurzzeitpflege,
- die Tagespflege und
- der Heimplatz.

Kurzzeitpflege

Manche Alten- und Pflegeheime stellen einige Kurzzeitpflegeplätze zu Verfügung, die von Demenzkranken für einige Wochen in Anspruch genommen werden können, während ich mich im Erholungsurlaub oder zur Kur befinde. Leider bieten jedoch nicht alle Heime die Möglichkeit der Kurzzeitpflege an, so dass diese Plätze sehr rar sind. Seit kurzem entstehen zunehmend auch kleine Kurzzeitpflegeeinrichtungen. Beratungsstellen helfen auch hier bei der Vermittlung.

Tagespflege

In vielen Städten gibt es mittlerweile das teilstationäre Angebot der Tages- und

Nachtpflege. In Einrichtungen der Tagespflege werden Demenzkranke tagsüber betreut, erhalten Mahlzeiten, pflegerische Versorgung und verschiedene therapeutische und rehabilitative Maßnahmen. Abends werden die Kranken wieder nach Hause gebracht, verbringen dort die Nacht und können am nächsten Morgen wieder in die Einrichtung der Tagespflege geholt werden. In einigen Städten gibt es auch die Möglichkeit der Nachtpflege, bei der der Kranke nachts versorgt wird und tagsüber zu Hause sein kann.

Alten- und Pflegeheime

Es gestaltet sich manchmal sehr schwierig, für einen demenzkranken Menschen einen Heimplatz zu bekommen. Der Grund dafür ist, dass Heime verpflichtet sind, für Menschen, die als weglaufgefährdet bezeichnet werden, weil sie aufgrund ihrer Demenzerkrankung ohne Beaufsichtigung das Heim verlassen und sich dann verlaufen und gefährden, eine beschützende Station zur Verfügung zu stellen. Für solche Einrichtungen sind aber meist besondere bauliche Gegebenheiten und mehr Pflegepersonal erforderlich. Da die meisten Heime über diese Voraussetzungen (noch) nicht verfügen, können sie keine Menschen aufnehmen, die an einer Demenz im fortgeschrittenen Stadium leiden und »weglaufgefährdet« sind.

Wichtig

Es existieren derzeit nur wenige Heime, die speziell auf die Bedürfnisse von Demenzkranken ausgerichtet sind. Auch wenn Sie glauben, dass es für Ihren kranken Angehörigen (noch) nicht infrage kommt, schauen Sie sich sicherheitshalber einmal um und informieren Sie sich über spezielle Angebote für Demenzkranke in den Heimen in Ihrer Nähe.

Finanzierung

Kurzzeitpflege, Tagespflege und Vollzeitpflege werden bis zu einem gewissen Umfang durch die Leistungen der Pflegeversicherung bezahlt. Wie groß der Anteil der Kosten ist, die der Kranke selbst bzw. ich zusätzlich bezahlen muss, hängt zum einen davon ab, welche Pflegestufe der Kranke hat, und zum anderen vom Umfang der Leistungen, die in Anspruch genommen werden.

Die Angehörigenberatungsstellen informieren über die aktuellen Unterbringungsmöglichkeiten und unterstützen den Angehörigen bei den finanziellen Fragen.

Beratung, Gespräche und Selbsthilfegruppen

Um Angehörige in psychischer Hinsicht zu unterstützen und zu begleiten, bieten Angehörigenberatungsstellen regelmäßig Sprechzeiten an, in denen Angehörige sich belastende Gedanken und Gefühle »von der Seele reden« und bei aktuellen Problemen Rat holen können.

Darüber hinaus organisieren die meisten dieser Beratungsstellen entweder angeleitete Angehörigengruppen oder bieten Raum und Möglichkeit für die Bildung von Selbsthilfegruppen, die nicht angeleitet werden.

Wichtig

Angehörigenberatungsstellen sind neben vertrauten Menschen aus meiner privaten Umgebung wichtige Ansprechpartner für mich. Sie unterstützen und begleiten mich von Beginn der Erkrankung an durch Rat und Tat.

Diese unterstützende Begleitung sollte ich unbedingt in Anspruch nehmen. Denn wenn ich es gemeinsam mit vielfältiger Hilfe, die mir zuteil wird, schaffe, die Belastungen nicht mehr alleine auf mich zu nehmen, sondern auf mehrere Schultern zu verteilen, kann ich meine Situation als »heimliches Opfer der Demenzerkrankung«, wie einige Autoren Angehörige auch nennen, nachhaltig verbessern.

Sind Sie bereit, sich Hilfe zu holen?

▍ Welche Hilfe würden Sie sich von einer Angehörigenberatungsstelle erwarten?
▍ Können Sie sich vorstellen, eine angeleitete (Selbsthilfe-)Gesprächsgruppe für Angehörige von Demenzkranken zu besuchen?
▍ Haben Sie das Gefühl, Sie bräuchten Beratung hinsichtlich juristischer Fragestellungen (Vollmachten, Verfügungen, Pflegeeinstufungen etc.)?
▍ Können Sie sich vorstellen, Ihren Angehörigen immer wieder einmal einer anderen Betreuungsperson anzuvertrauen, um zu einigen Stunden Freizeit zu kommen?

HILFREICHE FRAGEN

195

Zitierte Literatur

Feil, N. (2001) Validation in Anwendung und Beispielen. Der Umgang mit verwirrten alten Menschen. München

Harris, T.A. (1975) Ich bin o.k. Du bist o.k. Reinbek bei Hamburg

Hirsch, M. (2002) Schuld und Schuldgefühl. Göttingen

Ingeborg Münzing-Ruef (2000) Kursbuch gesunde Ernährung. München

Louise L. Hay (2004) Das große Buch der heilenden Gedanken. Ullstein

Maslow, A.H. (1987) Motivation und Persönlichkeit. Reinbek bei Hamburg

Powell, J. (2002) Hilfen zur Kommunikation bei Demenz. KDA

Romero, B., Eder, G. (1992) Selbst-Erhaltungs-Therapie (SET). Konzepte einer neuropsychologischen Therapie bei Alzheimer-Kranken. Zeitschrift für Gerontopsychologie und -psychiatrie, 5, 267–282

Schulz von Thun, F. (1981) Miteinander reden. Reinbek bei Hamburg

Adressen, die weiterhelfen

Deutsche Alzheimer Gesellschaft e.V.
Friedrichstr. 236
10969 Berlin
Tel.: 030 – 2593795–0
Fax 030 – 2593795–29
http://www.deutsche-alzheimer.de/

Auf dieser Seite gibt es sehr viele Informationen für Angehörige – außerdem stehen die Beraterinnen für Informationen zur Verfügung unter der bundeseinheitlichen Telefonnummer: 0 18 03–17 10 17.

Alzheimer Angehörigen-Initiative e.V.
Reinickendorfer Str. 61
13347 Berlin
Tel.: 030–47 37 89 95
Fax: 030 – 47 37 89 97
E-Mail aai@alzheimerforum.de,
Internet : www.alzhiemerforum.de

Angehörige von Demenzkranken erhalten hier Adressen regionaler Bertreuungs- und Entlastungsangeboten sowie der Beratungsstellen und Selbsthilfegruppen in ihrer Wohnortnähe.

Bundesarbeitsgemeinschaft für Angehörigenberatungsstellen (BAGA) http://www.baga.de/
Direkter Kontakt über Josef Reeker, Tel.: 0171–1877455, E-Mail: info@baga.de

Hier erhalten Angehörige Informationen über Beratungsstellen und Unterstützungsangebote in ihrer Wohnortnähe.

Stichwortverzeichnis

Stichwortverzeichnis

Stichwortverzeichnis

Stichwortverzeichnis

*Bibliografische Information der
Deutsche Nationalbibliothek*
Die Deutsche Nationalbibliothek verzeichnet diese
Publikation in der Deutschen Nationalbibliografie;
detaillierte bibliografische Daten sind im Internet
über http://dnb.d-nb.de abrufbar

Programmplanung: Uta Spieldiener

Redaktion: Anne Bleick
Bildredaktion: Christoph Frick

Umschlaggestaltung und Layout:
Cyclus · Visuelle Kommunikation, Stuttgart

Bildnachweis:
Umschlagfotos: Getty
Fotos im Innenteil: Archiv der Thieme-Verlagsgruppe
Die abgebildeten Personen haben in keiner Weise
etwas mit der Krankheit zu tun.

Zeichnungen: Martin Koch, Stuttgart

© 2006 TRIAS Verlag in MVS
Medizinverlage Stuttgart GmbH & Co. KG
Oswald-Hesse-Str. 50
70469 Stuttgart

Printed in Germany

Satz: Fotosatz H. Buck, Kumhausen
gesetzt in QuarkXPress 4.1
Druck: Grafisches Centrum Cuno, Calbe

Gedruckt auf chlorfrei gebleichtem Papier

ISBN 978-3-8304-3381-1   2 3 4 5 6

Wichtiger Hinweis:
Wie jede Wissenschaft ist die Medizin ständigen
Entwicklungen unterworfen. Forschung und klinische Erfahrung erweitern unsere Erkenntnisse,
insbesondere was Behandlung und medikamentöse
Therapie anbelangt. Soweit in diesem Werk eine
Dosierung oder eine Applikation erwähnt wird, darf
der Leser zwar darauf vertrauen, dass Autoren und
Verlag große Sorgfalt darauf verwandt haben, dass
diese Angabe **dem Wissensstand bei Fertigstellung
des Werkes** entspricht.

Für Angaben über Dosierungsanweisungen und
Applikationsformen kann vom Verlag jedoch keine
Gewähr übernommen werden. **Jeder Benutzer ist
angehalten,** durch sorgfältige Prüfung der Beipack-
zettel der verwendeten Präparate und gegebenen-
falls nach Konsultation eines Spezialisten festzustellen, ob die dort gegebene Empfehlung für
Dosierungen oder die Beachtung von Kontraindika-
tionen gegenüber der Angabe in diesem Buch ab-
weicht. Eine solche Prüfung ist besonders wichtig
bei selten verwendeten Präparaten oder solchen,
die neu auf den Markt gebracht worden sind. **Jede
Dosierung oder Applikation erfolgt auf eigene
Gefahr des Benutzers.** Autoren und Verlag appellieren an jeden Benutzer, ihnen etwa auffallende
Ungenauigkeiten mitzuteilen.

Die Ratschläge und Empfehlungen dieses Buches
wurden vom Autor und Verlag nach bestem Wissen
und Gewissen erarbeitet und sorgfältig geprüft.
Dennoch kann eine Garantie nicht übernommen
werden. Eine Haftung des Autors, des Verlages oder
seiner Beauftragten für Personen-, Sach- oder Ver-
mögensschäden ist ausgeschlossen.

Geschützte Warennamen (Warenzeichen) werden
nicht besonders kenntlich gemacht. Normalerweise
handelt es sich um deutsche Warenzeichen bzw.
Warennamen, österreichische sind mit (Ö) gekennzeichnet. Aus dem Fehlen eines solchen Hinweises
kann also nicht geschlossen werden, dass es sich
um einen freien Warennamen handelt.

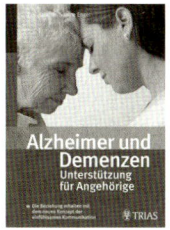

Liebe Leserin, lieber Leser,

wir freuen uns, dass wir Ihnen mit diesem Buch weiterhelfen konnten. Fragen zum Inhalt dieses Buches leiten wir gern an die Autorin oder den Autor weiter.

Auch Anregungen und Fragen zu unserem Programm wie auch Ihre Kritik sind uns herzlich willkommen!

Denn: Ihre Meinung zählt.
Deshalb zögern Sie nicht – schreiben Sie uns!

Ihre
Uta Spieldiener

▌ Adresse:	Lektorat TRIAS Verlag
	Postfach 30 05 04
	70445 Stuttgart
▌ E-Mail Leserservice:	heike.bacher@medizinverlage.de
▌ Fax:	0711-8931-748

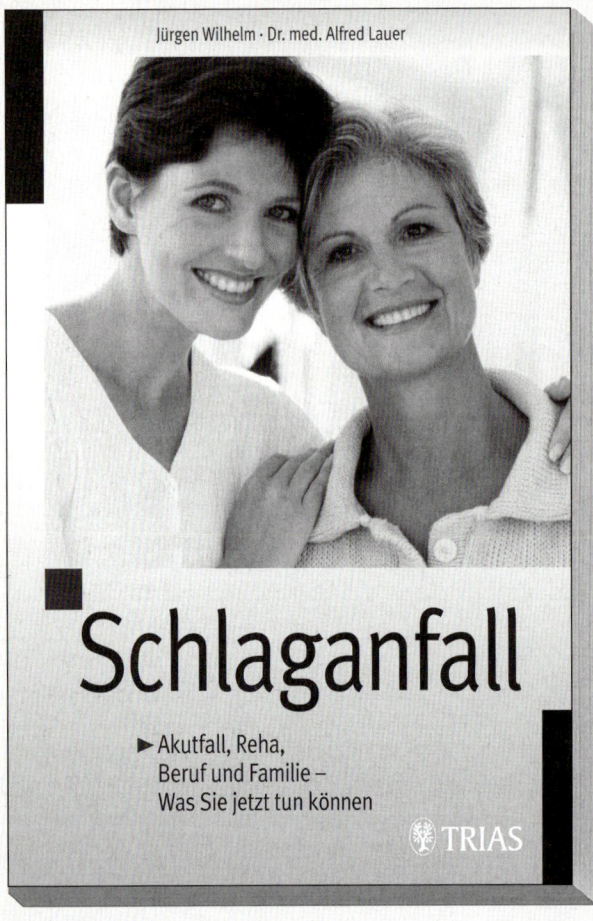
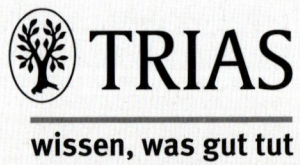

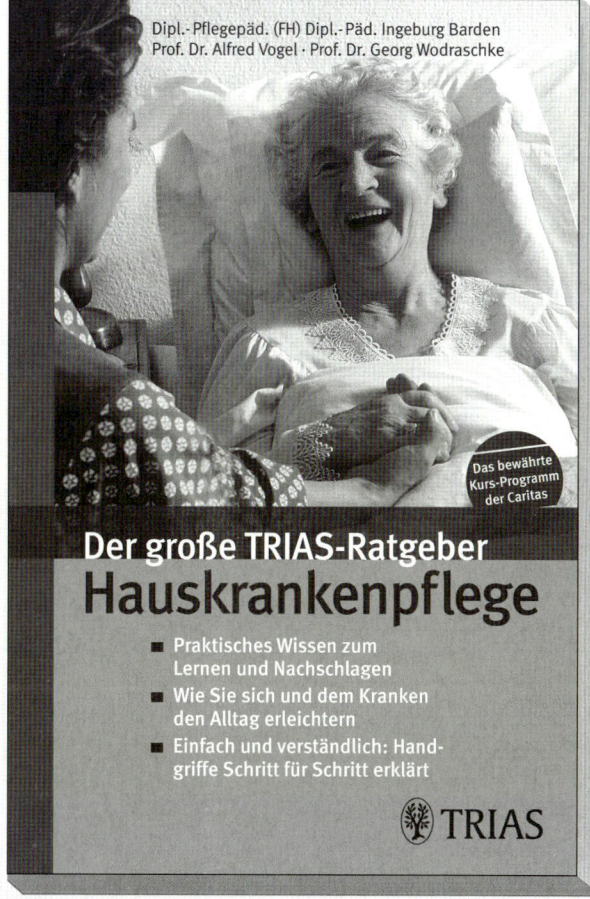
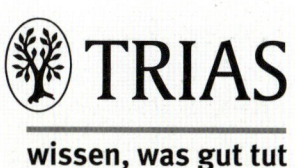

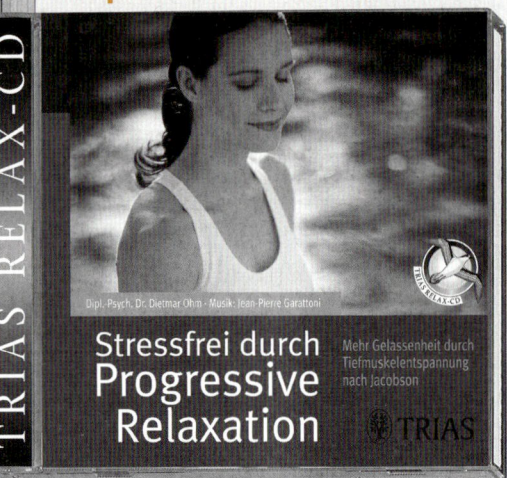
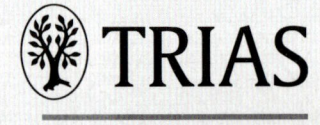